临床疾病护理思维对策

主编◎许 敏 徐继云 王艳芳 赵爱玲 任丽丽 张菊娜

LINCHUANG JIBING HULI
SIWEI DUICE

长江出版传媒
湖北科学技术出版社

图书在版编目(CIP)数据

临床疾病护理思维对策 / 许敏等主编. — 武汉：
湖北科学技术出版社，2023.5
ISBN 978-7-5706-2489-8

Ⅰ.①临… Ⅱ.①许… Ⅲ.①护理学 Ⅳ.①R47

中国国家版本馆CIP数据核字(2023)第055092号

责任编辑：郑　灿　　　　　　　　　　　　　封面设计：喻　杨

出版发行：湖北科学技术出版社　　　　　　　电话：027-87679468
地　　址：武汉市雄楚大街268号　　　　　　邮编：430070
　　　　　（湖北出版文化城B座13-14层）

网　　址：http://www.hbstp.com.cn

印　　刷：湖北星艺彩数字出版印刷技术有限公司　　邮编：430070

787×1092　　　　1/16　　　　　　　　　18.5印张　　433千字
2023年5月第1版　　　　　　　　　　　　2023年5月第1次印刷
　　　　　　　　　　　　　　　　　　　　　　　定价：88.00元

本书如有印装质量问题　可找本社市场部更换

《临床疾病护理思维对策》
编委会

前　言

　　护理的工作内容主要是护理人员在临床科室中协助医师诊疗,救治患者生命,共同促进患者康复,在医疗卫生事业的发展中有着不可替代的作用。当代医疗水平的不断提高,必然带动护理技术的提高,同时对护理人员的护理水平要求也会越来越高。尤其是随着科室划分的不断精细,临床护理技术在实践中得到不断更新,各个科室的护理要求也呈现出各具特色的护理内容。由此临床上出现了各种护理参考工具书,但是内容不统一。为了帮助护理人员提高临床护理专业技能,并掌握不同科室独具特色的护理操作,我们组织各科室具有丰富临床护理经验的医护人员,在结合自身数十年护理经验的基础上,参考最新的文献资料,共同编写了本书。

　　本书首先介绍了基础护理技术操作与常用急救护理技术,然后详细介绍了常见临床疾病护理技术及护理要点,如内科常见疾病的护理、外科常见疾病的护理、妇产科疾病的护理、儿科疾病的护理以及手术室麻醉的护理。本书的作者,多次到上级医院短期进修学习,从事护理专业多年,具有丰富的实践经验和深厚的理论功底。内容实用、可读、易懂、易操作。不仅适用于社区医务工作者使用,也同时适用广大民群众对该疾病预防知识的需求。节约医疗资源,提供正确的指导与帮助。

　　此外,由于编者学识和经验有限,书中难免存在不足之处,敬请广大护理人员提出宝贵意见和建议。

编　者

目　录

第一章 基础护理技术

第一节 晨晚间护理

护理人员根据患者的病情需要及生活习惯,于晨间及晚间所提供的以满足日常清洁卫生需要为主的护理措施,称晨晚间护理。

一、晨间护理

(一)意义

(1)使患者清洁、舒适,预防压疮及肺炎等并发症的发生。

(2)保持病床和病房整洁。

(3)护士可借机观察和了解患者病情,为诊断、治疗和调整护理计划提供依据。

(4)密切护患关系。

(二)内容

晨间护理一般于晨间诊疗工作前完成。

1.能离床活动、病情较轻的患者

鼓励患者自行洗漱,包括刷牙、漱口、洗脸、梳发等,既可促进患者离床活动,使全身的肌肉、关节得到运动;又可增强其康复信心。护士协助整理床单位,根据清洁程度更换床单等。

2.病情较重、不能离床活动的患者

如危重、高热、昏迷、瘫痪、大手术后或年老体弱患者。

(1)协助患者完成日常清洁需要。例如,协助患者排便、刷牙、漱口,病情严重者应给予口腔护理;协助洗脸、洗手、梳头;协助患者翻身并检查全身皮肤有无受压变红,用湿热毛巾擦洗背部,酌情进行皮肤按摩。

(2)整理床单位,按需要更换衣服和床单。

(3)了解患者睡眠情况及病情变化,给予必要的心理护理和健康教育,鼓励患者早日康复。

(4)适当开窗通风,保持病房空气新鲜。

二、晚间护理

(一)意义

(1)创造良好的睡眠环境,使患者能舒适入睡。

(2)了解病情变化,并进行心理护理。

(二)内容

(1)协助患者进行日常清洁卫生工作,如刷牙、漱口或特殊口腔护理、洗脸、洗手,擦洗背部、臀部,女患者给予会阴清洁护理,用热水泡脚。睡前协助排便,整理床单位,酌情更换衣服、增减衣被。

(2)调节室内温度和光线,保持病房安静,空气流通。

（3）患者入睡后应加强巡视,观察患者睡眠情况。长期卧床生活不能自理者定时协助翻身,预防压疮。

（三）协助卧床患者使用便盆

1.目的

保护病室整洁,空气清新,使患者清洁,舒适易入睡;协助卧床患者排便,满足患者的生理需要;观察了解病情和患者心理需求,做好心理护理。

2.评估

（1）患者:自理程度、病情、意识和配合能力,目前卧位。

（2）环境:温度是否适宜,是否有其他人在场,是否有人进食等。

（3）用物:衣物及便器是否清洁、无破损。

3.计划

（1）患者准备:了解便盆使用的目的及配合方法。

（2）环境准备:关闭门窗,屏风遮挡,请异性回避,冬季视情况调节室温。

（3）用物准备:便盆和便盆巾,一次性手套,手纸（患者自备）,必要时备温水和屏风。

（4）护士准备:衣帽整洁,洗手,戴口罩。

4.实施

协助卧床患者使用便盆步骤见表1-1。

表 1-1　协助卧床患者使用便盆

流程	步骤详情	要点与注意事项
1.保护床单	解释后,酌情铺橡胶单和中单于患者臀下	◇或使用一次性垫巾,以保护床单位不被沾湿。已有垫巾者不需另铺
2.脱裤	协助患者脱裤	◇必要时抬高床头以利于排便
3.放便盆	（1）能配合患者（图1-1A）:协助患者屈膝、一手托起患者腰骶部,同时嘱患者抬高臀部;另一手将便盆置于患者臀下后。嘱患者放下臀部	◇便盆阔边朝向患者头端,开口端朝向足部;患者臀部抬起足够高,才可放入便盆,不可强塞便盆
	（2）不能自主抬高臀部或侧卧者,将便盆侧立患者臀后（图1-1B）,护士一手扶住便盆使贴近臀部,另一手帮助患者转向平卧;检查患者的臀部是否在便盆中央	◇注意便盆方向正确
4.待排便	把卫生纸和呼叫器放于患者易取处,告知呼叫器使用方法	◇患者排便时应避免不必要的打扰
5.排便后处理	（1）确认患者已排便后,护士戴上手套	◇必要时
	（2）协助擦净肛门	
	（3）嘱患者抬高臀部,或托起患者腰骶部,迅速取出便盆	◇不可硬拉便盆
	（4）盖上便盆巾	
	（5）嘱患者自行穿裤,或协助患者穿裤	

流程	步骤详情	要点与注意事项
	(6)处理便盆,脱去手套	◇注意观察患者大小便性状情况,以协助诊断和治疗
	(7)整理床单位,取舒适卧位,洗手	
	(8)记录大便的颜色、性质及量	◇必要时进行

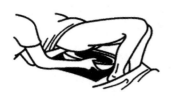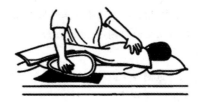

A.协助能配合的患者使用便器　　　B.协助不能自主抬高臀部的患者使用便器

图1-1　给便盆法

5.评价

(1)护患沟通良好,患者主动配合。

(2)护士操作规范,动作轻稳、协调、顺利。

(3)患者自觉舒适,满意,未受损伤。

6.健康教育

(1)向患者介绍便盆的使用方法及注意事项。

(2)指导患者及其家属掌握便盆的具体使用方法。

(3)向患者及其家属讲解卧床患者使用便盆的必要性。

(四)卧有患者床整理法

1.目的

(1)使病床平整无皱褶、无碎屑,患者睡卧舒适,预防压疮,保持病房整洁美观。

(2)整理床单位时,协助患者变换卧位姿势,减轻疲劳,预防压疮及坠积性肺炎。

2.评估

(1)患者:自理程度、病情和意识,皮肤受压情况,有无各种导管,伤口牵引等能否翻身,床单位的具体情况(凌乱程度和清洁程度)等。

(2)环境:环境是否适宜进行床单位整理,如是否有人进食、换药或进行其他治疗等。

(3)用物:用物是否备齐,床挡是否处于备用状态。

3.计划

(1)患者准备:向患者及其家属解释卧有患者床整理法的目的和注意事项,取得合作,病情允许可暂时放平床头。

(2)环境准备:环境宽敞、明亮,安静必要时关闭门窗。

(3)用物准备:床刷,一次性刷套或半干的、浸有消毒液的扫床巾,污巾盆,必要时备床挡。

(4)护士准备:衣帽整洁,洗手,戴口罩。

4.实施

卧有患者床整理步骤见表1-2。

表 1-2　卧有患者床整理法

流程	步骤详解	要点与注意事项
1.核对解释	(1)备齐用物,携至床旁放妥,核对并检查床单位	◇确认患者的需要
	(2)向患者及其家属解释操作配合及注意事项	◇取得患者的信任、理解与配合
2.安置体位	移开床旁桌椅,酌情放平床头和床尾支架	◇便于彻底清扫
3.扫床单	(1)将枕头移向对侧,协助患者翻身侧卧于对侧,背向护士	◇必要时在对侧设床挡,严防患者坠床
	(2)松开近侧各层被单,用扫床巾包裹床刷,依次扫净近侧中单、橡胶单	◇将患者枕下及身下各层彻底扫净
	(3)将近侧中单,橡胶单搭在患者身上	
	(4)自床头至床尾扫净大单上碎屑	
	(5)将扫净单逐层拉平铺好	
	(6)将枕头移向近侧,协助患者侧卧于已整理侧	◇面向患者协助翻身,必要时设床挡以防坠床
	(7)转至对侧,同上法逐层扫净、铺好各单	
4.整理盖被	协助患者取舒适卧位,整理盖被,将棉胎与被套拉平,叠成被筒为患者盖好	◇动作幅度勿过大,以免产生气流使患者受凉
5.拍松枕头	取下枕头,拍松后放于患者头下	
6.整理	(1)按需支起床上支架,还原床旁桌椅,保持病房整洁美观	
	(2)整理用物	◇一次性刷套投入医疗废物桶,非一次性扫床巾应一人一巾,用后集中清洗、消毒,传染病患者的用物应先消毒
	(3)洗手,酌情记录	

5.评价

(1)护患沟通良好,患者主动配合。

(2)护士操作规范,动作轻稳、协调、安全、顺利。

(3)患者自觉舒适,未发生坠床等意外事件,床单位美观舒适。

6.健康教育

(1)向患者介绍卧有患者床整理的目的、配合方法及注意事项。

(2)使患者及其家属了解卧有患者床整理的重要意义。

(3)教会家庭病床的家属正确进行卧有患者床整理的方法。

(五)卧有患者床更换床单法

1.目的

(1)使病床保持洁净干燥,平整无皱褶、无碎屑,患者睡卧舒适,保持病房整洁美观。

（2）整理床单位时，协助患者变换卧位姿势，减轻疲劳，预防压疮及坠积性肺炎。

2.评估

（1）患者：自理程度、病情和意识，能否翻身侧卧，床上用品的清洁程度，是否需要排便。

（2）环境：温度是否适宜，场地是否宽敞，光线是否充足。同室病友是否有人进食、换药或进行其他治疗等。

（3）用物：用物是否备齐，床挡是否处于备用状态，必要时还需准备干净衣裤。

3.计划

（1）患者准备：理解操作的目的、注意事项，主动配合操作。

（2）环境准备：环境宽敞、明亮，移去障碍物以便于操作。酌情调整室温，关闭门窗。

（3）用物准备：清洁的大单、中单、被套、枕套、床刷、一次性刷套或扫床巾，按需要备患者衣裤、床挡等，必要时备便盆。

（4）护士准备：衣帽整洁，洗手，戴口罩。

4.实施

卧有患者床更换床单法见表 1-3。

表 1-3　卧有患者床更换床单法

流程	步骤详情	要点与注意事项
1.床旁		
（1）核对	备齐用物，携至床旁放妥，核对	◇确认患者的需要
（2）解释	向患者及其家属解释操作配合及注意事项	◇取得患者的信任、理解与配合
（3）移桌椅	①移开床旁桌距床边 20 cm，移开床旁椅距床尾 15 cm； ②将清洁被服按更换顺序放于床尾椅上； ③病情允许可放平床头和床尾支架	◇移动距离与铺备用床同
2.换床单		
（1）松被	酌情拉起对侧床挡，松开床尾盖被，协助患者侧卧对侧，背向护士，枕头随之移向对侧	◇能翻身者 ◇动作轻稳，防坠床
（2）扫单	①松开近侧各单，将污中单正面向内卷入患者身下； ②扫净橡胶单上的碎屑，搭在患者身上； ③将污大单正面向内卷入患者身下，扫净床褥碎屑，并拉平床褥	◇采用湿式方法清扫
（3）铺近侧单	①取清洁大单，将清洁大单中线与床中线对齐展开； 	◇中线与床中线对齐
	②将远侧半幅正面向内卷紧塞入患者身下（图 1-2），近侧半幅自床头、床尾、中部按顺序展开拉紧铺好；	◇表面平整，无皱褶；拉紧各单，特别注意患者身下各层单子
	③放下橡胶单，铺上清洁中单，将远侧半幅正面向内卷紧塞入患者身下，近侧半幅中单连同橡胶单一并塞于床垫下铺好	◇大单包斜角，四角平整，无松散；表面平整，无皱褶
（4）改变卧位	移枕头并协助患者翻身侧卧于铺好的一侧，面向护士	◇酌情拉起近侧床挡，放下对侧床挡
（5）铺对侧单	①转至对侧，松开各单，将污中单卷至床尾大单上，扫净橡胶中单上的碎屑后搭于患者身上，然后将污大单从床头卷至床尾，与污中单一并放在护理车污衣袋内或护理车下层；	

流程	步骤详情	要点与注意事项
	②扫净床褥上碎屑,依次将清洁的大单、橡胶中单、中单逐层拉平铺好; ③移枕于床正中,协助患者平卧	◇采用湿式方法清扫;表面平整,无皱褶
3.换被套	①松开被筒,解开污被套尾端带子,取出棉胎盖患者身上,并展平;	◇减少暴露患者;棉胎潮湿者应更换
	②将清洁被套正面向内平铺在棉胎上;	
	③一手伸入清洁被套内,抓住被套和棉胎上端一角,翻转清洁被套,同法翻转另一角	
	④翻转清洁被套,整理床头棉被,一手抓棉被下端,一手将清洁被套往下拉平,同时顺手将污被套撤出放入护理车污衣袋或护理车下层	
	⑤棉被上端可压在枕下或请患者抓住,护士至床尾将清洁被套逐层拉平系好带子,铺成被筒为患者盖好	◇被筒对称,两边与床沿齐,被尾整齐,中线正,内外无皱褶
4.换枕套	取出枕头,更换清洁枕套,拍松枕头	
5.协助整理	①枕套开口背门,放于患者头下	
	②支起床上支架,还原床旁桌椅,协助患者取舒适卧位,整理床单位,保持病房整洁美观	
	③扫床巾集中消毒清洗,污被服送供应室	◇一次性刷套投入医疗废物桶
	④洗手,记录	

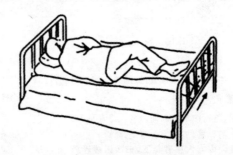

图1-2　能侧卧患者更换床单法

5.评价

(1)护患沟通良好,解释符合临床实际,患者主动配合。

(2)护士操作规范熟练,手法轻稳,运用省力原则,动作应协调一致。

(3)患者舒适安全,未暴露。

6.健康教育

(1)向患者介绍卧有患者床更换床单的目的、配合方法及注意事项。

(2)让患者及其家属了解卧有患者床更换床单的意义。

(3)教会家庭病床患者的家属进行卧有患者床更换床单的方法。

第二节　头发护理

保持头发的清洁、整齐是人们日常清洁卫生的一项重要内容。头面部是人体皮脂腺分布最多的部位。皮脂、汗液伴灰尘形成的污垢常黏附于毛发和头皮上,散发难闻气味,还可诱发脱发和其他头皮疾病。经常梳理和清洁头发,可以及时清除头皮屑及污垢,保持良好的外观,维护良好的个人形象,保持愉悦舒适的心情。同时,经常梳理和按摩头皮还能促进头部血液循环,增进上皮细胞的营养,促进头发生长,预防感染。因此,当患者生活自理能力下降时,护士应帮助或协助其进行头发护理。

一、头发和头皮评估

详细了解患者的头发和头皮的卫生状况,以便准确判断患者现存的或潜在的头部皮肤健康问题,为制订护理计划,采取恰当护理措施提供可靠依据,从而减少头皮疾病的发生。

健康的头发有光泽、浓密适度、分布均匀、清洁无头屑。评估时注意观察毛发的分布、颜色、密度、长度、脆性与韧性、干湿度、卫生情况等,注意毛发有无光泽,发质是否粗糙,尾端有无分叉,头发有无虱、虮。头皮是否清洁,有无瘙痒、抓痕、擦伤等情况。

二、头发护理技术

(一)床上梳发

长期卧床的患者,由于病重不能自行梳理头发,应帮助患者梳理头发以增进患者的舒适感。

1.目的

(1)去除脱落的头发和头皮屑,保持头发清洁整齐,感觉舒适。

(2)刺激头皮,促进头部血液循环,促进头发的生长和代谢,增强抵抗力。

(3)维持患者良好的外观,增强患者的自信心,维护其自尊。

(4)建立良好的护患关系。

2.方法

(1)核对解释:备齐用物,携至床旁放妥,向患者及其家属解释操作配合及注意事项。

(2)铺治疗巾:可坐起患者协助其坐起,铺治疗巾于肩上。卧床者铺治疗巾于枕头上,协助患者将头转向一侧。

(3)梳发:将头发从中间梳向两边。一手握住一股头发,一手持梳,从上至下,由发根梳至发梢(图1-3)。若头发打结,可将头发缠绕于指上,由发梢开始梳理,逐渐向上梳至发根;或用30％乙醇湿润打结处,再小心梳顺,同法梳理对侧。

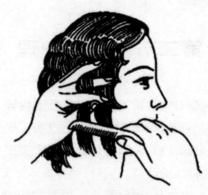

图 1-3 梳发

(4)束发:根据患者喜好,将长发编辫或扎成束。

(5)整理:将脱落头发缠绕成团置于纸袋中,撤下治疗巾,协助患者取舒适卧位,整理床单位,清理用物,洗手,记录。

3.注意事项

(1)梳头应尽量使用圆钝齿的梳子,以防损伤头皮,不可强行梳理,避免患者疼痛或脱发。

(2)发辫不可扎得过紧,以免产生疼痛。

(二)床上洗发

对于自理能力不足而不能自行洗发的患者,帮助其洗发能增进舒适感,促进患者健康。根据患者的卫生习惯和头发的卫生状况决定洗发次数。

1.目的

(1)去除头皮屑和污垢,保持头发清洁整齐,维持患者良好的外观,并使其感觉舒适,促进身心健康。

(2)刺激并按摩头皮,促进头部血液循环,促进头发的生长和代谢,增强抵抗力。

(3)为建立良好的护患关系搭建桥梁。

2.评估

(1)患者的病情及头发卫生状况:患者的头发清洁度,有无头虱或虮卵;患者的病情对洗发护理是否有特殊要求,患者的意识状态和自理程度能否配合操作,是否需要排大小便。

(2)环境:温度是否适宜,光线是否充足。

(3)用物:患者自己有无面盆、毛巾、浴巾、梳子、洗发水等用物。

3.计划

(1)患者准备:排空大小便,取舒适的体位,理解床上洗发的目的、方法及注意事项,主动配合操作。

(2)环境准备:环境宽敞、明亮,调节室温,关好门窗,移去障碍物以便于操作,冬季关门窗,调节室温至 22～26 ℃,必要时使用屏风。

(3)用物准备(以马蹄形垫法洗发为例):①小橡胶单、眼罩或纱布、安全别针、棉球 2 只、弯盘、纸袋和电吹风等。橡胶马蹄形垫或浴毯卷扎马蹄形垫、水壶内盛 40～45 ℃热水、盛水桶。

②若患者自备相关物品,如梳子、洗发液、毛巾、小镜子、发夹或橡皮筋和护肤霜等,应尊重患者的选择。

(4)护士准备:熟悉护发的相关知识和床上洗发的操作技术,衣帽整洁,仪表端庄,态度和蔼,洗手,戴口罩。

4.实施

床上洗发步骤见表1-4。

表 1-4　床上洗发

流程		
1.床旁准备		
(1)核对解释	备齐用物,携至床旁放妥,核对,向患者及其家属解释操作配合方法及注意事项	◇确认患者无误;取得患者的信任、理解与配合
(2)安置体位	移开床旁桌、椅,协助患者取斜角仰卧,双腿屈膝	
(3)围毛巾	松开患者衣领向内反折,将毛巾围于颈部,用安全别针或胶布固定	◇冬季注意保暖防止患者受况保护患者衣服不被沾湿
(4)垫巾移枕	垫小橡胶单及浴巾于枕上,移枕于肩下	◇保护床单枕头及盖被不被沾湿
(5)垫马蹄形垫	置马蹄形垫于枕头上方床沿,将头置于马蹄形垫内	
(6)保护眼耳	用棉球塞两耳,眼罩或纱布遮盖双眼	◇操作中防止水流入眼部和耳内
2.洗发		
(1)湿发	松开头发梳顺,试水温后用热水充分湿润头发	◇清醒患者可请其确定水温是否合适
(2)洁发	倒洗发液于手掌,均匀涂遍头发,由发际向头顶揉搓头发和按摩头皮	◇按摩能促进头部血液循环;揉搓力度要适中,用指腹按摩,不用指尖搔抓
(3)冲净	用热水冲洗头发,至洗净为止(图1-4)	◇头发上若残留洗发液,会刺激头皮和头发
3.撤用物	①解下颈部毛巾包住头发,一手托住头部,一手撤去马蹄形垫	◇若颈部毛巾潮湿,应另换干燥毛巾
	②将枕头、橡胶单、浴巾一并从肩下移至床头正中,协助患者卧于床正中及枕上	
	③除去眼罩及耳内棉花,酌情协助洗脸,酌情使用护肤霜	
4.干发	①解下包发毛巾,初步擦干	◇及时擦干,避免着凉
	②用浴巾揉搓头发,再用梳子梳理,用电吹风吹干,梳理成型	
5.操作后整理	①撤去用物并整理	◇确保患者舒适整洁
	②协助患者取舒适体位,整理床单位	
	③将脱落的头缠绕成团发置纸袋中,投入垃圾桶	
	④洗手,记录	

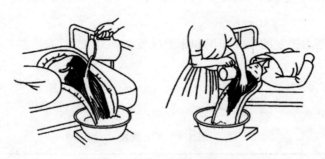

图 1-4　马蹄形垫洗发法

5.评价

(1)护患沟通良好,患者主动配合。

(2)护士操作规范,动作轻柔、安全、顺利,衣服、床单位未被沾湿,水未流入眼部和耳内。

(3)患者自觉舒适,无受凉、头皮牵扯疼痛或其他异常情况。

6.健康教育

(1)向患者介绍床上洗发的目的、配合方法及注意事项。

(2)告诉患者操作中若有胸闷、气促和畏寒等不适应及时告诉护士。

(3)家庭陪床时,可指导家属掌握为卧床患者洗发的知识和技能。

7.其他注意事项

(1)洗发过程中应密切观察患者病情变化,如有异常应立即停止操作。

(2)护士在操作过程中,应运用人体力学原理,注意节时省力。

(3)洗发时间不宜过久,防头部充血,引起不适。

(4)病情危重和极度虚弱的患者,不宜洗发。

(三)灭头虱法

虱由接触传染,寄生于人体可致局部皮肤瘙痒,抓伤皮肤可致感染,还可传播疾病,如流行性斑疹伤寒、回归热。发现患者有虱,应立即灭虱,以使患者舒适,预防患者之间相互传染和预防疾病传播。

1.灭头虱常用药液

(1)30%含酸百部酊剂:取百部 30 g 放入瓶中,加 50%乙醇 100 mL(或 65°白酒 100 mL),再加入纯乙酸 1 mL,盖严,48 h 后即制得此药。

(2)30%百部含酸煎剂:取百部 30 g,加水 500 mL 煮 30 min,以双层纱布过滤,将药液挤出。将药渣再次加水 500 mL 煮 30 min,再以双层纱布过滤挤出药液。将两次煎得的药液合并浓缩至 100 mL,冷却后加入纯乙酸 1 mL 或食醋 30 mL,即制得30%百部含酸煎剂。

(3)白翎灭虱香波:市场有售,其成分是 1%二氯苯醚菊酯,可用于灭虱。使用时,将香波涂遍头发,反复揉搓 10 min,用清水洗净即可。3 d 后,按同法再次清洗一次,直至头虱清除为止。

2.灭头虱的方法

(1)护士洗手穿隔离衣,戴口罩,备齐用物,携至床旁放妥。

(2)向患者及其家属解释口腔护理的目的、操作配合方法及注意事项,取得合作。协助患者取舒适的体位。

(3)戴手套,按洗发法将头发分成若干股,用纱布蘸药液,按顺序擦遍头发,并用手反复揉搓 10 min 以上,使之浸透全部头发。再给患者戴上帽子包住所有头发,以避免药液挥发,保证药效。24 h 后,取下帽子,用篦子篦去死虱和虮,并洗净头发。

(4)灭虱毕,脱下手套,更换患者的衣裤被服,将污衣物装入布口袋内。

(5)脱去隔离衣,装入布口袋,扎好袋口。

(6)整理床单位,协助患者取舒适卧位,清理用物。

3.注意事项

(1)必要时,灭虱前动员患者剪短头发以便于彻底灭虱。剪下的头发装入纸袋内焚烧。

(2)防止药液沾污患者面部及眼部。

(3)注意观察患者的用药反应,如发现仍有活虱,须重复用药。

第三节　口腔护理

患者在疾病发展过程中常伴有发热、脱水等,使口腔唾液浓缩、变稠,口腔黏膜清洁作用丧失,自洁能力下降,细菌迅速繁殖并分解糖类,使堆积于齿缘软垢以及嵌塞于牙间隙和龋齿内的食物发酵腐败,产生吲哚、硫氢基和氨类物质等,引起口腔肿胀、溃疡、糜烂。我们在临床护理工作中深刻体会到做好患者的口腔护理,不仅能够保持口腔的清洁,消除口腔异味,使患者感到舒适,增进食欲,而且能增加抗病能力,可预防和减少口腔并发症的发生。因此,患者用药期间护士应密切关注其口腔黏膜情况,积极采取措施,减少口腔疾患的发生。

一、操作目的

(1)保持口腔清洁,预防或减少口腔感染的发生。

(2)观察口腔内的变化,提供病情变化的信息。

(3)促进患者舒适。

二、操作步骤

(一)评估

(1)时段:入院时、化疗期间、粒缺期。

(2)顺序:口唇、口角、齿龈、双颊、上颚、舌面、舌下、咽部。

(二)操作前护理

1.患者准备

检查生命体征稳定,了解操作的目的、方法。

2.用物准备

一次性弯盘、水杯、pH 试纸、石蜡油、棉棒、漱口液、一次性垫布、电筒等。

(三)操作方法

1.小剂量化疗

牙龈器冲洗剂,晨起、睡前含漱 3 min;碳酸氢钠、制霉菌素饭前、饭后含漱。

2.大剂量化疗

牙龈炎冲洗剂、碳酸氢钠、制霉菌素在睡前、晨起、进食前后、用药前后半小时交替含漱,每次 3～5 min,每次 2～3 口。

3.大剂量氨甲蝶呤

亚叶酸钙稀释液含漱并吞咽,每天分 3～4 次,每次 3 口,第 1、2 口含漱后吐掉,第 3 口吞下。

(四)操作后护理

(1)协助患者舒适卧位。

(2)漱口结束,物品按医疗垃圾处理。

三、口腔感染的临床表现及处理

(一)临床表现

牙龈增生、肿胀、触痛,也可蔓延到咽部、扁桃体等部位,口腔局部黏膜显苍白或充血,伴有疼痛性的隆起或破溃。

(二)常用口腔护理液的用途

1.饱和生理盐水

缓解口腔黏膜水肿。

2.4%碳酸氢钠漱口液

改变口腔 pH 值,使口腔成碱性环境预防真菌感染。

3.制霉菌素漱口液

用制霉菌素 5 片研磨成粉后用生理盐水化开,可用于预防和治疗口腔真菌感染。

4.亚叶酸钙漱口液

大剂量氨甲蝶呤化疗患者由于氨甲蝶呤阻断二氢叶酸还原酶易导致 DNA 合成障碍,使口腔黏膜严重破坏,继发黏膜炎,故常规口腔护理外,要加用亚叶酸钙漱口液含漱及吞服。

5.贝复剂

促进上皮细胞增生和黏膜组织修复。

6.口腔溃疡糊

可使口腔黏膜表面麻醉,缓解疼痛,保护创面。

7.牙龈炎冲洗器

广谱抗细菌和病毒。

8.碘附液

碘和表面活性剂结合而成的水溶液,对细菌、真菌、病毒、原虫有广谱杀菌作用并能持续较长时间的作用。

(三)漱口方法

教会正确的漱口方法：漱口液含在口中流动震荡、冲击，同时用舌在齿、颊、腭各方面搅动，使漱口液充分和口腔黏膜接触。漱口时间不应小于 3 min。

(四)常见口腔问题的处理方法

1.口腔黏膜水肿

饭后半小时使用饱和生理盐水含漱 3～5 min，紫草泡水饮用。

2.口腔出血

齿龈渗血者使用无菌棉球或吸收性明胶海绵局部压迫止血，或用 2% 碘甘油涂于齿龈边缘处，有消炎止痛和止血作用。去甲肾上腺素稀释液、云南白药对口腔出血均有效。口腔黏膜及舌部有多个血泡者，口腔护理动作应轻柔，用冰水和冰盐水漱口可使血管收缩减少出血。严重出血、血小板较低者应及时输入血小板悬液。

3.口腔溃疡

(1)破溃表浅者，用含 0.25% 有效碘无痛碘棉球湿敷、贝复剂局喷、口腔溃疡糊局涂、微波照射每天 2 次。

(2)破溃深者用 2% 过氧化氢溶液清洁溃疡周围皮肤后，用生理盐水清洁溃疡部位，用含 0.25% 有效碘的无痛碘棉球湿敷，每天 2～3 次、康复新液棉球湿敷每天 2～3 次、贝复剂局部喷涂、口腔溃疡糊局部涂抹、微波照射每天 2～3 次。

4.口腔疱疹

阿昔洛韦软膏局涂，每天 3 次，遵医嘱静脉或口服抗病毒药；0.25% 有效碘的无痛碘湿敷每天 2 次。

5.口腔透明小水泡

阿昔洛韦 0.25 g 加入生理盐水 250 mL 稀释后分次漱口，遵医嘱静脉或口服抗病毒药。

6.牙龈红肿

碘甘油棉球局敷每天 2～3 次、替硝唑漱口液漱口。

7.舌苔白膜或者舌苔发黑厚腻

用棉棒蘸取制霉菌素漱口液轻刮舌苔、两性霉素 B 25 mg 用 5% 葡萄糖注射液 10 mL 化开后浸湿小纱布，分次咀嚼，5～10 min 后吐掉。

第四节　肛周护理

患者抵抗力和免疫力急剧下降时，肛门作为机体消化道排泄物的出口，括约肌形成皱褶的特殊解剖结构，为细菌的藏匿提供了有利条件。因此肛周是感染的高发部位，部分患者可发生脓肿、败血症等严重情况。床位护士每天观察患者排便及肛周情况，做好患者的宣教工作，加强肛周护理，预防和减少肛周感染的发生。

一、操作目的

预防和减少肛周感染。

二、操作方法

(一)步骤

(1)坐浴水配制。取温开水 2000 mL 于盆内,加入 5％碘附 5 mL 或消炎坐浴散 1 份,温度 40～45 ℃为宜。

(2)坐浴盆放在坐浴凳上。协助患者下床,指导患者身体前倾,趴在床边,将臀部浸入坐浴水中,坐浴 15～30 min。

(3)指导其尽量分开肛门,并反复做收缩-放松盆底肌动作。

(4)坐浴过程中严密观察病情,发生眩晕、心悸等不适,立即停止坐浴,卧床休息。

(二)处理

(1)干毛巾擦拭肛周,更换清洁衣裤,卧床休息。

(2)盆、毛巾清洁晾干备用。

三、常见肛周问题的护理方法

(一)肛周发红、触痛

每天评估肛周情况,予无痛碘纱布湿敷肛周每天 2 次,每次 20～30 min;微波照射每天 2 次,每次 20 min,疼痛明显时加入 2％利多卡因 5 mL 局部湿敷。

(二)肛周脓肿

每天评估肛周情况,予无痛碘纱布湿敷肛周 20～30 min;微波照射每天两次,每次 20 min。

(三)肛周破溃

每天评估,予贝复剂加无痛碘湿敷每天 2 次,每次 20～30 min;卵磷脂局涂,微波照射每天 2 次,每次 20 min。

(四)肛周内外痔

无痛碘纱布湿敷,每天 2 次,每次 20～30 min,马应龙痔疮膏局涂。

第五节　中心静脉置管

中心静脉置管(central venous catheter,CVC)是经过皮肤直接自颈内静脉、锁骨下静脉和股静脉等进行穿刺,沿血管走向直至腔静脉的插管。中心静脉因其管径粗、血流速度快、血流量大、插入导管长度相对较短、穿刺成功率高、不受输入液体浓度与酸碱度的限制,以及输入的液体很快被血液稀释,而不引起对血管壁的刺激损伤等优点,已被临床广泛使用。

一、操作目的

为保证中心静脉导管通畅,避免感染发生,进行导管维护。通过科学维护,预防局部感染,保持导管通畅,保证正常使用。

二、操作流程

(一)准备

1.个人准备

医师洗手、戴口罩,测量患者生命体征。

2.准备用物

PICC换药包、肝素帽/无针输液器、酒精棉片1张、10 mL生理盐水、2～3 mL肝素盐水、快速手消毒剂。

(二)评估

(1)患者的病情、治疗、合作程度。

(2)穿刺点有无红肿、渗血、渗液、肉芽肿、湿疹等。

(3)观察导管外露长度,是否脱出或进入体内。

(4)敷贴有无卷边、松动、潮湿、污染、脱落,是否到期。

(三)操作步骤

(1)协助患者取舒适体位。

(2)暴露穿刺部位,撕除旧的敷料。

(3)洗手,打开换药包。

(4)清洁脱脂(酒精棉棒以穿刺点为中心,但需避开穿刺点和导管,直径20 cm,由内向外擦拭3遍)。

(5)消毒(碘附棉棒以穿刺点为中心,直径20 cm,由内向外用力摩擦消毒3遍,自然待干)。

(6)洗手,戴无菌手套。

(7)固定。

(8)脱手套,快速手消毒剂洗手。

(9)更换肝素帽/无针输液器。

(10)冲、封管(5～10 mL生理盐水脉冲式冲管,2～3 mL肝素盐水正压封管)。

(11)胶布横向桥式固定连接器、肝素帽。

(四)常见的严重并发症

(1)血肿引起窒息。

(2)误伤前腹壁和膀胱。

(3)血胸、气胸。

(4)心脏压塞。

(5)气血栓塞。

(6)呼吸骤停猝死。

三、操作后观察

每天需关注置管局部情况。

(1)穿刺点的情况(有无发红、渗血、渗液等)。

(2)置管局部皮肤情况(有无发红,皮疹,患者有无痒感疼痛等不适情况)。

(3)敷贴(是否卷边、有无破损、标注时间是否过期等)。

(4)患者主诉。

(5)观察缝针处有无松脱、渗血,缝线松脱则重新缝合固定。

第六节　胃肠道减压

胃肠道减压是利用负压吸引的原理,将胃管自口腔或鼻腔插入,通过胃管将积聚于胃肠道内的气体及液体吸出,对胃肠梗阻患者可减低胃肠道内的压力和膨胀程度,对胃肠道穿孔患者可防止胃肠内容物经破口继续漏入腹腔,并有利于胃肠吻合术后吻合口的愈合。因此适用范围很广,常用于急性胃扩张、肠梗阻、胃肠穿孔修补或部分切除术以及胆道或胰腺手术后。

一、适应证

(1)适用于单纯性及麻痹性肠梗阻,解除肠内压力。

(2)腹部较大手术前做胃肠减压,减少并发症。

(3)胃、食管、肠道手术后的患者。

(4)胃部疾病需要排出胃内容物。

(5)胃、十二指肠穿孔。

二、禁忌证

(1)活动性上消化道出血。

(2)食管阻塞或静脉曲张。

(3)极度衰弱。

(4)食管或胃腐蚀性损伤。

三、操作前准备

(1)明确操作目的。

(2)物品准备治疗卡、治疗盘、治疗碗内盛生理盐水或凉开水、治疗巾、一次性 12/14 号胃管、20 mL 注射器、液状石蜡、纱布、棉签、胶布、镊子、止血钳、弯盘、压舌板、听诊器、胃肠减压器。

(3)患者准备操作前告知患者胃肠减压的目的,正确认识胃肠减压技术的重要性及必要性,消除患者思想上的恐惧心理,主动配合操作。

四、操作过程

(1)体位能配合者取半坐位或坐位,无法坐起者取右侧卧位,昏迷患者取去枕平卧位,头向后仰,将治疗巾围于患者颌下,放置弯盘,接唾液或者患者的呕吐物。

(2)测量胃管插入长度并标记,液状石蜡润滑胃管前端,持镊子夹住胃管前端从一侧鼻孔轻轻插入。

(3)插入胃管达咽喉部时(10~15 cm),清醒患者嘱其做吞咽动作,对于昏迷患者,护士左手将其头托起,使下颌靠近胸骨柄,缓缓将胃管插至预定长度。

(4)确认胃管是否在胃内:在胃管末端连接注射器抽吸,抽出胃液,说明胃管留置成功。

(5)胃管连接胃肠减压吸引器的吸引管,持续吸引。

五、操作后护理

(1)胃肠减压期间应禁食、禁饮,一般应停服药物。如需胃内注药,则注药后应夹管并暂停减压 0.5～1 小时。适当补液,加强营养,维持水、电解质的平衡。

(2)妥善固定胃管固定要牢固,防止移位或脱出,尤其是外科手术后胃肠减压,胃管一般置于胃肠吻合的远端,一旦胃管脱出,应及时报告医师,切勿再次下管。因下管时可能损伤吻合口而引起吻合口瘘。

(3)保持胃管通畅维持有效负压,每隔 2～4 h 用生理盐水 10～20 mL 冲洗胃管 1 次,以保持管腔通畅。

(4)观察引流液颜色、性质和量,并记录 24 h 引流液总量。观察胃液颜色,有助于判断胃内有无出血情况,一般胃肠手术后 24 h 内,胃液多呈暗红色,2～3 d 后逐渐减少。若有鲜红色液体吸出,说明术后有出血,应停止胃肠减压,并通知医师。引流装置每天应更换 1 次。

(5)加强口腔护理预防口腔和呼吸道感染,必要时给予雾化吸入,以保持口腔和呼吸道的湿润及通畅。

(6)观察胃肠减压后的肠功能恢复情况,并鼓励患者于术后 12 h 在床上翻身,有利于胃肠功能恢复。

(7)拔管通常在术后 48～72 h,肠鸣音恢复,肛门排气后可拔除胃管。拔胃管时,先将吸引装置与胃管分离,捏紧胃管末端,嘱患者吸气并屏气,迅速拔出,以减少刺激,防止患者误吸。擦净鼻孔及面部胶布痕迹,妥善处理胃肠减压装置。

(8)长期胃肠减压者,普通胃管每周更换 1 次,硅胶胃管每月更换 1 次,从另一侧鼻孔插入。

第七节　灌　肠

灌肠法是将一定量的液体由肛门经直肠灌入结肠,以帮助患者清洁肠道、排便、排气或由肠道供给药物或营养,达到确定诊断和治疗目的的方法。根据灌肠的目的,分为保留灌肠和不保留灌肠;根据灌入的液体量,将不保留灌肠分为大量不保留灌肠和小量不保留灌肠。如为了达到清洁肠道的目的,而反复使用大量不保留灌肠,则为清洁灌肠。

一、适应证
(1)各种原因引起的便秘及肠胀气。
(2)结肠、直肠及大手术前的准备。
(3)高热降温。
(4)分娩前准备。

二、禁忌证
(1)急腹症和胃肠道出血。
(2)肠道手术。
(3)肠伤寒。

(4)严重心脑血管疾患。

三、操作方法

(一)操作前准备

(1)操作者衣帽整洁,修剪指甲,洗手,戴口罩。酌情关闭门窗,屏风遮挡患者,保持合适的室温,光线充足或有足够的照明。

(2)评估患者的年龄、病情、临床诊断、意识状态、心理状况、排便情况、理解配合能力。向患者及家属解释灌肠的目的、操作方法、注意事项及配合要点。

(3)用物准备:一次性灌肠器包(内有灌肠筒、引流管、肛管一套,垫巾,孔巾,肥皂冻 1 包,纸巾数张,手套)、弯盘、水温计、输液架、医嘱单、手消毒液、便器及便巾,生活垃圾桶(袋)、医疗垃圾桶(袋)。

(二)操作步骤

以大量不保留灌肠为例。

(1)携用物至患者床旁,核对患者身份;协助患者取左侧卧位,双膝屈曲,脱裤至膝部,臀部移至床沿(不能自控排便的患者可取仰卧位,臀下垫便盆),盖好被子,暴露臀部;操作者消毒双手。

(2)检查灌肠器包并打开,取出垫巾铺在患者臀下,孔巾铺在患者臀部,暴露肛门,置弯盘于患者臀部旁边,备好纸巾。

(3)取出灌肠筒,关闭开关;将灌肠液倒入灌肠筒中,挂灌肠筒于输液架上,筒内液面高于肛门 40～60 cm;戴手套,润滑肛管前端,排尽管内气体。

(4)左手垫纸巾分开臀部,暴露肛门,嘱患者深呼吸,右手将肛管轻轻插入直肠 7～10 cm(小儿插入深度 4～7 cm),固定肛管。

(5)打开开关,使液体缓缓流入;灌入过程中密切观察筒内液面下降速度和患者的情况;待灌肠液即将流尽时夹管,用纸巾包裹肛管轻轻拔出;擦净肛门,脱下手套,消毒双手。

(6)协助患者取舒适卧位,嘱其尽量保留 5～10 min 后再排便;对不能下床的患者给予便盆,协助能下床的患者上厕所排便。

(7)清理用物;根据需要留取标本送检;协助患者取舒适体位,整理床单位;消毒双手,记录灌肠的结果。

四、注意事项

(一)特殊情况

肝性脑病患者禁用肥皂水灌肠;充血性心力衰竭和水钠潴留患者禁用生理盐水灌肠。

(二)准确选用灌肠溶液

(1)大量不保留灌肠常用灌肠溶液为 0.1%～0.2%肥皂液,生理盐水。成人每次用量为500～1000 mL,小儿 200～500 mL。溶液温度一般为 39～41 ℃,降温时为 28～32 ℃,中暑患者灌肠溶液温度为 4 ℃。

(2)小量不保留灌肠常用"1、2、3"溶液(50%硫酸镁 30 mL、甘油 60 mL、温开水 90 mL)、甘油 50 mL 加等量温开水或各种植物油,溶液温度通常为 38 ℃;液面距肛门通常不超过 30 cm;灌注溶液后,嘱患者保留 10～20 min。

（3）保留灌肠常用10％水合氯醛及各种抗生素溶液,溶液量一般不超过200 mL,温度通常为38 ℃;慢性细菌性痢疾患者取左侧卧位,阿米巴痢疾取右侧卧位;灌注溶液前在臀下垫治疗巾,使臀部抬高10 cm;排气后将肛管插入肛门15～20 cm;开水5～10 mL,嘱患者尽量保留药液1 h以上。降温灌肠时溶液要保留30 min,排便后30 min测量体温并记录。

（4）灌肠时,灌肠溶液流速和压力适宜。患者如有腹胀或便意时,应嘱患者做深呼吸,以减轻不适。伤寒患者灌肠时溶液不得超过500 mL,压力要低,液面不得超过肛门30 cm。

（5）灌肠过程中,随时观察患者病情变化,如发现脉速、面色苍白、出冷汗、剧烈腹痛、心慌气急时,应立即停止灌肠并及时采取急救措施。

第八节　患者安全送检和转运

一、适应证
需要外出完成各种检查、治疗的患者。

二、禁忌证
（1）心跳呼吸停止。

（2）有紧急插管指征,但未插管的。

（3）血液流动学极其不稳定,但未使用药物。

三、操作方法
（一）操作前护理
（1）观察病情变化:危重患者送检或转运过程中护士全程陪同,尽量站在患者的头侧,随时严密观察患者的生命体征变化,重视患者的主诉,及时发现问题及时处理。

（2）保持呼吸道通畅。

（3）保持各种管道通畅,固定良好防止脱出。

（4）保暖和安全:注意全身保暖,特别是冬天防止受凉。搬运患者时,注意动作轻稳,协调一致,防止平车、轮椅撞门、墙等物品,确保患者安全、舒适。

（5）护送人员将患者运送到相关检查科室后,与检查科室的医护人员进行交接,告知患者的病情、生命体征、用药情况、特殊治疗措施、患者的心理状态等,按检查要求协助共同安置患者,摆放检查体位,固定各种管道。

（二）评估准备
1.评估患者

（1）评估患者的病情、生命体征等是否适合外出检查或转运。危重患者外出应与医师一同护送。

（2）环境评估。选择无雨天外出,紧急情况下做好防雨措施。

2.医师护士准备

确认检查项目、时间,迁入病区的护士做好迎接患者的准备。

3.用物准备

平车（轮椅）必要时备简易呼吸器、急救药品等。

（三）操作过程

（1）轮椅或平车置患者床前,再次三查七对并解释。

（2）协助患者穿衣,戴好口罩帽子。

（3）安置患者至轮椅或平车,有导管者妥善固定,冬天需做好保暖工作。

（4）安排一名护工推车,与一名医师一起护送患者,途中密切观察患者病情变化。

（5）外出检查检查过程中观察患者病情变化,出现异常及时处理。检查结束护送患者返回病房,安置舒适体位。

（6）转运与新迁入病区护士交接患者的病情、生命体征、用药情况、特殊治疗等。交接结束携用物返回病房。

四、注意事项

（1）向患者及其家属解释检查的目的、注意事项,取得患者及家属的同意。

（2）对于外出检查的患者,护士与医师必须一起评估患者的病情,有无潜在危险因素,途中可能出现的潜在性安全隐患,医师是否必须一起同行等。

（3）如果患者生命体征不稳定,而又必须进行诊断性检查及治疗时,医师必须向患者及家属告知外出检查过程中可能出现的病情变化及所存在的风险,待患者及家属签字同意后,医师、护士才能共同陪同患者外出检查。

第二章　常用急救护理技术

第一节　洗　胃　术

洗胃术是利用向胃内灌注溶液的方法,来反复注入和吸出溶液,以冲洗并排除胃内毒物或潴留食物,以达到减轻患者痛苦,避免吸收毒物,抢救患者生命的方法。

一、概述

(一)目的

(1)除去胃内的有毒物质或刺激物,避免其被胃肠道吸收。

(2)减轻胃黏膜水肿,如幽门梗阻的患者,通过胃灌洗,将胃内潴留食物洗出,减少滞留物对胃黏膜的刺激,从而消除或减轻黏膜水肿。

(3)为胃肠道等手术或检查做准备。

(二)适应证

(1)口服毒物中毒,清除胃内未被吸收的毒物。

(2)治疗完全性或不完全性幽门梗阻。

(3)治疗急慢性胃扩张。

(三)禁忌证

(1)吞服强酸或强碱等腐蚀性毒物时切忌洗胃,以免造成穿孔。

(2)严重的心肺疾患属禁忌。

(3)惊厥未控制者不宜插胃管,强行试插常可诱发惊厥。

(4)消化道溃疡、食管阻塞、食管静脉曲张、胃癌等患者应慎重。

二、口服催吐法

口服催吐法适用于清醒、能合作的患者。

(一)物品准备

治疗盘、橡皮围裙、水桶、清水。

(二)操作步骤

(1)患者取坐位,戴好橡皮围裙,水桶放置患者坐位前。

(2)嘱患者自饮大量灌洗液,引发呕吐,不易吐出时,可用压舌板压其舌根刺激引起呕吐,反复进行,直至吐出的灌洗液清亮无异味为止。在此过程中要注意患者的一般情况,询问其感受,并予以必要的协助,观察吐出物,注意有无出血等。

(3)协助患者漱口,擦脸,必要时更换衣物,卧床休息。

(4)清理用物,整理患者床单位。

(5)记录灌洗液名称及液量,呕吐物颜色、气味及量,必要时将呕吐物送检。

三、注射器洗胃法

注射器洗胃法主要用于儿童患者。

(一)物品准备

治疗盘,内有:垫巾、弯盘、棉签、清水、液状石蜡、纱布、多孔喷洒式硅胶胃管、20mL 和 50mL 注射器、听诊器、洗胃机、清水桶、污水桶、治疗碗、压舌板、水温计、胶布。

护士洗手,戴口罩;物品准备齐后携用物至患者床旁,向患者解释洗胃的目的,介绍插管步骤,和插管过程中的不适,望其配合。

(二)操作步骤

(1)摆体位协助患者取左侧卧位。

(2)取垫巾放于患者头部,如有活动性义齿应先取下,弯盘置于患者口角处。

(3)右手示指分别按压双侧鼻翼查看鼻腔是否通畅。

(4)取棉签蘸清水,清洁双鼻腔,选择较大一侧为插入端。

(5)插胃管:①戴清洁手套;②测量插入胃管长度,由耳垂经鼻尖至胸骨剑突下 45～55cm;③取棉签蘸液状石蜡润滑胃管前端 14～16cm;④左手用纱布托着胃管,右手用纱布裹胃管前端 5～6cm 处,从一侧鼻孔缓缓插入,当胃管插入 10～16cm 时(咽喉部),嘱患者做吞咽动作,轻轻将胃管推进,当插入 45～55cm 时(相当于从患者的耳垂至鼻尖再至剑突下的距离),胃管进入胃内。

(6)取 20mL 注射器连接胃管,判断胃管位置。①抽吸胃内容物,抽出胃液证明在胃;②将听诊器放在患者胃部,用注射器向胃管内注入 10mL 空气,听气过水声;③将胃管末端置于盛水容器内,查看是否有气泡逸出。

(7)固定胃管,用 50mL 注射器抽净胃内容物,注入洗胃液约 200mL,再抽出弃去污水桶内,如此反复冲洗,直至灌洗液清亮无异味为止。

(8)冲洗完毕后,反折胃管,迅速拔出。

四、洗胃机洗胃法

洗胃机洗胃法是采用多孔喷洒式硅胶胃管,使洗胃溶液对胃壁黏膜进行冲洗,同时,将胃内污液通过胃管抽出,达到迅速排出毒物的目的。

(一)物品准备

治疗盘,内有:垫巾、弯盘、棉签、清水、液状石蜡、纱布、多孔喷洒式硅胶胃管、20mL 和 50mL 注射器、听诊器、洗胃机、清水桶、污水桶、治疗碗、压舌板、水温计、胶布。

护理人员洗手,戴口罩;物品准备齐后携用物至患者床旁。备齐用物,携至患者床旁,查对姓名,向患者解释洗胃的目的,介绍插管步骤,和插管过程中的不适,望其配合。

(二)操作步骤

(1)摆体位协助患者取左侧卧位。

(2)取垫巾放于患者头部,如有活动性义齿应先取下,弯盘置于患者口角处。

(3)右手示指分别按压双侧鼻翼查看鼻腔是否通畅。取棉签蘸清水,清洁双鼻腔,选择较大一侧为插入端。

(4)插胃管方法同注射器洗胃法。

(5)取 20mL 注射器连接胃管,判断胃管位置,方法同注射器洗胃法。

(6)固定胃管,使用 50mL 注射器抽吸胃内容物,留做标本检测。

(7)将胃管末端与洗胃机相连接。首先将胃内液通过胃管抽出,再利用洗胃液对胃壁黏膜进行反复冲洗,直至洗出液澄清无味为止。

(8)洗胃完毕,反折胃管,快速拔出。

(三)护理要点

(1)在插管过程中如遇患者有恶心或呛咳,应将胃管拔出,休息片刻后再插,以防误入气管。

(2)胃管插入困难的原因:①气管插管术后;②食管痉挛;③躁动、不配合。此时强行插管,易造成食管和胃穿孔。食管痉挛患者可考虑先给阿托品类药物;躁动患者可考虑先镇静,再插胃管。

(3)毒物不明时,应抽出胃内容物送检,洗胃液选择清水,待毒物性质明确后,再采用拮抗剂洗胃。

(4)昏迷患者洗胃宜谨慎,应取去枕平卧位,头偏向一侧,建议先行气道保护,以免造成分泌物误入气道。

(5)在洗胃过程中应随时观察脉搏、呼吸、血压及患者腹部情况,如患者主诉腹痛,且流出血性灌洗液或出现休克体征,应立即停止洗胃操作,通知医师,并配合相应抢救工作。且在记录单上详细记录。

(6)每次灌洗液量以 200～300mL 为限,须反复多次灌洗,如灌入量过多,液体可从鼻腔内涌出而引起窒息,同时还易产生急性胃扩张,使胃内压上升,增加毒物吸收,突然的胃扩张又易兴奋迷走神经,引起反射性心搏骤停,对心肺疾患患者更应慎重。

(7)洗胃机压力设置不宜过大,应保持在 100mmHg,以免损伤胃黏膜。

(8)洗胃过程中应注意变换体位,以利"盲区"毒物的排出,无论何种体位,必须将头偏向一侧,防止误吸。

(9)胃管阻塞的处理方法是采用充气与间断负压吸引的方法。将洗胃机调至"停挡",分离胃管,连接皮球,按漏斗式洗胃法向胃管内充气数次,然后取下皮球,将洗胃机调至"吸挡",放低胃管,反复吸引 2～3 次,通畅后,再连接洗胃机继续洗胃。

(10)洗胃完毕,胃管宜保留一定时间,不宜立即拔出,以利再次洗胃,尤其是有机磷中毒者,胃管应保留在 24 h 以上。

(11)使用洗胃机前,应检查机器运转是否正常,各管道衔接是否无误。

(12)对于中毒患者,应根据毒物性质选择洗胃溶液;1605、1059、乐果等禁用高锰酸钾洗胃,否则可氧化成毒性更强的物质;敌百虫遇碱性药物可分解出毒性更强的敌敌畏,其分解过程可随碱性的增强和温度的升高而加速。

五、其他方法
(一)灌流洗胃法

(1)清醒患者取坐位或侧卧位,昏迷者取头低位。

(2)将胃管前端涂以液状石蜡,经口腔或鼻腔将胃管缓慢送入约 50cm。插管后如能抽出胃内容物,或从胃管注入空气时在上腹部用听诊器能听到气过水声,则证实胃管已入胃内,固定胃管。

(3)插入胃管后先用注射器抽出胃内液体。将胃管末端的漏斗提高 50cm,注入洗胃液 200～300mL,然后将漏斗放低,利用虹吸原理吸出胃中液体。或用一个三通管,放在低于病床平面,一端与盛洗胃液的输液瓶相连,一端与胃管相连,另一端连接橡皮管用作排出胃内容物的通道,将连接输液瓶管道上的夹子放松,这样经胃管流入洗胃液 200～300mL,夹紧夹子,放松排出管道夹子,胃内液由虹吸原理引流至污物桶。

(4)当流出量基本等于灌入量时,再抬高漏斗,重新注入洗胃液,如此反复清洗直至流出液无味为止。

(二)胃造瘘洗胃术

在一些特殊情况下因患者喉头水肿,食管阻塞或食管狭窄致胃管插入困难,或有插管禁忌证不能插管,但又有严重的急性口服中毒,可行胃造瘘洗胃术,在直视条件下对胃反复灌洗。

六、洗胃的并发症

常见洗胃的并发症:误吸、胃扩张、消化道出血、胃穿孔等。

(一)食管破裂

因洗胃而造成食管破裂是一种非常少见的情形,一旦发生了常可造成死亡。食管破裂患者会有胸痛、休克、流汗、脸色苍白、心跳加速和血压降低的现象。这时在颈根部可触到捻发音,而X线片上可显出胸中隔气肿。此时不可再由口腔吞入液体,须马上利用食管镜检来确立食管的破裂处,以利于进行食管修补手术。防止其发生的方法具体如下。

(1)在没有必要时,绝对不要洗胃。

(2)使用有钝端的胃管。胃管的性质最好是柔软、可弯曲的,但需有一定的硬度保证在患者不十分合作的情况下仍可插入。一般以硅胶制品较为理想。若是使用塑胶制品时就必须特别小心。

(3)利用 KY 软胶来润滑胃管。

(4)不可强行插管,一般而言食管破裂都发生于患者用力挣扎之时。在患者不合作时,洗胃是否有必要应重新考虑,或者遵医嘱给予患者少许镇静剂。

(二)吸入性肺炎

对于意识不清的患者,吸入了胃部内容物是一件极其危险的事。肺部对于吸入胃内容物后依吸入液的各种性质,如吸入的量、液体 pH 及是否有颗粒性物质,会产生各种不同的反应。

有许多实验证据显示,当所吸入液体的 pH<2.5 时,那么吸入性肺炎的罹患率和死亡率将会有显著的增加。因所吸入的酸性液体会很快地破坏肺内膜,而使其产生水肿出血;且由于表面活性物质的活力下降而导致部分肺组织的肺不张。进而将使得呼吸功能增加和小支气管痉挛。

若吸入液体含有较大的食物颗粒时,可能因咽部或气管的阻塞而导致猝死,而食物颗粒小时,可以阻塞支气管而造成大叶性或小叶性肺萎缩。尽管吸入的食物小不至于阻塞时,所造成肺损伤的机制仍不清楚,但据动物实验显示即使中性物质仍会造成肺内皮细胞的水肿和出血。若有咽部或气管阻塞发生时,必须采用 Hemlich 手法或紧急使用喉镜或支气管镜来去除较大的食物颗粒。

以下所列方法有利于避免吸入性肺炎的产生。

(1)保持患者于半俯或俯卧并且头部稍低的姿势,不可使昏迷的患者采取背卧的姿势。

(2)不要给将很快陷入昏迷的患者使用催吐药物。

(3)若是患者已失去咳嗽反射,必须在洗胃之前完成气管插管。

(4)在洗胃之前一定要确定吸引器械处于功能良好之状况下。

(5)在抽出胃管之时一定要小心地将管子完全堵塞以免残留于管内的液体流入咽部。

(三)脂质性肺炎

吞食石油蒸馏物和家具亮光剂,可能会因洗胃引起吸入性肺炎的并发症。此类物质所引起肺泡和肺间质的反应一般称为脂质性肺炎,其病理特征为显微镜检查时可发现增大吞噬细胞的细胞质内有大空泡。

七、改良胃管插入法

在临床上进行洗胃,经常遇到常规胃管插入困难,此时可采取一些胃管插入的新方法。

(一)气管导管引导法

在临床上抢救有机磷中毒患者时,经常遇到的问题是患者来诊时或来诊后很快呼吸停止,即给予气管插管机械通气,但每位患者又都需要尽快插管洗胃。由于气管插管气囊压迫食管,牙垫及气管插管改变了正常的咽部,食管及气管间的相互关系,使常规方法置入胃管更加困难,有时需拔出气管导管方能插入,个别患者即使拔出气管插管胃管插入也很困难。

气管导管引导法是从通常行气管插管时气管导管有时误入食管的情况得到启发。在喉镜暴露声门下,有意将气管导管插入食管作引导,选择较大号气管导管,胃管经气管导管入口处很顺利地插入胃内。

(二)钢丝导引法

对于一些已进行气管插管的患者,采用钢丝导引法,不影响人工通气,可使胃管顺利插入。具体方法如下。

(1)采用未开封的冠状动脉造影导引钢丝(含整的外包装塑料软管),长 120cm,将两端锐利缘磨平,用碘酒消毒后备用。

(2)大号胃管(保证胃管内径大于导引管外径)根剪去顶端 10cm,消毒备用。

(3)先将涂有液状石蜡的导引管插入胃管内,一端露出胃管尾部约 5cm。将胃管外周涂上液状石蜡后,左手扶住胃管中段,右手持导引管通过牙垫孔,保持导引管与食管同一走向(防止抵住咽侧壁而卷曲在口腔中),轻轻插入即可顺利进入食管,估计进入深度 1cm 左右时,保持导引管另一端不动,借助导引管的导向将胃管送入胃内,拔出导引管即可进行洗胃等操作。

(4)也可先将导引管放入食管,再将胃管套套在导引管上,以同样方法送入胃管,导引管在跨咽部时如遇阻力,可将导引管后退至口腔,保持与食管同一方向再次插入即可进入食管。

(5)由于气管插管气囊压迫食管,导引管在跨过咽部过程中有一定突破感。

此方法利用导引管内导引钢丝的韧性和外包装塑料管的硬度,加上塑料管管径细小,能很快地将胃管导入胃内,对正在进行的人工通气无不利影响,人工通气也不影响胃管的放入操作,且由于低压气囊的阻力,导引管很难进入气管。

第二节 电复律与心脏起搏术

一、心脏电复律

心脏电复律又称心脏电除颤,是电学治疗心律失常的一种方法,利用除颤器发出高能量短时限脉冲电流通过心肌,使所有的心肌纤维瞬间同时除极而迅速终止异位心律,是恢复窦性心律的一种有效方法,尤其对心室颤动的抢救起到关键作用。

临床胸外心脏电复律术有同步心脏电复律和非同步心脏电复律两种。

(一)病情评估

1.非同步电复律的适应证

心室颤动是非同步电复律的绝对适应证。心室颤动时会出现以下体征。

(1)患者意识消失、抽搐、呼吸停止。

(2)无心音及大动脉搏动。

(3)心电图示 P-QRST 波群消失,频率不规则,在 150~300 次/min,波幅较心房扑动时小,可分为粗颤波和细颤波。

2.同步电复律的适应证

(1)心房颤动:是同步电复律最常见的适应证。心房颤动具备以下条件的患者可予电复律:①心房颤动持续时间在半年以内,最多不超过 1 年;②伴有心绞痛频繁发作或心衰,经药物治疗效果不佳者;③心脏增大不明显者(心胸比≤55%);④甲亢已控制者;⑤预激综合征合并快速心房颤动。

(2)室上性心动过速:经常规药物及迷走神经刺激治疗无效时,考虑电复律。

(3)室性心动过速:经药物治疗无效或伴有心肌梗死、阿—斯综合征等需紧急处理者,应及早进行同步直流电复律。

(4)心房扑动:药物治疗无效或扑动在 250 次/min 左右且呈 1∶1 房室传导者,宜电复律。

(二)抢救程序(见下页图 2-1)

抢救程度见图 2-1。

(三)急救措施

1.高流量面罩吸氧

6~10L/min,监测血氧饱和度。

2.心电监护

严密观察心律、心率的变化。

3.抢救物品的准备

如吸引器、气管插管、除颤仪、人工呼吸机等。

4.抢救药品的准备

如肾上腺素、利多卡因、阿托品等。

5.建立有效的静脉通道

常用近心端静脉(颈外静脉或肘静脉)。

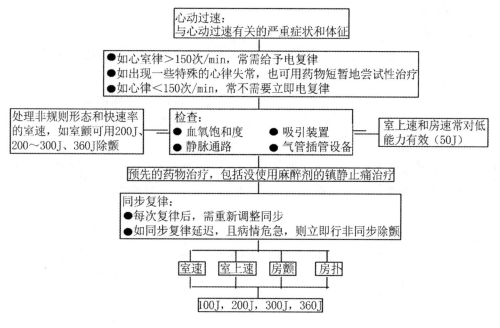

图 2-1　电复律的抢救程序

6.除颤的能量设置

(1)非同步电复律:心室颤动为 200J、200~300J、360J。

(2)同步电复律。①室上性心动过速:50J、100J、200J、300J、360J。②心房扑动:50J、100J、200J、300J、360J。③心房颤动:100J、200J、300J、360J。④室性心动过速:100J、200J、300J、360J。

7.除颤后评估 ABC

施行心肺复苏术(CPR)。

(四)护理要点

1.一般护理

(1)置患者于单间有心肺复苏条件的病房,限制探视,注意环境安静、整洁。

(2)绝对卧床休息,做好生活护理。对神志清醒的患者,向其解释电复律的优点,消除恐惧。

2.临床观察

(1)专人护理,严密观察神志、心律、心率、血压、呼吸、体温的变化。

(2)注意患者的相关症状,有无不适。

3.药物观察

(1)肾上腺素:化学性质不稳定,遇光易分解,尤其在碱性溶液中很快氧化成为粉红色或棕色而失效,所以在抢救患者时忌与碳酸氢钠等碱性药物同路液体使用。

(2)利多卡因:静脉滴注过快、过量时可产生血压下降,心率减慢,甚至心跳停止,使用过程中严格根据医嘱用药,控制用药速度,监测生命体征变化。

(3)溶栓药物:使用溶栓药物时,应观察有无牙龈、皮肤、消化道出血倾向,及时检查凝血酶原时间、3P 试验等。

4.预见性观察

(1)电击后常有短暂的心律失常,严重时有再发心室颤动的可能,应提高警惕,严密观察心律、心率的变化。

(2)高能量电击可引起心肌损伤,故应动态监测心肌酶谱,作心电图记录。

(3)电复律会引起患者肺水肿,应密切注意患者的主诉和体征,及早给予强心利尿治疗。

二、心脏起搏术

人工心脏起搏是通过人工心脏起搏器发放一定频率的脉冲电流,通过电极传输到心房或心室的心肌处造成一个人造的异位兴奋灶,代替正常的心脏起搏点引起心脏起搏的一种治疗和诊断方法。

起搏器可分为放置于体外用于临时性心脏起搏和埋置于体内作为永久性心脏起搏两类。

心肺复苏时的心脏起搏术必须满足以下几个条件:①操作方便,对患者损伤少;②起效快,效果确切;③疗效容易监测。常分为胸壁起搏法、食管内起搏法、开胸直接置入心肌电极法、心肌起搏法、心内膜起搏法等,可根据患者的具体情况加以选用。

(一)病情评估

判断患者的神志、脉搏、呼吸、血压、心律、心率的变化。

1.神志丧失,呼吸、心跳停止

(1)立即予 CPR。

(2)准备临时起搏器必需的物品。

2.急诊起搏适应证

(1)血流动力学紊乱。

(2)完全心脏传导阻滞。

(3)有症状的房室传导阻滞。

(4)病窦综合征。

(5)药物所致的心动过缓。

(6)永久性起搏失效。

(7)缓慢恶性逸搏心律,药物治疗无效。

(8)难治性心动过速。

(9)缓慢无效的心脏收缩(电机械分离):①不常规应用;②如需起搏,应尽早。

(二)抢救程序(见下页图 2-2)

心脏起搏抢救程度见图 2-2。

(三)急救措施

(1)绝对卧床休息。

(2)氧气吸入。

(3)心电监护,严密观察心律、心率的变化。

（4）床旁临时起搏器及其他抢救物品的准备，如呼吸机、气管插管箱、吸引器等的备用。

（5）抢救药品的准备，如肾上腺素、利多卡因等。

（6）建立有效的静脉通道，近心端。

（7）抽血标本，查血常规、凝血酶原时间。

（8）起搏失效，立即 CPR。

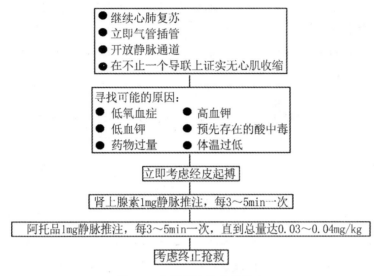

图 2-2　心脏起搏的抢救程序

（四）护理要点

1.一般护理

（1）置患者于安静、安全的病室，专人护理。

（2）向患者解释安装起搏器的目的、注意事项等。

2.临床观察

（1）连续心电监护，观察心律、心率的变化，定时描记心电图，及时发现异常情况。

（2）保持静脉通道通畅，根据医生医嘱用药，观察药物的疗效和不良反应。

3.药物观察

（1）肾上腺素：化学性质不稳定，遇光易分解，尤其在碱性溶液中很快氧化成为粉红色或棕色而失效，所以在抢救患者时忌与碳酸氢钠等碱性药物同路液体使用。

（2）阿托品：常可使患者有口干、眩晕、兴奋、心率加快、烦躁等症状，应密切观察神志、呼吸的变化。此外，它不宜与碱性药物配伍使用。

4.预见性观察

（1）起搏器故障：备阿托品、异丙肾上腺素等药品及抢救物品，以备起搏器突然发生故障时使用。

（2）起搏失效：严密心电监护，一旦起搏失败，立即继续心肺复苏术。

第三节 气道开放技术

一、咽插管

临床上常借助口咽或鼻咽通气管进行咽插管,维持舌根前移以对抗阻塞。

(一)鼻咽通气管

鼻咽导管是柔软的橡胶或塑料制品,通常也可以用质地柔软、粗细合适的短气管导管代替。

1.方法

临用前在导管表面涂以润滑剂,取与腭板平行的方向插入,直至感到越过鼻咽腔的转角处,再向前推进至气流最畅处,并用胶布固定。

2.优点

(1)可以在患者牙关紧闭或下颌强硬时插入咽腔。

(2)患者在临界昏迷状态时也易于耐受鼻咽导管。

3.注意事项

鼻咽导管常可引起鼻咽组织损伤和鼻出血,应注意导管的选择和充分的润滑,插管动作要正确轻柔,切忌粗暴行事,必要时可用麻黄碱液滴鼻,收缩鼻黏膜血管,减少鼻出血。

(二)口咽通气管

口咽导管有橡胶、塑料或金属制品。口咽导管分几种规格,供不同的患者(成人、儿童、婴幼儿)使用。

1.方法

(1)插口咽导管时先强迫患者张口,然后将湿润的导管送入口内,沿舌上方反向(导管凸面朝向患者下颌)下插。当导管插入全长的 1/2 时,将导管旋转 180°,并向前推进至合适的位置(图 2-3～图 2-6)。

(2)也可先取一压舌板下压舌体,然后将导管沿其上方滑入咽腔。确认口咽导管的位置适宜、气流通畅后,用胶布将其妥善固定。

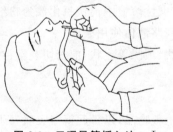

图 2-3 口咽导管插入法－Ⅰ

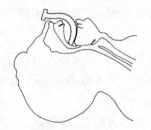

图 2-4 口咽导管插入法－Ⅱ

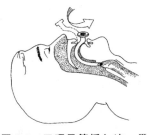

图 2-5　口咽导管插入法－Ⅲ

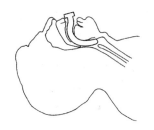

图 2-6　口咽导管插入法的正确位置

2.优点

口咽通气管容易插入,并能提供较为宽阔的气道,临床应用广泛。

3.注意事项

导管选择不当或操作失误,导管头可能将舌背推至咽腔而加重气道阻塞。插口咽通气导管时也应注意避免损伤牙齿;不要将两唇夹于导管和门齿之间,以免损伤出血。

咽插管仅可用于昏迷患者、气道反射完好者;强行插入鼻咽或口咽通气导管容易诱发喉痉挛或恶心、呕吐。对于清醒或反应迟钝的患者,可改用短的气管导管,也能取得畅通气道的效果。此外咽插管时也要将头后仰,否则当头颈部松弛时,导管末端可部分退缩,舌根组织仍能后移压于导管和喉开口之间,而起不到开放气道的作用。

二、气管内插管

将一种特制的气管内导管经声门置入气管的技术,称为气管内插管。这一技术能为气道通畅、通气供氧、呼吸道吸引和防止误吸等提供最佳条件。

(一)适应证

1.心跳呼吸骤停

多数昏迷患者(除昏迷甚浅、上呼吸道反射尚健全或者昏迷时间可能短暂、气道尚通畅,具有专业人员在场监护以外)。

2.不能有效清理呼吸道

可疑误吸、无喉反射者。

3.无法自主呼吸

需长时间机械通气的清醒患者。

(二)气管插管的优点

(1)阻止异物吸入堵住呼吸道。

(2)使氧气进入顺利。

(3)方便吸痰,维持呼吸道通畅。

(4)提供另一给药途径。

(5)防止胃胀气。

(三)气管内插管设备

基本的开放气道和气管内插管用具包括:麻醉喉镜、气管导管、金属管芯、套囊充气注射器、导管衔接管或接头、牙垫、插管钳、润滑剂、吸引管、表面麻醉喷雾器、固定胶布以及气管插管导管、面罩和简易呼吸器等(图 2-7)。

1.咽喉镜

用于窥视咽喉区、显露声门和明视插管。其镜片一般有直和弯两种,后者在操作时插至会厌上方的会厌谷里,间接抬起会厌。弯镜片不接触喉本身,对咽喉组织刺激小,操作方便,易于显露声门和便于气管内插管,广为临床应用;但在婴幼儿、会厌长而大或过于宽而短的成人,使用直喉镜片则便于直接挑起会厌而暴露声门,在少数弯喉镜片难以显露声门的病例常可以显示其优点。在急诊插管盒内应备齐各种型号的直、弯喉镜片,以供不同的患者选用。

2.气管导管

常用聚氯乙烯导管,应备齐各种号码的专用气管导管,供婴幼儿、儿童和成年患者选用。一般 8 岁以下儿童选用无套囊气管导管,以免导管内径过小而增加通气阻力,大龄儿童和成年患者均应选用带有套囊的气管导管,气管内导管的气囊分别为低容量高压力气囊、高容量低压力气囊及海绵气囊,以高容量低压力气囊为佳,因高压型套囊更容易造成气管黏膜血循环障碍,导致局部缺血和坏死并发症。充气套囊是附属于气管导管的一种防漏装置,此套囊紧套在导管壁上并距斜口 1cm 处,其作用是:①充气后使导管与气管壁之间严密无隙,能有效地防止漏气;②防止口咽分泌物流入下呼吸道、胃内容物反流入气管内;③减少导管对气管黏膜的直接擦伤;④避免机械通气时漏气,有利于人工气道的机械通气管理,无论在成人或儿童患者,施行气管内插管前除均应选择预计导管的号码外,还要备好相近号码的大、小导管各 1 支,以便临时换用。

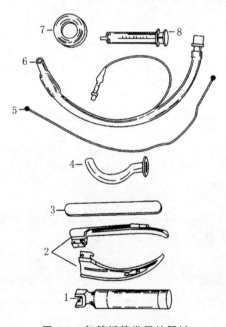

图 2-7 气管插管常用的器械

1.喉镜手柄;2.喉镜叶片;3.压舌板;4.咽导管;

5.铜丝;6.带气囊的气管导管;7.胶布;8.注射器

3.管芯

可使软质气管导管弯曲成所期望的弧度,恰当地使用管芯,在某些病例,例如短颈、声门解剖位置偏前或张口受限而无法明视的患者,可将导管前段适当弯曲,有利于经试探而将导管送入声门。

4.插管钳或导管钩

正确使用插管钳或导管钩可以提高鼻插管的成功率,此外,在已置入气管导管的患者需插入鼻胃管时,也常借助于插管钳和喉镜操作。

(四)气管内插管技术

1.经口气管内插管术

(1)准备并检查气管插管导管和呼吸支持用具:①适当号码的气管导管2~3支;②检查导管并进行导管套囊充气、放气试验,然后在导管前端涂上润滑剂备用;③大小合适的麻醉咽喉镜一套,中号镜片适用于多数成人,儿童多半先用小号弯镜片,婴幼儿和新生儿宜选用小号直镜片;④临用前须通电试验镜片发光是否足够明亮和稳定;⑤表面麻醉用喷雾器、喷雾球管(专供气管内喷药表面麻醉用)和局部麻醉药如1%丁卡因或4%利多卡因液,供清醒患者或气道反射活跃患者咽喉和气管黏膜麻醉用;⑥备管芯一根、牙垫一支;⑦吸引管和吸引设备,以便及时清理呼吸道;⑧呼吸支持设备,如面罩、简易呼吸器、呼吸机或麻醉机以及供氧设备,确保其工作正常。

(2)操作步骤:①患者仰卧,枕部适度抬高头后仰,使口、咽、喉三条轴线尽量呈一致走向。②尽可能用面罩和呼吸器进行辅助通气(最好是纯氧)1 min,改善缺氧和二氧化碳蓄积状态。③右手强迫患者张口。④左手紧握喉镜柄,镜片经患者右口角置入,并同时将舌体推向左侧,以免舌体充斥镜片右侧视野(图2-8)。⑤右手推患者前额,使头适度后仰。⑥将镜片移向中线,并轻轻向前推进,暴露悬雍垂、咽腔和会厌。⑦暴露声门:若用弯镜片时(图2-9),可将镜片头置于会厌谷(舌根与会厌交界处),上提喉镜,间接提起会厌,显露声门;应用直喉镜片时(图2-10),须将镜片头插至会厌下方,上提喉镜时直接挑起会厌,显露声门(图2-11)。⑧对神志清、反应比较强者施行喉气管黏膜表面麻醉。⑨右手1~3指捏住导管尾节,按弧形线路经口送入咽腔,在明视下通过声门插入气管(图2-12)。导管的深度适宜,导管插入过浅易脱出,过深则易进入右支气管,因为右支气管粗而直,造成单侧肺通气而引起低氧血症,或刺激隆突引起咳嗽等反应。导管插入的深度在明视插管时,套囊的后部进入声门下1~2cm即可,大约插管位置到门齿的长度,成人为23~26cm。对于1岁以上的小儿,插管的深度可用Levine公式计算:年龄÷2+12cm。⑩放置牙垫,取出喉镜,听诊双肺,两肺呼吸音对称,确认导管位于气管内后用胶布固定导管和牙垫,连接呼吸器施行呼吸支持。

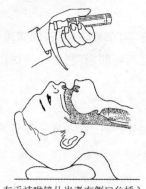

左手持喉镜从患者右侧口角插入

图 2-8　喉镜从右口角插入

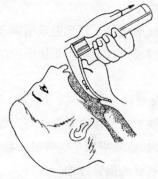

暴露会厌，将喉镜片插入会厌窝前

图 2-9　弯喉镜

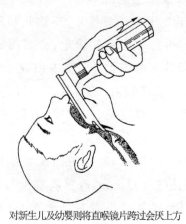

对新生儿及幼婴则将直喉镜片跨过会厌上方

图 2-10　直喉镜

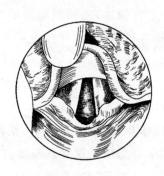

图 2-11　暴露声门

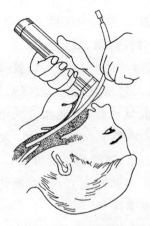

图 2-12　气管插管

　　(3)经口行气管插管术操作配合的步骤：①备好用物，通知医生，向患者做好解释工作。②建立静脉通路，保留一条通路准备随时给药，心电监护和测定 SpO_2。③使患者取仰卧位，头向后仰,肩下垫一小枕。④对成年男性一般选择 7.5~8.0mm 气管导管,对成年女性一般选择 7.0~7.5mm 气管导管。⑤检查气管导管气囊是否有漏气;检查方法:将气囊充气后放于无菌盛水治疗碗内,无气泡产生则证明气囊良好。⑥用利多卡因润滑膏润滑气管内导管前半部,以备使用。⑦根据医嘱给予镇静剂。⑧使用麻醉机(或简易呼吸器),用面罩给患者吸入高浓度氧,以提高血氧饱和度。⑨在插管过程中,根据医生提示用食指和拇指按压环状软骨,以防止反流的胃内容物被误吸,按压时间为直到气囊充气后为止。⑩插管成功后立即向气囊内充气,气囊的压力一定要保持在 $25cmH_2O(2.461kPa)$ 以下,即低于正常的毛细血管灌注压。⑪听诊双肺呼吸音,以确定导管位置。⑫放入牙垫固定气管导管。⑬记录气囊的充气量及气管导管外露的长度。⑭摆好患者的体位,必要时用约束带限制患者双手的活动。⑮通知放射科拍胸片,以确定导管的位置。

2.经鼻气管插管术

经鼻气管插管技术虽较经口插管困难、费时、损伤大和可能冒着将鼻腔细菌带入下呼吸道的危险等缺点,但在某些情况下,如患者仍有自主呼吸且无窒息、下颌活动受限、张口困难或不可能将头后仰(颈椎骨折)等,就需要经鼻途径插管,且患者对经鼻导管较经口导管易于耐受,经鼻插管尤适用于需长时间插管呼吸支持的患者。

(1)操作步骤:①插管前先检查并选择一侧畅通的鼻腔,最好是右侧。②施行咽、喉及气管内表面麻醉:向患者(尤其是清醒者)的鼻孔内滴入少量血管收缩药如麻黄碱,以扩大鼻腔气道,减少插管出血;对清醒患者,应再滴入适量的局部麻醉药如 1% 丁卡因以减轻不适。③选一大小和弯曲度适合、质地柔软的导管,充分润滑。④从外鼻孔插入鼻腔,取与腭板平行,最好使导管的斜面对向鼻中隔,在枕部稍抬高并使头中度后仰的体位下轻推导管越过鼻咽角。如患者可张口,则可借助于喉镜在明视下用插管钳或插管钩将导管头部引至正确部位后插入声门。在盲目经鼻插管时,可捻转导管使其间断左右转向,或可伸屈头部使导管前后移位,或将头适当左右侧偏改变导管前进的方向,当听到较强气流声时趁吸气时将导管向前推进入声门,确认导管位于气管内后再用胶布固定导管,连接呼吸器进行呼吸支持。

(2)经鼻行气管插管术操作配合的步骤:基本操作步骤同经口气管内插管术,只有以下几点不同。①患者可取半卧位。②对成年男性一般使用 7.0~7.5mm 气管导管,成年女性使用 6.5~7.0mm 气管导管。③可不使用镇静剂,需使用麻黄碱 1mL 滴鼻,减少或避免鼻出血的发生。④在插管过程中,需使用插管钳以协助送管。

(五)气囊充气技术和气囊压力

气管插管气囊的充气应适量,充气过多会造成气囊对气管壁的压力过高,引起气管黏膜水肿和坏死;充气过少会使气囊与气管壁之间有空隙而造成漏气。因此须掌握好气囊充气技术,既不产生过高的压力($<25cmH_2O$),又不造成呼吸机送气时漏气的情况,可采用两种充气技术,即气囊注气的最小漏气技术与最小闭合容量技术。

(六)气管内插管的并发症

1.器械性损伤

器械性损伤为气管内插管的常见并发症。导管或喉镜损伤呼吸道引起出血(尤其是鼻插管时的鼻出血)、杓状软骨脱位、咽喉及气管黏膜损伤和缺血坏死、喉头水肿、声带损伤等,还可引起牙折。

2.气道部分或完全性梗阻

由导管太细、腔内分泌物积聚、气囊过度充气、导管过度受压、扭曲斜口与气管壁紧贴所引起。

3.误入食管

并非少见,问题是应及时识别导管的位置。气管插管后常规行通气试验,导管位于总气管内时,加压呼吸有一致的胸廓起伏运动,两肺呼吸音清晰;而导管误入食管时则无上述通气征象,代之以每次加压通气只见上腹膨隆,且可闻及气过水声。未经察觉的误入食管内插管,是经鼻或口插管最危险的并发症。在无自主呼吸的患者,数分钟内必因缺氧而发生心搏骤停;存在自主呼吸的患者,也会因位于食管内的导管影响通气和胃过度膨胀而使病情加重。气管导管误入食管后应立即拔出,重新行气管内插管。

4.肺通气不良或出现窒息

导管插入过深可以使右肺通气不良,过浅则易脱落发生窒息或意外。

5.气管－食管瘘

气管套囊充气时间过长、充气过多,使黏膜局部缺血、溃疡、坏死、瘢痕形成致气管狭窄,溃疡穿破气管至食管壁可引起气管－食管瘘。

(七)插管注意事项

(1)维持呼吸道通畅(三轴成一直线):口腔－咽－气管上呼吸道三轴线,是指口腔至气管之间所存在的三条解剖轴线。①口轴线(AM):从口(或鼻)腔至咽后壁的连线。②咽轴线(AP):从咽后壁至喉头的连线。③喉轴线(AL):从喉头至气管上段的连线。

(2)吸痰或除去异物。

(3)给予纯氧。

(4)检查必要的装备。

(5)勿使用门牙为着力点。

(6)插管完成后应听诊腹部、胸部呼吸音,确定插管的正确位置。

三、气管切开术

(一)适应证

(1)各种原因造成的上呼吸道阻塞所致呼吸困难者。①喉阻塞:如喉部炎症、肿瘤、外伤、异物等原因引起的喉阻塞,呼吸困难不能消除者。②双侧声带外展麻痹、喉及声门下瘢痕狭窄。③气管外伤伴软组织肿胀或骨折。

(2)各种原因造成的下呼吸道阻塞致呼吸困难者。①脑卒中、脑肿瘤、脑脓肿、头颅外伤所致的昏迷。②神经系统疾病如脊髓灰质炎、多发性神经根炎、重症肌无力等导致的呼吸肌麻痹。③各类中毒引起的痉挛、麻痹及昏迷。④胸、腹部外伤或手术后,患者因疼痛不能咳痰致下呼吸道分泌物潴留及感染。

(3)预防性气管切开。

(4)需长期进行人工通气者。

（二）操作步骤与护理配合

1.主要器械与用物

（1）准备必需的手术器械：10mL 注射器及针头，刀柄及切皮刀片、气管切开镰状刀片，止血钳，甲状腺拉钩1对，短镊，直、弯解剖剪，气管撑开器等。

（2）选择大小合适的气管套管，如需呼吸机辅助呼吸或有误吸者，应备用带气囊的气管套管或有硅胶的气管套管。

（3）应准备好氧气、吸引器、麻醉插管及急救药品。

2.体位

一般取仰卧位，肩下垫高，头后仰，使气管前突，但不可过分后仰。如呼吸困难严重不能平卧时，可采取半坐位或坐位，但暴露气管比平卧时困难。头颈部保持中线位。

3.麻醉

手术一般在局麻下进行，患者昏迷可不用麻醉，患者躁动、抽搐或不配合者以及儿童，可酌用全麻、基础麻醉。术前一般不用镇静剂或阿托品。

4.具体步骤

（1）皮肤消毒，铺无菌手术巾。

（2）自环状软骨下缘至胸骨上凹作正中切口逐层切开、分离、止血。

（3）用拉钩将胸骨舌骨肌及胸骨甲状肌向两侧拉开，暴露气管前壁及甲状腺峡部。

（4）向上游离甲状腺峡部，显露第3、4、5气管软骨，用尖刀向上切开第3、4软骨环，切忌切开第1软骨，否则日后可引起环状软骨炎及喉狭窄等后遗症。

（5）用止血钳将切开气管的两边撑开，吸除分泌物，将口径恰当、带导芯的气管套管置入，快速拔除导芯，插入内套管，将套管的带子于颈后系结固定，切口内可填塞引流纱布条一根，次日取出，气管套囊必要时予以充气。

（三）常见的并发症与护理

1.皮下气肿

皮下气肿最为常见，多发生于颈部，亦可延及面、胸、腹部甚至会阴。发生原因多为术中软组织分离过多、气管切开过大及伤口缝合太紧等，吸气时气体经切口进入颈部软组织而发生皮下气肿，也可由纵隔气肿及气胸同时发生。一般不需特殊治疗，可在1周左右自行吸收。

2.气胸

（1）原因：若手术分离偏向右侧，位置较低，易伤及胸膜顶引起气胸。若双侧气胸，患者可立即死亡。

（2）护理：轻度气胸可密切观察，张力性气胸立即用较粗的针头作胸腔穿刺，抽出空气或行胸腔闭式引流。

3.纵隔气肿

（1）原因：多因剥离气管前筋膜过多所致，小儿较常见。重度呼吸困难并有咳嗽者更易发生。若纵隔的壁层胸膜破裂，则可由纵隔气肿转为气胸。

（2）症状：纵隔气肿的轻重有很大不同。轻者症状不明显，一般均有胸痛；重者呼吸短促，听诊心音低而远，叩诊心浊音界不明。

（3）护理:轻度纵隔气肿无须治疗。气肿严重有纵隔压迫症状并影响呼吸循环时应施减压术,将气体放出。

4.出血

（1）原因:早期出血多由于手术止血不充分所引起,多发生于颈前静脉及甲状腺峡部,在阻塞性呼吸困难者,因静脉回流不良、血管怒张容易出血。一些因原发病而用肝素等抗凝药物治疗者,术中可引起弥漫性渗血。中后期出血多发生于手术后 6～10 d,亦有发生于术后 1 个月至数月者。少量出血多由于创口感染或肉芽组织增生所致,致命性大出血多数是由于气管套管远端压迫损伤气管前壁及无名动脉壁,加之感染致无名动脉糜烂破溃而致大出血。

（2）护理:①少量出血可用局部压迫法止血,出血多者要重新打开伤口止血,要防止血液流入呼吸道引起窒息。②应用抗凝药物者,应在停药后 24 h 再行手术为宜。③预防致命性大出血时应注意:气管切开的位置不应过低,不可低于第 5～6 环;尽量少分离气管前软组织,避免损伤前壁的血液供应;选择适当的气管套管。若发现套管引起刺激性咳嗽或有少量鲜血咯出,应立即换管,预防伤口感染,争取早日拔管。④如发生大出血时可先用带气囊的气管插管经口插入,并使气囊充气。吸出气管内血液及分泌物,保持呼吸道通畅,再用手指及敷料压迫出血处暂时止血,同时入手术室开胸止血。

5.窒息或呼吸骤停

窒息或呼吸骤停小儿多见。

（1）原因:小儿气管较软,术中钝性剥离或误用拉钩将气管压瘪可引起窒息;在长期阻塞性呼吸困难的患者,呼吸中枢靠高浓度二氧化碳的刺激来维持呼吸。当气管切开后,突然吸入大量的新鲜空气,血氧增加,二氧化碳突然减少。呼吸中枢没有足够的二氧化碳刺激,因而呼吸表浅以致骤停。

（2）护理:做人工呼吸,给二氧化碳和氧的混合气体吸入,注射兴奋剂及纠正酸中毒。

6.肺水肿

（1）原因:多发生于呼吸困难较久的患者。气管切开后肺内压力骤降,肺内毛细血管通透性增高,因而发生肺水肿。

（2）护理:可在气管套管上接一单向活瓣的 Y 形管,呼气时使气体通入一水瓶增加呼气的阻力,增加肺泡呼气的压力;吸气时则通过另一管直接吸入新鲜空气并无阻力,然后将水瓶内的水量逐渐减少,两天内使呼气阻力完全解除。

7.肺感染及肺不张

（1）原因:经气管套管的非生理性呼吸可引起支气管炎、肺炎等并发症,有时可因分泌物潴留而阻塞下呼吸道引起肺不张。

（2）护理:在气管切开后,随时吸出呼吸道分泌物。

8.气管-食管瘘

发生于术后 2～10 周。

（1）原因:手术操作粗暴损伤食管前壁及气管后壁或损伤气管后壁,感染后形成瘘管;气管套管位置不合适,套管压迫及摩擦气管后壁,引起局部溃疡及感染;应用呼吸机做正压呼吸的患者,气管套管套囊充气后使气管后壁膜部形成一憩室,套管远端也可伤及憩室下缘,加之吸引管反复抽吸刺激憩室下缘,久之可发生溃疡、糜烂形成气管-食管瘘;慢性消耗性疾病及全身营养不良者容易发生。

(2)护理:轻者可更换短的气管套管;下鼻饲管,使糜烂处的刺激减少得以休息,加强营养,待其自愈;重者需手术缝合及肌肉修补术。

(四)气管切开的护理

1.无菌的护理

注意无菌操作,及时吸净痰液,经常擦拭外口分泌物,以免痰液再次吸入气管或附着于管口或结痂而堵塞呼吸道。

2.药物的护理

气管内定时滴药,一般为生理盐水,也可加入适量抗生素或化痰液,每2 h滴1次,每次2～3滴。

3.管口的护理

管口用呋喃西林纱布覆盖,以增加吸入气体的湿度。

4.气管切口的护理

气管切开后要观察切口处及气管内出血情况,颈肩及胸部有无皮下气肿,观察有无痰痂或血痂阻塞内套管而引起呼吸困难、发绀,观察生命体征。

5.套管固定系带的护理

套管固定系带太松致套管易松动,咳嗽剧烈时易滑出;太紧则由于颈部血肿或皮下血肿压迫颈部血管和气管,而引起窒息和脑缺血。

6.套管的护理

内外套管保持清洁,金属内套管需6～8 h消毒1次,一般予以煮沸消毒,外套管最易污染,可定时用酒精棉签擦拭,外口保持清洁无干痂。低容量高压力气囊充气后长时间压迫气道黏膜,易导致局部糜烂、溃疡和坏死。因此气囊应3～4 h放气1次,时间10～15 min,每次充气不可过于饱满,以阻止气体漏出即可。一次性气管切开套管的气囊大多为高容量低压力气囊,不必定时放气,但应定时检测气囊压力,其管理同气管插管。

7.局部伤口的护理

皮肤与套管之间的无菌纱布垫4～6 h换1次,观察有无红肿、异味分泌物,保持局部干燥。

8.开放气道的护理

人工气道便于吸痰,减少了解剖无效腔和气道阻力,增加了有效通气量;但由于吸入气体未经过鼻咽腔,失去其生理保护作用,增加了肺部感染的机会。湿化可以避免因气道干燥、分泌物浓缩造成的呼吸道阻塞。湿化方法有:雾化、气道滴注、空气湿化。

9.吸痰的护理

定期及时吸痰,保证气道通畅。

(1)选择质地柔软对气道黏膜刺激性小(如橡胶管、硅胶管、一次性吸痰管)、长度适宜及粗细适宜的吸痰管,太细粘稠痰不易吸出,太粗易损伤黏膜。

(2)吸引器压力不宜超过200mmHg,过大易引起肺泡萎陷,加重缺氧。

（3）吸痰时间不超过 15 秒。

（4）吸痰方法要准确，安全操作。

（5）吸痰前后应增加氧浓度，5～10 min 后逐渐调回原浓度，对较危重的患者可给予纯氧。

（6）操作手法轻柔，不宜上下提插，注意无菌，防止交叉感染。

10.口腔护理

气管切开手术后或插管患者，口腔黏膜或牙龈易感染、溃疡。

四、机械通气

应用人工呼吸机进行机械通气在急危重患者中越来越普及，呼吸机的应用可改变通气功能、减少氧耗量、增加肺内压、改善肺水肿及促进气体弥散。

（一）机械通气的目的

机械通气的主要目的是维持正常的动脉血氧分压、动脉血二氧化碳分压，从肺生理学的角度来看，恰当的机械通气可达到以下目的。

1.维持肺泡通气量

维持适当的肺泡通气量。

2.V/Q

改善肺通气/血流比值（V/Q）。

3.减少呼吸做功量

在呼吸功能不全时患者代偿性呼吸做功量增加，不仅可增加全身耗氧量，而且呼吸肌容易疲劳，造成肺通气量进一步下降，通过机械通气可减少呼吸做功量及全身耗氧量，从而间接减轻心脏的负担，并增加脑及其他重要器官的氧供，有利于病变的恢复。

4.减轻肺组织水肿

正压肺通气可减少肺间质含水量，减轻肺水肿，促进气体弥散。

（二）适应证

（1）急、慢性呼吸衰竭，呼吸频率＞40 次/min 或＜5 次/min。

（2）心源性或非心源性肺水肿。

（3）急性呼吸窘迫综合征（ARDS）。

（4）胸部创伤、多发性肋骨骨折、连枷胸。

（5）呼吸中枢控制失调、神经－肌肉疾患。

（6）呼吸性酸碱失衡。

（7）大手术后通气弥散功能障碍等。

（8）氧血症，鼻导管给氧后其 PaO_2 仍低于 8.0kPa（60mmHg）者。

（9）虽血氧饱和度（SaO_2）达 95%，但有点头样潮式呼吸等呼吸困难者。

（10）应用呼吸机进行呼吸道药物和气溶胶治疗。

（三）禁忌证

（1）大咯血呼吸道阻塞窒息。

（2）肺大泡可发生气胸或纵隔气肿。

(四)呼吸机的类型

常用的为定压型和定容型。

1.定压型

呼吸机产生的气流进入呼吸道使肺泡扩张,当肺泡内气体达到一定压力时气流即终止,随肺泡和胸廓弹性回缩力将肺泡气排出,当气道内压力降到预定呼吸机参数时再次通气。

2.定容型

呼吸机将预定量的气体以压力驱入呼吸道,又依赖胸廓弹性回缩将肺泡内气体排出体外。

3.定时型

按预设呼吸时间送气。

4.高频通气型

有高频喷射(100~200次/min)、振荡(200~900次/min)、正压(60~100次/min)等,短促喷气,改善缺氧快,有二氧化碳潴留者禁忌,长期应用需谨慎。

(五)呼吸机各参数的调节

1.潮气量

成人8~12mL/kg,儿童5~6mL/kg,每分通气量成人90~120mL/kg,儿童120~150mL/kg。

2.呼吸频率

成人12~15次/min,新生儿40次/min,婴幼儿30次/min,学龄儿童20次/min。

3.吸/呼时间比(I:E)

吸气是由呼吸机正压送气,而呼气需依赖膈及肺胸廓的弹性回缩完成,为避免呼气不全,一般将I:E按1:1.5~1:2调节;对肺充血、水肿、胸膜增厚之类限制性通气障碍的呼衰患者,宜选用较小潮气量、较快频率,I:E为1:(1~1.5)以减少心脏负担;对哮喘之类、阻塞性通气障碍的呼衰患者,宜选用较大潮气量。频率较慢的呼吸I:E为1:(2~3),使气体能够均匀分布,有效通气量增大;心功能不全者宜选较小潮气量、稍快频率,缩短吸气时间,减少正压通气对心脏的影响,对呼吸窘迫者需延长吸气时间,采用吸气末停顿甚至反比通气,使每次呼吸周期中肺泡表面张开较长时间,以改善气体弥散。

4.气道压力

定压型呼吸机靠调节气道压力来获得适当的潮气量,通气时压力最低值以能维持满意的潮气量、同时又不影响循环为原则。一般成人为12~20cmH$_2$O,小儿则掌握在8~20cmH$_2$O,遇到呼吸道阻力高、肺胸顺应性减低的患者,在确保血压的前提下,可将通气压力提到20~30cmH$_2$O甚至更高,才能确保有效通气,此时应避免压力过高引起肺气压伤和影响循环。定量型呼吸机的通气压取决于潮气量、气流速度、呼吸道阻力及肺胸顺应性的综合效果,不能够单独调节,通常只要确保适当的每分通气量,不必经常调节气道压力。如通气压力突然降低,可能有通气导管系统漏气,如突然升高可能是通气导管系统堵塞。

5.吸入氧浓度(FiO$_2$)

长时间吸入高浓度氧会致氧中毒,因高浓度氧使肺泡表面活性物质减少,纤毛活动被抑制,肺泡壁增厚,肺泡毛细血管充血,通透性增加,导致肺组织间质水肿,透明膜形成、肺泡上皮增生,毛细血管内皮肿胀,且氧在细胞内代谢后产生氧自由基,损害细胞膜和线粒体,使胞浆和胞核的代谢灭活。长时间吸入高浓度氧,当氧自由基量增多超过防御能力即产生氧中毒,且当患者发热、高碳酸血症及使用激素、肾上腺素、阿托品之类药物时,组织对氧自由基甚敏感使之毒性增加,因此一般 FiO_2 以不使 PaO_2 超过 100mmHg 为宜,常用 40%～50%(FiO_2 0.4～0.5),不宜超过 60%。

(六)呼吸模式

呼吸模式有机械控制呼吸和辅助呼吸。机械控制呼吸包括间歇正压通气(IPPV)、持续气道正压(CPAP)、呼气末正压通气(PEEP)、间歇正负压呼吸(IPNPB)、叹息样呼吸(SIGH);辅助呼吸包括压力支持通气(PSV)、间歇指令通气(IMV)、同步间歇指令通气(SIMV)、同步间歇指令通气＋压力支持(SIMV＋PSV)。

1.压力控制通气

压力控制通气(pressure control ventilation,PCV)的特点是以压力作为控制参数,预置时间作为吸气末信号,流速按实际情况而定,先快后慢,压力很快达到预置水平并维持在整个吸气期,压力波形的上升支较陡而平台时间较长,吸气峰压较低,气体分布均匀。其优点是通气/血流比值适当,氧合与通气好,患者感觉舒适。PCV 的缺点是必须预置压力,而且当患者肺部顺应性及气道阻力发生变化时容量不能保证,因此有通气不足、通气过度的可能。

2.间歇正压通气

间歇正压通气(intermittent positive pressure ventilation,IPPV)的通气特点是吸气期由呼吸机产生正压,将气体送入肺内,气道压升高,呼气时肺内气体靠肺弹性回缩排出气体,气道压恢复至零。IPPV 的优点是可改善患者的通气和氧合,适用于呼吸停止、通气不足和呼吸功能不全者。用于容量负荷过大心力衰竭患者的呼吸支持时,可减少静脉回心血量。IPPV 的缺点是可使肺循环阻力增加,右心负荷增加,正压过高可致血压下降。它对换气障碍引起的急性呼吸衰竭的疗效不理想,而且如果通气压力过高可造成肺压伤。通气频率过快或吸/呼比值过小可造成肺内气体分布不均,气道内峰压增高不利于肺的气体交换。

3.间歇指令通气

间歇指令通气(intermittent mandatory ventilation,IMV)目前用于机械通气患者呼吸机的脱离及婴幼儿的呼吸管理。IMV 的通气特征为在自主呼吸基础上对患者有规律和间歇地触发指令潮气量,如果指令呼吸落在呼吸周期的任何地方称为 IMV;如果指令通气由患者的自主呼吸触发来完成同步吸气,则称同步指令通气(SIMV)。IMV 和 SIMV 均可与 PEEP 及CPAP 合用,IMV 与 SIMV 实际上是自主呼吸与控制呼吸的组合,通过减少指令通气的次数使患者容易从机械通气过渡到自主呼吸。

(1)IMV 的优点:①可缩短脱离呼吸机的时间,在完全脱离呼吸机之前给患者一个过渡时机,患者呼吸肌的肌力逐渐增强,便于逐渐脱离呼吸机;②对意识清楚的患者不会加重其精神负担,对意识消失或不合作的婴幼儿也能安全实施;③与传统的脱离呼吸机的方法(控制呼吸—辅助呼吸—自主呼吸)相比,$PaCO_2$ 的变动小;④胸腔内平均压较一般机械控制呼吸时低,对循环的影响小;⑤不需用肌松剂。

(2)IMV 的缺点:IMV 或 SIMV 的频率需人工调节,有时会发生低通气量或 CO_2 蓄积,因此在实施时必须严密观察。目前较高档的呼吸机设有每分钟指令通气(mandatory minute ventilation,MMV)功能,它由微电脑自动设置最低每分钟通气量,随患者自主呼吸通气量的变化而增减频率,保证预定的每分通气量,避免肺低通气。

4.压力支持通气

压力支持通气(pressure support ventilation,PSV)的特点是根据患者自主呼吸的吸气流速、吸气时间及频率由呼吸机产生预定的正压,自主呼吸的周期、流速及幅度不变,潮气量则由患者自主吸气的强度、预置吸气压力支持(IPS)水平及呼吸回路的阻力来决定,患者可自行调节吸气时间,压力支持从吸气开始直到吸气流速降至峰值的 25% 或 5L/min 才停止,呼吸道阻力回到基线。PSV 的主要优点是可减少呼吸肌的疲劳和呼吸做功量,缺点是 PSV 是一种辅助通气方式,预置压力水平较困难,可能发生通气不足或过度,并对循环功能有一定影响。

5.呼气末正压(PEEP)

(1)PEEP 的概念:吸气由患者自发或呼吸机产生,而呼气终末借助于装在呼气端的限制气流活瓣等装置,使气道压力高于大气压。

(2)PEEP 的主要作用:①呼气末正压的顶托作用使呼气末小气道开放,利于 CO_2 排出。②呼气末肺泡膨胀,减少功能残气量(FRC),利于氧合。

(3)PEEP 的临床主要适应证:①低氧血症,尤其是 ARDS 者,单靠提高 FiO_2 改善氧合作用不大,加用 PEEP 可以提高氧含量。②肺炎、肺水肿加用 PEEP 除增加氧合外,还利于水肿和炎症的消退。③大手术后预防、治疗肺不张。④慢性阻塞性肺疾病(COPD)患者,加用适当的 PEEP 可支撑小气道,防止呼气时在小气道形成"活瓣"作用,利于 CO_2 的排出。

(4)PEEP 的不利影响:主要是 PEEP 使胸腔内压升高,压迫心脏和神经体液反射造成对血流动力学的影响,但还取决于以下因素。①平均气道压:机械通气对心血管的影响与平均气道压的高低成正比。平均气道压除与 PEEP 有关外,还与气道峰压、平台压及吸气时间有关。合理调节这些因素,可以避免平均气道压过高。②肺胸顺应性:若肺的顺应性不好,PEEP 的压力主要消耗在肺上,而对胸腔压力的影响不大。③右心前负荷:适当地抬高下肢和输液,可以代偿 PEEP 对回心血量的影响。④右心后负荷:PEEP 过高、肺过度膨胀、压迫肺血管,可增加肺血管阻力和右心后负荷。若 PEEP<10cmH_2O,对其影响不大。⑤PEEP 使胸膜腔内压、颅内压增高,另外会使门静脉系统血液回流障碍,导致消化道充血。一般情况下 PEEP 成人≥15~20cmH_2O,儿童≥12cmH_2O 可造成不良影响。

(5)最佳 PEEP 的选择:最佳 PEEP 值为对循环无不良影响而达到最大肺顺应性、最小肺内分流、最高氧运输、最低 FiO_2 时的最小 PEEP 值。选择时应从 2.5cmH_2O 开始,逐步增加至有效改善血气状态(FiO_2≤0.5~0.6,PaO_2>60mmHg),而动脉压、心排出量无明显减少、中心静脉压(CVP)稍上升为止。压力-容量曲线的下拐点加上 2~3cmH_2O 可以作为最佳 PEEP,一般在 10cmH_2O 左右,多数患者使用 4~6cmH_2O 即可。

(6)应用 PEEP 的相对禁忌证:①严重循环功能衰竭;②低血容量;③肺气肿;④气胸和支气管胸膜瘘等。

6.持续气道正压(continuous positive airway pressure,CPAP)

(1)定义:患者通过按需活瓣或快速、持续正压气流系统进行自主呼吸,正压气流大于吸气气流,呼气活瓣系统对呼出气流给予一定的阻力[多用对射气流和(或)球囊活瓣],使吸气期和呼气期气道压均高于大气压。呼吸机内装有灵敏的气道压测量和调节系统,随时调整正压气流的流速,维持气道压基本恒定在预调的 CPAP 水平,波动较小。

(2)CPAP 的功能:吸气期由于恒定正压气流大于吸气气流,使潮气量增加,吸气省力,自觉舒服。

呼气期气道内正压起到 PEEP 的作用:防止和逆转小气道闭塞和肺萎缩,从而增加功能残气量,降低分流量,使 PaO_2 增高,同时胸膜腔内压增加。

(3)使用 CPAP 的注意事项:①只能用于呼吸中枢功能正常、有自主呼吸的患者。作为辅助呼吸,可锻炼呼吸肌功能。凡是主要因肺内分流量增加引起的低氧血症都可应用 CPAP,但同时有呼吸道梗阻、通气不足者效果较差,主要用于呼吸睡眠暂停综合征患者。②插管患者可从 $2\sim5cmH_2O$ 开始,根据需要可增加到 $10\sim15cmH_2O$,最高不超过 $25cmH_2O$。未插管的患者可用面罩或鼻塞间断使用 CPAP,一般用 $2\sim10cmH_2O$,最高不超过 $15cmH_2O$,若超过两天呼吸功能仍没恢复者应行气管插管。③未插管的患者使用 CPAP,应防止胃扩张、呕吐、恶心、腮腺炎、泪囊炎等。④CPAP 可和 SIMV、MMV、PSV 等方式合用。

(七)人机拮抗

人机拮抗即患者的自主呼吸和机械呼吸产生的对抗,一旦呼吸机与患者的呼吸发生对抗,不仅减少通气量,增加体力消耗,不利于纠正缺氧和二氧化碳潴留,还会增加心脏负担。

1.人机拮抗的处理

(1)手法过渡:手压控制人工呼吸囊,按照患者的呼吸频率逐步增加通气量,做过度通气来改善缺氧,有意识地降低 $PaCO_2$,使患者的自发呼吸逐步变弱甚至消失后再接上呼吸机。

(2)当其微弱的自主呼吸并不干扰呼吸机工作时,注意调节呼吸机使之合拍。

(3)适当应用镇静剂:地西泮、吗啡等有助于消除自主呼吸及增加患者对气管导管的耐受性。

(4)对那些应用镇静安定药物仍难以使之合拍的患者,可采取肌松药如卡肌宁、箭毒、本可松、万可松等来消除自发呼吸。

2.机械通气对机体的影响

机械通气是呼吸功能不全的有效辅助支持手段,但它有以下缺点。

(1)损伤呼吸道黏膜。

(2)增加呼吸道感染的危险性。

(3)可引起循环抑制。

(4)可引起水钠潴留。

(5)可引起肝等重要器官的血流下降。

(6)可引起压力性肺损伤。

(7)高的呼吸道内压可引起 ARDS 样肺损伤。

(8)需要使用镇静药或肌松药,从而抑制咳嗽反射。

(9)可能吞下大量空气而引起胃扩张。

(10)由于不能讲话,难以表达自己的感受。

(11)可引起应激性溃疡。

(12)需要严密的监测等。

临床应用时应权衡利弊。

3.机械通气的常见并发症

(1)过度通气或通气不足:多因通气量过大所致。过度通气可引起低碳酸血症,若肾不能相应地增加 HCO_3^- 的排出则可形成呼吸性碱中毒,引起或加重患者的心、脑损害。机械通气时应注意调节工作参数并适当增加无效腔量,避免过度通气。通气不足常因呼吸机设置不当或无效腔量过大所致。

(2)低血压:主要由正压通气所致的静脉回流减少和肺血管阻力增加,CO_2 蓄积患者也可因机械通气后 CO_2 迅速排出所致(CO_2 排出综合征)。预防为调节潮气量及气道压。

(3)肺不张:主要原因为通气量过低或潮气量长时间固定。预防为增加潮气量,长时间机械通气时应定时使用深吸气。

(4)呼吸机相关性肺损伤:常见的有肺泡外气体、弥漫性肺损伤、氧中毒、系统性栓塞,正常肺泡可耐受 $7.85\sim13.73kPa$ 的压力,临床上一般很少能达到此压力,但肺气肿或肺大泡患者对气道压的增加很敏感。

(5)呼吸机相关性肺炎:使用呼吸机 48 h 后发生的肺炎,排除其他肺炎的潜伏期。

(6)呼吸道梗阻(由分泌物、气管导管折曲等所致)、气管-食管瘘、气管黏膜坏死。

(7)精神障碍、兴奋、自杀、痉挛、肌萎缩。

(8)出血倾向、营养不良、贫血、水肿、肝肾功能障碍及水、电解质与酸碱平衡失调。

(八)使用呼吸机的注意事项

(1)机械呼吸对血流动力学的影响:当使用 CPAP、PEEP 时会使胸膜腔内压升高,回心血量下降,应注意监测血压。

(2)PEEP 宜逐渐上升与下降,尤其湿化吸痰发生压力骤降时,需通过带瓣的三通管,不使呼吸机停止工作,避免发生心血管意外。

(3)根据各项生理指标探索最佳的 PEEP 值。

(4)严密监测 PaO_2、SaO_2、$PaCO_2$ 的变化,根据血气分析及时调整各种呼吸参数。

(5)使用带气囊金属套管时,注意气囊偏心和移位滑脱造成的管口堵塞。

(6)为防止气囊压迫气管壁造成缺血坏死,可采用低压套管或定期气囊放气方法。

(7)气道压力骤降常提示呼吸机管道连接处脱落、气囊破裂、管道泄漏或气泵故障等,压力过高常见于痰液阻塞或管道扭曲。

(8)使用机械呼吸仍有严重缺氧者应寻找原因,如痰栓、套管口紧贴气管壁、呼吸对抗等。

(九)呼吸机的撤离

1.撤离指标

脱机拔管的指标应当能够正确评价患者的呼吸能力,以提示临床医师及时脱机、拔管,有助于减少机械通气的并发症。传统指标:自主呼吸频率<30 次/min,肺活量>2 倍潮气量,最大吸气压力(MIP)>20cmH$_2$O,每分钟通气量(MV)<10L/min,氧合指数>300mmHg。传统指标的正确率只有 52%,对临床帮助不大,且易造成撤机拔管的盲目性和危险性。目前有大量理论指标用于评价指导脱机拔管,指标主要分为以下几类。

(1)反映中枢驱动情况的指标:口腔闭合压($P_{0.1}$)正常为 $2\sim4cmH_2O$,$>6cmH_2O$ 提示脱机困难。

(2)反映呼吸肌功能的指标:①力量指标正常 $MIP>20cmH_2O$,$<20cmH_2O$ 则说明呼吸肌贮备力下降。②耐力指标:应压力时间指数(PTI)、Ti(吸气时间)/Ttot(呼吸周期)、膈 P(膈肌产生的压力)/P_{max}(膈肌产生的最大压力)三者综合考虑,当 Ti/Ttot＝40％时,膈$P/P_{max}>40$％或 PTI>0.15提示患者无力克服呼吸负荷,不能撤机。吸气力商(IEQ)也可代表耐力指标,正常为 0.75。③反映呼吸负荷的指标:呼吸功正常为 $0.3\sim0.6J/L$,生理呼吸功$>0.75J/L$则提示撤机困难。④综合指标:浅快呼吸指数(f/V_T)<105,$f/FiO_2<100$,肺顺应性、呼吸频率、氧合压力综合指数(ROP)>0.81。

2.撤机方法

(1)T管试验是辅助呼吸模式出现之前主要的脱机方式,即辅助/控制通气与带 T 管的自主呼吸交替进行,逐渐延长带 T 管自主呼吸的时间直至完全脱机。

(2)SIMV＋PSV:通过减少指令通气频率来减少呼吸机做功,同时使患者做功逐渐增加,直至撤机拔管。

(3)PSV:是一种逐渐减少呼吸机支持水平,使患者做功逐渐增加以达到撤机的辅助通气模式。当 PSV 压力降至刚好克服呼吸机管道及气管插管阻力时,即可脱机。

(4)CPAP:CPAP 通过增加功能残气量改善氧合,同时吸气相减少患者呼吸做功,但呼气相增加患者呼气阻力。主要用于功能残气量下降引起低氧血症但呼吸肌功能和负荷正常的患者,同时要求 CPAP 的气流量足够大。

(5)序贯性机械通气:指患者没有达到脱机标准但咳嗽、吞咽能力强,就予以拔除插管,改用无创通气(如 BIPAP)的一种撤机方式。慢性阻塞性肺气肿(COPD)患者在机械通气过程中,感染控制窗期(COPD 患者感染控制至呼吸机相关性肺炎前)为改用无创通气的合适时间。

(6)其他:另外如双水平正压通气(bi-level positive airway pressure,BIPAP)、MMV、成比例压力支持(proportional pressure support,PPS)、适应性支持通气(adaptive support ventilation,ASV)、容量支持通气(volume support ventilation,VSV)、MRV 等新型通气模式都可以用于撤机,但需要进一步的临床应用加以证明。

(十)拔管指征

当患者能脱离呼吸支持时即可考虑拔管,拔管指征如下。

(1)咳嗽、吞咽反射活跃。

(2)自主呼吸良好,即呼吸空气或少量氧气的情况下呼吸规则有力,呼吸频率、通气量及血气等指标恢复正常。

(3)循环稳定。

(十一)拔管方法

(1)拔管前 4 h 内不进食,并抽出胃内容物。

(2)拔管前 30 min 静脉给予地塞米松 0.5mg/kg。

(3)准备好吸引器、吸引管、面罩、简易呼吸器、开口器、喉镜等器具物品。

(4)拔管前先将存留在口、鼻、咽喉及气管内的分泌物吸引干净。放掉套囊中的气体,再次吸引气管。

(5)拔管前吸入50%～100%的氧气1～2 min,拔出导管前让患者深呼吸几次。

(6)将吸引管插入导管并越出内端口,一边作气管内吸引,一边随同气管导管一起慢慢拔出(5秒左右),以便将存留在气管与导管外壁缝隙中的分泌物一并吸出。

(7)拔除导管后继续吸引口、咽部的分泌物,并将头偏向一侧,以防止呕吐误吸。

(8)密切观察呼吸道是否通畅,托起下颌,面罩给氧,必要时可放入口咽通气管或鼻咽通气管。

(9)气管切开患者导管拔除前1～2 d应放出套囊内的气体,间断堵塞导管外口,观察经上呼吸道的自主呼吸情况良好。拔管后可从造口处插入吸引管,抽吸气管内分泌物。气道通畅者可用纱布堵塞造口,间断换药,使其自行愈合。

(10)拔管后若发生喉痉挛或呼吸不好,应面罩紧闭加压吸氧,必要时再度插管。严重喉痉挛者可给予镇静剂或肌松药后再次插管。

(11)听诊双肺呼吸音,了解通气情况。保证上呼吸道通畅,若有舌后坠,应托起下颌或放置口咽通气管。

(12)拔管后根据情况禁食8～12 h,如有喉水肿等并发症,应鼻饲喂养,至症状消失。摄入不足可由静脉补充部分液体及热卡。

(13)拔管后3 d内定时超声雾化、翻身、拍背、吸痰、变换体位。吸痰管不宜插入过深,以免加重局部水肿及引起喉痉挛。

(14)避免应用有呼吸抑制作用的镇静药或减少其用量。

(15)拔管后24 h内适当控制液体入量。

(16)拔管后加强监护,1～2 h后复查血气。

拔管也可能产生危险。拔管前应充分吸尽口咽腔和气管内的分泌物,然后将套囊放气,并以纯氧经气管导管通气,拔管时将吸引管插入导管,边吸引边轻柔地与导管一起退出,并吸净口腔残存的分泌物。不应长期持续进行气管内吸引,以免使肺内气体过多地排出而导致肺泡萎陷和低氧血症。拔管后继续以面罩给氧,密切监测呼吸和循环功能状态。拔管前应准备好插管设备和急救药品,以便出现险情时急救之用。

第四节　血管穿刺技术

血管穿刺技术是有创性操作,其中外周或中心静脉内的插管是直接进入静脉循环的一种方法。在心肺复苏和休克等病理过程中,及早地建立静脉通道可即刻投用必要的药物并确保其吸收与分布,同时还可监测动静脉压以了解病情。

一、股静脉穿刺术

(一)适应证

(1)急救时需大量快速补液或输血的患者。

(2)需长期输液,尤其是输入高浓度或刺激性药物,如静脉内高营养治疗。

(3)各种原因导致周围静脉穿刺困难,而又急需大量补液者。

(4)外周静脉穿刺困难,无法采集血标本者。

(二)禁忌证

(1)穿刺部位皮肤或静脉有炎症或血栓形成者。

(2)有出血倾向者尽量不用。

(3)有股癣者。

(三)术前准备

注射器、无菌手套、消毒盘、采集血标本试管等。若行插管术,应备大静脉切开包、深静脉置管一套、局麻药如2%利多卡因溶液等。

(四)操作方法

(1)患者仰卧,下肢伸直稍外旋、外展。

(2)局部用碘酒、酒精消毒。

(3)术者戴无菌手套或用碘酒、酒精消毒左手示、中指,站于穿刺侧。于腹股沟韧带中点下2～3cm股动脉搏动最明显处内侧,分开左手示、中指固定其上下端。

(4)右手持注射器,从股动脉内缘垂直或与皮肤呈30°～45°刺入股静脉,抽得暗红色静脉血后,用左手固定针头,右手抽血或给药;若进行深静脉置管,则右手持穿刺针,穿刺进入股静脉后,沿穿刺针末端针孔放入指引钢丝,退出穿刺针,沿指引钢丝用扩张器扩皮,再沿指引钢丝放入深静脉置管,拔出指引钢丝,固定导管,连接静脉输液装置。

(5)拔针后,用无菌纱布按压穿刺点3 min,嘱患者屈曲大腿,观察至局部无出血时止。

(五)护理要点

(1)严守无菌操作规程。

(2)穿刺时不宜过浅或过深,若过深应逐渐退针,并一边抽吸,一边退针,若抽得暗红色血液即固定好针头。

(3)若抽出血液呈鲜红色和(或)针头、注射器有搏动感,示已穿入股动脉,应拔出针头,另行穿刺,并做好局部按压,以免出血。

二、颈内静脉穿刺术

(一)适应证

(1)置入中心静脉导管或气囊漂浮导管行血流动力学监测。

(2)经导管安置心脏临时起搏器。

(3)需大量快速补液或输血的患者,利用中心静脉压监测调节液体入量及速度。

(4)需长期输液,尤其是输入高浓度或刺激性药物,如静脉内高营养治疗。

(5)各种原因导致周围静脉穿刺困难,而又急需大量补液者。

(二)禁忌证

(1)穿刺部位皮肤或静脉有炎症或血栓形成者。

(2)有出血倾向者慎用。

(3)严重高血压(收缩压＞180mmHg)、呼吸衰竭、严重胸部创伤慎用。

（三）术前准备

同股静脉穿刺术。

（四）操作方法

（1）患者仰卧，头低 20°～30°后仰卧，肩下垫小枕 1 个，并嘱放松肌肉。

（2）作右侧穿刺时，嘱患者将头偏向左侧。反之，作左侧穿刺时，将头偏向右侧。

（3）常规消毒颈部皮肤。术者戴手套。若行插管术，铺上洞巾或无菌巾，局麻后在胸锁乳突肌胸骨头、锁骨头与锁骨构成的胸锁乳突肌三角的顶端处（距锁骨上缘 2～3 横指）进针，穿刺针与皮肤呈 30°～40°与中线平行指向同侧乳头（图 2-13）。一边进针一边回抽，当抽到回血后固定好针头，采集血标本。若行置管术，则右手持穿刺针，穿刺进入股静脉后，沿穿刺针末端针孔放入指引钢丝，退出穿刺针，沿指引钢丝用扩张器扩皮，再沿指引钢丝放入深静脉置管，拔出指引钢丝，固定插管，连接静脉输液装置。若要准备置入气囊漂浮导管（Swan-Ganz 导管）者，则经指引钢丝放至预计深度。拔出指引钢丝将连接测压装置，慢慢推进导管，并在相应部位做气囊充气或放气，监测各部位压力，最后使导管端留置于楔压部位的合适位置。固定导管并记录导管留于体内的长度。无菌敷料包扎。

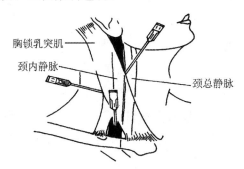

胸锁乳突肌
颈内静脉
颈总静脉

图 2-13　颈内静脉穿刺示意图

（五）护理要点

（1）准确选取穿刺点及掌握进针方向、角度，一般穿刺针刺入皮肤至见回血，成人在 4cm 以内，极少达 5～7cm 者。如达一定深度未见回血，应边回吸边退针，至皮下调整方向再做穿刺。禁止稍退针反复深刺或反复以粗针试穿，以防颈内静脉撕裂及气胸等意外。如穿刺困难，应及时改经其他进路，或改经锁骨上穿刺锁骨下静脉。

（2）注意不要误伤颈总动脉。万一误刺，应立即拔针，局部压迫止血。

（3）一般不做左颈内静脉穿刺，因其紧贴胸膜顶，易致气胸及损伤胸导管。如需做时，应取后路进针，并须谨慎操作。

（4）用外套管穿刺针时，皮肤刺口要足够大，使外套管通过皮肤及皮下组织时无明显阻力，以防外套管口裂开或卷曲而导致穿刺失败。

（5）置入导管时注意防止空气栓塞。

（6）颈内静脉穿刺术发生并发症者不多，但仍须注意观察，可有血胸、气胸、空气栓塞、感染、皮下气肿，以及 Horner 征、胸导管损伤、臂丛神经损伤、膈神经损伤、气管穿孔及动静脉瘘等，如发现相应症状应及时处理。

三、锁骨下静脉穿刺术

(一)适应证

(1)需长期静脉输液者,尤其是输入高浓度或刺激性药物,如静脉内高营养治疗。

(2)各种原因导致周围静脉穿刺困难,而又急需大量补液者。

(3)行中心静脉压测定、肺动脉插管或心血管造影者。

(4)安置临时或永久心内起搏器。

(二)禁忌证

(1)穿刺局部有感染者。

(2)有明显肺气肿、胸廓畸形、凝血功能障碍、锁骨与肩胛带区外伤、严重高血压、上腔静脉栓塞患者。

(三)术前准备

同股静脉穿刺术。

(四)操作方法

(1)患者去枕仰卧,背部垫一软枕,头转向对侧。若遇心力衰竭或肺水肿者,可采取半坐卧位穿刺。

(2)局部常规消毒,术者戴手套、铺巾,若经锁骨上穿刺,则穿刺点在胸锁乳突肌外缘与锁骨交角之平分线上,距顶角 0.5~1cm 处;若经锁骨下穿刺,可从锁骨下缘的外、中 1/3 交界处或锁骨中点外侧处进针,均可先用甲紫标记出穿刺点,然后局麻后进针。经锁骨上法进针方向是向下、向内、向前进针 2~3cm;经锁骨下法进针,针尖应指向头部方向,与胸骨纵轴呈 45°,与胸壁平面呈 150°,一般进针 3~5cm,一边进针,一边回吸,当进针阻力突然减少,并抽到回血,则证明穿刺成功。

(3)穿刺进入锁骨下静脉后,沿穿刺针末端针孔放入指引钢丝,退出穿刺针,沿指引钢丝用扩张器扩皮,再沿指引钢丝放入深静脉置管(预先应吸入 0.1%肝素生理盐水),拔出指引钢丝,固定导管,其末端接上输液装置。

(4)安置心脏起搏器者,可将起搏电极(导管)从穿刺管插入直至右心室心尖下固定。

(五)护理要点

(1)穿刺定点要准确,进针方向、角度要正确,以防止气胸等并发症发生,穿刺困难时忌反复试穿,应及时改用其他进路或改行颈内静脉穿刺。

(2)做静脉置导管者应尽量取头低位,穿刺成功后,宜让患者深吸气后屏气,此时迅速取下注射器和插入导管,导管内必须充满液体,以防空气栓塞。头低位有困难者,操作须特别小心。以采用外套管穿刺针较为安全。导管插入穿刺针后不得回抽,以防被针尖切断造成危险。

(3)术后须仔细观察患者有无血肿或气胸等并发症表现。如发现呼吸急促、穿刺侧呼吸音减低等,须立即胸透或拍片除外气胸。

(4)锁骨下静脉穿刺插管的并发症,除上述气胸、空气栓塞、血肿外,尚可有心包填塞、感染、静脉血栓形成与栓塞、血胸、穿刺口渗液、误入锁骨下动脉、臂丛神经损伤等,应予注意,并及时作相应处理。

四、中心静脉导管置入术

中心静脉导管(peripheraly inserted central-venous catheter, PICC)是指外周静脉插管用的导管,一般采用医用高等级硅胶材料,导管非常柔软,不管是穿刺过程中还是长期留置时,都不会损伤血管内膜,可降低静脉炎或血栓形成的可能,更不会造成血管壁的穿透。

(一)适应证

(1)5 d 以上的中、长期静脉治疗,最长可留置 1 年。

(2)输注刺激性药物,如化疗。

(3)输注高渗性或黏稠性液体,如肠外营养、脂肪乳、蛋白等。

(4)需反复输血或血制品,以及反复采血。

(二)禁忌证

(1)缺乏外周静脉通道。

(2)上腔静脉压迫综合征。

(3)预插管途径有感染源。

(4)既往史:预插管途径有放射治疗史、静脉血栓史、外伤史、血管外科手术史、乳腺癌根治术后患侧。

(5)有严重的出血性疾病。

(6)患者确诊或疑似导管的材料有过敏反应。

(三)术前准备

75%酒精、2%碘酒、大静脉切开包 1 个、10mL 无菌注射器2 支、无菌手套 2 副、250mL 生理盐水 1 瓶、肝素 1 支、透明敷料贴膜1 张、一次性输液接头 1 个、无菌小方纱1 包、绷带 1 卷、止血带及垫巾各1、皮尺 1 副。

(四)操作方法

1.选择穿刺点

首选贵要静脉。体外测量定位:患者平卧,上臂外展与躯干呈 90°。从预穿刺点沿静脉走向到右胸锁关节再向下至第三肋间(注意腋静脉长度),记录所测长度。戴无菌手套,打开大静脉切开包,建立无菌区,并将注射器、PICC 导管、一次性输液接头无菌小方纱准备于无菌区内。打开生理盐水,倒取 100mL 于 PICC 导管内置包装盘内,用剩余无菌盐水冲洗手套上滑石粉,并以无菌纱布擦干。抽取 10mL 生理盐水备用,然后将 2mL 肝素与内置包装盘内生理盐水混合,预冲导管、连接器及穿刺针,检查各部件是否完好。

2.穿刺点的消毒

以穿刺点为中心消毒,用 2%碘酒消毒 1 遍,75%酒精脱碘2 遍。消毒范围为上下直径20cm,两侧至臂缘。铺巾:暴露穿刺点,并根据需要铺治疗巾并保证无菌区足够大。扎止血带:让助手在消毒区外扎止血带,使静脉膨胀。

3.静脉穿刺

穿刺者一手固定皮肤,另一手以 15°~30°进针行静脉穿刺,见回血,减小穿刺角度,推进1~2mm,保持钢针针芯位置,单独向前推进外插鞘管,避免由于推进钢针造成血管壁损伤。撤出穿刺钢针针芯:松止血带,一手拇指固定插管鞘,示指或中指按压插管鞘末端处静脉,防止出血,另一手撤出针芯。自插管处置入 PICC,固定好插管鞘,将导管自插管鞘内缓慢、匀速地推进。至腋静脉时,嘱患者向静脉穿刺侧转头并低头以防导管误入颈静脉。插管至预定长度后撤出插管鞘,并将导管与导丝的金属柄分离,缓慢将导丝撤出。

4.修剪固定

(1)修剪导管长度:保留体外 5cm 导管以便于安装连接器,然后以无菌剪刀剪断导管,注意不要剪出斜面或毛碴。

(2)安装连接器:先将减压套筒套到导管上,再将导管连接到连接器翼形部分的金属柄上,注意一定要推进到底,导管不能起褶,将翼形部分的倒钩和减压套筒上沟槽对齐,锁定两部分。

(3)抽回血和冲管:用注射器抽吸回血,然后用生理盐水 20mL 脉冲式冲管、正压封管,并注意询问患者有无不适症状,以确定导管的位置是否正确。

(4)安装固定翼:清理干净穿刺点周围血迹,将导管出皮肤处逆血管方向盘一流畅的"S"弯,取出白色固定翼,捏住白色固定翼的两个翼型部分使其自然张开,将白色固定翼加在距穿刺点 1cm 的导管上,并用无菌胶布加以固定。

(5)导管固定:针眼处以小方纱覆盖并以透明敷料加压粘贴,然后以小方纱包裹透明敷料外的连接器部分及一次性输液接头,用胶布固定牢靠。最后以绷带在穿刺部位加压包扎,并向患者交代注意事项,收拾用物离开。

(五)常见问题及处理

1.渗血、血肿

(1)原因:选择血管不当、穿刺部位活动过度、服用阿司匹林或有出血倾向的患者。

(2)处理:要避免活动过度,加压止血,更换敷料,停服阿司匹林。

2.心律失常

(1)原因:与导管尖端刺激上腔静脉神经丛及患者的体位有关。

(2)处理:准确测量静脉的长度,避免导管过长,退出导管少许。

3.刺激神经

(1)原因:穿刺过深而刺激神经所致。

(2)处理:避免穿刺过深而刺激神经。

4.空气栓塞

(1)原因:拔去导丝后未及时盖上肝素帽或正压接头。

(2)处理:拔去导丝后注意抽回血,及时盖上肝素帽或正压接头。

5.导管异位

(1)原因:在头静脉穿刺、患者的体位不当或血管异位。

(2)处理:避免在头静脉穿刺;摆好患者的体位再穿刺;如果导管异位入颈内静脉,可用 5~10mL 生理盐水冲管,若导管进入无名静脉,应拔管。

6.送导管困难

(1)原因:若选择头静脉穿刺,当导管进入上腔静脉时,易出现导管异位或送管困难;选择的血管细小,血管的静脉瓣多。

(2)处理:选择粗直、静脉瓣少的血管进行穿刺;尽量不在头静脉进行穿刺;在腋窝处扎止血带后送管;一边输液一边送管。

五、股动脉穿刺术

（一）适应证

（1）用于抢救危重患者、休克、心搏骤停者,经股动脉注入高渗葡萄糖溶液、输血或急救药物。

（2）动脉血气分析,采集动脉血标本。

（3）危重患者静脉采血困难者。

（二）禁忌证

同股静脉穿刺。

（三）术前准备

无菌注射器、针头、无菌手套、敷料、消毒盘、治疗盘,有关急救药品。

（四）操作方法

大致同股静脉穿刺术,不同点如下。

（1）穿刺点为股动脉搏动处。刺入后针尖有搏动感,且可见鲜红色血液迅速喷射入注射器内。

（2）穿刺成功后,一手固定针头,另一手快速推注药液。如为采血,按需抽取血液。

（3）迅速拔针,并局部压迫止血 5～10 min。

（五）护理要点

（1）严格按无菌操作。

（2）避免针头在管腔内移动,以免损伤血管壁导致血栓形成。

（3）禁忌注射强烈血管收缩剂,如去甲肾上腺素等。

第五节　监护技术

危重病的监测目的是对生命危急但有可能挽救的重症患者,在初步急救处理后,对其进行集中、全身的加强治疗和护理,从而挽救其生命,提高救治水平。监测内容主要包括体温监测、心血管功能监测、呼吸功能监测、肾功能监测、神经系统监测、血液系统监测、肝功能监测、胃肠系统监测、细菌学监测等。作为急诊专科护士,应能够应用先进的监测技术和治疗手段,对病情进行动态、定量的监测,捕捉瞬间变化,并能应用先进的理论和技术对危重病进行有效的护理。本节将重点介绍一些较常用的危重病监测技术。

一、中心静脉压测定法

（一）目的

（1）监测中心静脉压的高低。

（2）区别低血容量性循环障碍还是非低血容量性循环障碍。

（3）鉴别少尿或无尿的原因是血容量不足还是肾衰竭所致。

（4）需要大量输液的患者,作为指导输液量和速度的参考指标。

(二)适应证

(1)循环功能不稳定患者。

(2)各种急、危、重症患者。

(三)禁忌证

(1)穿刺部位皮肤或静脉有炎症或血栓形成者。

(2)有出血倾向者尽量不用。

(四)术前准备

(1)无菌医用塑料导管(内径以 2mm 为宜)。

(2)中心静脉压测定装置。

(3)静脉切开包、夹子、止血钳、输液装置。

(4)消毒盘、无菌手套、胶布、2%利多卡因溶液等。

(五)操作方法

(1)患者仰卧,按静脉切开步骤取肘前正中静脉或高位大隐静脉,将医用塑料导管插至上或下腔静脉处,一般均需插入 35～45cm。

(2)测压装置可用普通输液胶管,在其下端接一个三通管(或 Y 管),一端接静脉导管,一端接带有刻度的测压玻璃管,后者固定在输液架上,保持测压管的"0"点与患者右心房同一水平。

(3)测压时,先将输液管与测压管相通,待液体充满测压管后,用夹子夹紧输液胶管;再使静脉导管与测压管相通,可见测压管内液面下降,至液面稳定时,所指刻度数据即为中心静脉压,正常值为 0.588～0.981kPa(6～10cmH$_2$O)。

(4)测毕,用夹子夹紧连接测压管的胶管,使它与静脉导管不再相通,松开输液管上的夹子,使它与静脉导管相通。这样可继续输液并反复多次测压。

(六)护理要点

(1)插入静脉导管不能使用暴力及插得太深,以免插入右心室,使压力呈显著波动性升高,如导管进入右心室,可后退少许。

(2)静脉导管、输液管和测压管必须保持畅通,测压才能正确,若不通畅,可变更导管位置,用输液瓶中液体冲洗、或用肝素冲洗管道。

(3)使用血管活性药物(血管收缩剂或扩张剂),正压辅助呼吸,均可影响测得值,故测定前应暂停使用。

(4)测压管一般留置不超过 5～7 d。

(5)腹内压增高可导致由大隐静脉插管测定的中心静脉压升高,有肺部疾患,中心静脉压也多偏高,在评价时应予注意。

二、有创动脉压测定法

(一)目的

(1)及时、准确地反映患者动脉血压的动态变化,协助病情分析。

(2)间接用于判断血容量、心肌收缩力、周围血管阻力以及心脏压塞等情况。

(3)应用于心脏病患者手术后以及其他重症患者,及时反映病情的发展状态,指导血管活性药物的使用与调节。

(二)适应证

(1)循环功能不稳定患者。

(2)各种急、危、重症患者。

(3)需反复采集动脉血标本患者,避免频繁动脉穿刺带来的疼痛、损伤、感染等。

(三)禁忌证

(1)穿刺部位皮肤或静脉有炎症或血栓形成者。

(2)有出血倾向者尽量不用。

(四)术前准备

肝素、袋装生理盐水、套管针、10mL注射器2支、动脉测压套组件、常规无菌消毒盘、有关急救药品。

(五)操作方法

(1)抽取1/10～1/5浓度的肝素1mL(即1支12500U的肝素溶入5～10mL生理盐水),注入500mL袋装生理盐水中摇匀,然后与动脉测压套组相连。将袋装生理盐水置入压力袋内,压力袋充气加压至300mmHg左右,排净冲洗器及管道内的空气,检查管道有无气体。

(2)向患者解释操作目的和意义,取得患者合作。

(3)进行Alen实验,判断尺动脉是否有足够的血液供应。Alen实验方法:患者上肢抬高至心脏以上水平,压迫其手腕部尺、桡动脉以阻断血流,让其做松握拳数次,此时手掌发白,护士将压尺动脉的手松开,患者手掌颜色恢复,根据手掌颜色恢复快慢,判断尺动脉血供情况。Alen实验判断分3级:6秒内恢复为1级,正常;7～14秒为2级,属可疑;大于15秒恢复为异常,为3级。2级患者置管应谨慎,3级患者严禁置管测压。

(4)协助患者取平卧位,将穿刺前臂伸直固定,腕部垫一小枕,手背屈60°。

(5)摸清患者桡动脉搏动,常规消毒皮肤。术者戴无菌手套,铺无菌巾,在腕横纹近心端1cm处用粗针头在桡动脉搏动处穿刺皮肤作一引针孔。

(6)用带注射器的套管针从引针孔进针,套管针与皮肤呈30°～40°,与动脉走行相平行进针,针头穿过动脉前壁时有突破坚韧组织的落空感,并有血液呈搏动性涌出,证明穿刺成功,将针放低与皮肤呈10°,将针再向前推进2mm,使外套管的圆锥口全部进入血管腔,用手固定针芯,将外套管迅速推至所需深度后拔出针芯,接带有10cm延长管的三通。

(7)妥善固定,必要时用小夹板。

(8)将传感器位置固定于与心脏水平的位置,调定零点,使传感器与大气相通,按零点校正键,当屏幕上压力线及显示值为零时,使传感器与动脉测压管相通进行持续测压。

(六)护理要点

1.直接和间接测动脉压容易发生的误差

(1)5～20mmHg差异:直接测得的动脉压比间接法略高,相差5～20mmHg是必然的,因为动脉压的脉冲波传向外周,其波形发生明显的变化。压力波到达越迟,上升支变得越陡,收缩压愈高,而舒张压就愈低,然而平均动脉压并无变化。若间接法测得的压力大于直接法,这种现象多由于仪器发生故障或操作误差。

(2)20～30mmHg差异:在有严重血管收缩,如休克和低温的患者,听诊法可使压力读数偏低。造成差异的另一可能原因为袖带测压是反映每搏的血压改变,而记录在电子监测仪上的数字则代表每 3～7 秒内压力的最高值。在患有闭塞性周围血管疾病者,从外周动脉,如桡动脉或足背动脉记录的压力可明显低于用袖带在近心动脉所测得的压力。

(3)大于 30mmHg 的差异:如差异大于 30mmHg,最常见的原因是因导管系统共振引起收缩压过度上升。这种现象较常出现于心率快、压力的升高率迅速以及导管的固有频率是低的。可以预料,所用的连接管越长和越富有弹性,导管的固有频率就越低,测量误差也将越大。因此,选用尽可能短而质硬的连接管能减少这种误差。

2.并发症

(1)血栓形成:导管留置时间越长,血栓形成的发生率愈高。间断冲洗导管会增高血栓形成的发生率,故应采用持续冲洗装置以保证导管通畅和防止血栓形成,减少栓塞的发病率。

(2)栓塞:栓子可来自围绕在导管尖端的小血块、气泡或混入测压系统内的颗粒状物质。手法间断冲洗导管者,栓子较为多见。

(3)出血:若动脉与换能器之间的连接松脱,如不及时发现可导致快速失血。应用抗凝剂或疾病所致的出血性体质均增加穿刺部位的出血发生率。如导管的穿刺针比导管粗,则可发生导管周围出血或拔出导管后出血。拔出导管后发生血肿是常见的,去除导管后,1～2 d 后就可消失,但也可持续 7～10 d。局部压迫 10 min 可减少血肿的发生率,使血肿缩小。

(4)感染:多数感染见于留置导管 72 h 以上时。切开插管较经皮穿刺插管感染的发生率为高。

(5)血管迷走神经反应:动脉穿刺时可发生低血压及心动过缓,阿托品能迅速使其逆转。

3.护理措施

(1)保持测压管道的通畅:①妥善固定套管针、延长管,防止管道扭曲及打折。②使冲洗压力始终保持在 150～300mmHg 左右。③管道内有回血时及时进行快速冲洗,但一次冲洗量不超过 3mL。④肝素盐水 24 h 更换 1 次。⑤保证测压管路内三通开关位置正确。

(2)测压管道的各个接头要衔接紧密,防止测压管道脱落或漏液。

(3)患者平卧时零点位置与患者腋中线第四肋间在同一水平。体位改变时,应及时调整零点。

(4)患者肢体位置固定要适当,以使波形处于最佳状态。

(5)严格遵循无菌操作原则,动脉穿刺部位应每天消毒,更换敷料。

(6)防止气栓发生。在抽血后及时快速冲洗时严防气泡进入动脉。

(7)局部包扎不宜过紧,以免影响血液循环。

(8)压力传感器灵敏度高,易损坏。使用时应轻拿轻放,避免碰撞。

三、Swan-Ganz 导管与血流动力学监测

(一)目的

(1)应用 Swan-Ganz 导管进行血流动力学监测,了解心排血量,评价左室功能。

(2)抽取混合静脉血进行分析。

(二)适应证

(1)急性心肌梗死、心源性休克、急性左心衰、室间隔穿孔、心包填塞、肺栓塞等重症患者。

（2）心脏术后低心排患者的诊断与监护。

（3）休克、严重创伤、嗜铬细胞瘤、对升压药依赖者。

（4）其他各科危重患者需了解其血流动力学变化者。

（三）主要原理

气囊漂浮导管是由不透 X 线的聚氯乙烯制成，管腔分成四部分，其中一腔通导管顶端，用来测量肺动脉压力及肺毛细血管楔压（气囊充气嵌入时）。另一腔在管侧开口，距管端 30cm，当导管顶端孔位于肺动脉时，此口多在右心房内，故可同时记录肺动脉及右心房压力，并可从此孔注入冰水以测量心排血量。第三腔与管的乳胶小气囊相通，可充气 1.5mL 左右，借此气囊漂浮于血液中，使导管前端随血流进入肺动脉。第四腔是实心部分，与距导管顶端 4cm 的侧孔内所嵌入的微小热敏电阻相连，用来测定肺动脉血温。热敏电阻导管自管尾引出连接于心排血量计算机，自近端孔注射 4℃ 以下生理盐水或 5% 葡萄糖液进入右心房，液体随血流进入肺动脉，使肺动脉内血液发生温度变化，即可在心排血量计算机屏幕上显示出读数。

（四）术前准备

静脉穿刺包、手套、无菌治疗巾、Swan-Ganz 导管、心电监护仪、常规无菌治疗盘、肝素、生理盐水。

（五）操作方法

（1）患者取仰卧位，连接好心电监护系统，并记录血压、心率及呼吸。

（2）选择穿刺部位，通常选择右侧颈内静脉，因此处从皮肤到右心房的距离最短，导管可直达右心房。

（3）常规消毒皮肤，术者戴无菌手套，铺无菌巾。

（4）检查漂浮导管各腔是否通畅，气囊有无漏气，并用肝素稀释液持续冲管（配制方法同有创动脉压监测）。

（5）行静脉穿刺后，将导管顺血流方向缓缓送入约 40cm 时，接压力监测系统，将气囊充气，在压力波形的指引下，导管经上腔静脉－右心房－右心室－肺动脉直到测出肺毛细血管楔压为止，放出气囊内气体，将导管包扎固定。

（6）监测方法。①测量肺动脉压及中心静脉压：将测压系统连接于所需测压的管腔上，打开压力传感器的三通开关通大气，校正零点后测压。②测肺毛细血管楔压：先将气囊充气再按上述步骤测压。③测心排量：将监护仪或持续心排量测定仪测定心排量的导线正确连接于漂浮导管上，按要求输入患者各项指标（包括身高、体重、平均动脉压、平均肺动脉压），连续注射 3 次 10mL 冰盐水，测定心输出量，取平均值。

（7）经漂浮导管抽取混合静脉血测血气：同动脉血气采集方法。

（六）护理要点

1.测压要点

（1）导管从腔静脉到肺动脉应在监视器上顺序显示右房、右室、肺动脉和肺动脉楔压不同特征的波形和压力。如果由心房的波形和压力直接转入"楔入"的波形和压力，应高度怀疑导管误入颈静脉或下腔静脉分支，并需由 X 线片证实。据分析，发生这种情况的原因可能与血流滞缓和推进导管用力不当有关，使得气囊失去导向作用而变成纯粹的"盲插"。因此，在休克、心房较大或心肌收缩乏力的患者,操作要有耐心并注意技巧。

(2)在解剖上,肺脏可以被理想地划分为上、中、下三带。在上带、肺血管静脉端压力(Pv)<肺血管动脉端压力(Pa)<肺内压(PA),因此血管呈闭合状;在中带,Pa>PA>Pv,血流仍不通畅;在下带,Pa>Pv>PA,血管开放。因此如导管插至上,中带肺血管,将明显受肺内压影响。只有插入下带肺血管内,才能真正反映血管内压,在X线下,相当于心房水平。

(3)临床上习惯用PAWP表示左心的前负荷,只是由于目前临床上还找不到可供常规使用的更准确地测量真正的前负荷的方法,其意义和有限性与CVP和RAP对于右心是一样的,而且由于PAWP是在阻断肺动脉血流情况下测量的,故更容易受胸膜腔内压和心、血管顺应性等容量外因素的影响,并且在导管插入上、中肺带和休克使肺血流减少时尤其突出。为减少误差,在正压通气的患者应于呼气末或在自主呼吸的患者应于吸气末测量PAWP。如果患者正在实施呼气末正压通气(PEEP)的话,那么还应用以下公式对PAWP加以修正:修正PAWP＝[实测PAWP－PEEP(cmH$_2$O)]×0.75/2。

(4)用PAWP表示左室舒张末压(LVDEP),并进一步反映左室前负荷是基于两个基本前提:①从肺动脉到左心室间无阻塞因素存在,在心脏舒张期时为一通畅的串联系统;②心脏有足够的舒张期,以使该期串联系统内的液体呈相对的"非流动"状态而取得各点压力平衡。因此,如肺血管阻力过高、心率过快(>120次/min)、瓣膜狭窄等,均可削弱PAWP反映LVDEP的准确性,并倾向于数值偏高(即使正常时也有梯度)。

(5)影响PAWP的因素很多,其中很多是可以避免和估计到的,如果能够注意排除或将其考虑在内,PAWP仍不失为评估左心前负荷和左心功能的有用指标。鉴于前述的影响因素,如心率快,肺血管阻力增加,心血管顺应性降低等在危重患者中十分普遍,因此,对该类患者维持较高的PAWP是适宜的。有学者指出,目前在临床上被认为容量已补充足的危重患者中,半数以上实际仍然存在容量不足。

2.并发症

(1)心律失常:导管通过右心室时刺激室壁可诱发心律失常,常见为室早、室速等。导管通过右心室时,可将气囊内气体充足以减少对室壁的刺激作用;插入中遇到阻力时不可用力插入;若心律失常频繁发生应暂停操作。

(2)气囊破裂:气囊破裂可导致大量气体进入血液循环,造成空气栓塞。导管放置时间过久以至气囊老化是其主要原因;注入气体过量使气囊过度膨胀也易造成气囊破裂。术前应仔细检查导管性能,注入气体时应缓慢、适量;如怀疑气囊破裂,应将注入的气体抽出并同时拔除导管,防止气囊乳胶碎片形成栓子。

(3)导管扭曲、打结或损伤心内结构:导管扭曲或打结应先退出和调整导管。气囊充气状态下退出导管可损伤心内结构,应注意气囊放气后才能退管。

(4)血栓形成和肺梗死:血栓形成可发生在导管周围并堵塞肺静脉,导致肺梗死;亦可发生在深静脉或上腔静脉内。应注意定期用肝素盐水冲洗,有栓塞史和高凝状态患者需要抗凝治疗。

(5)感染:全身或局部感染均可能发生。行静脉穿刺术时应严格遵循无菌操作原则,术后常规使用抗生素,动脉穿刺部位应每天消毒,更换敷料。漂浮导管体外端以无菌治疗巾覆盖,每天更换治疗巾。

(6)静脉损伤:护士动作应轻柔。

四、颅内压监测

(一)目的

了解颅内压变化情况、颅内压增高时间及持续时间,为颅脑病变的诊断及治疗提供依据。

(二)适应证

重型颅脑外伤、脑水肿、脑脊液循环障碍、脑室系统肿瘤、颅内感染、脑血管疾病手术后等。

(三)操作步骤

(1)物品准备:治疗盘、脑室穿刺包、脑室引流瓶、压力传感器、手套、20mL 注射器、5mL 注射器、利多卡因、500mL 生理盐水。

(2)向患者及家属解释脑室穿刺行颅内压监测的目的、意义和注意事项,取得配合。

(3)穿刺部位皮肤准备。

(4)协助患者摆好体位,头下铺无菌治疗巾,配合医生消毒穿刺部位,护士固定患者头部,医生行脑室穿刺。

(5)穿刺成功后,护士将压力传感器、脑室引流管、脑室引流瓶与三通相连接,在连接处以无菌纱布包好。调节监护仪,选择测压项目。

(6)患者平卧位,以两侧耳孔连线的水平线为零点进行校零,并固定。

(7)调节三通开关使脑脊液引流管与压力监测管相通,在监护仪上读取数据。监测毕,调节三通开关使脑脊液引流管与引流瓶相通,保持引流通畅。

(8)恰当固定引流瓶,保证引流内管顶点在零点以上 15～20cm。

(四)护理要点

1.保证监测结果准确

(1)对躁动者或麻醉未醒者应给予约束。

(2)防止管道堵塞、扭曲、打折及传感器脱出。

(3)机械原因如基线浮移、机器本身的误差未能及时校正,也可影响颅内压监测的准确性。

2.密切观察颅内压

密切观察颅内压监测的波形,发现异常波形及时报告医生。

(1)A 波:是颅内高压特有的病理波。颅内压突然增高 68～136mmH$_2$O,持续 5～20 min 后下降到原来的水平或更低,表明大脑已处于紧张状态,颅腔代偿功能衰竭,应及时给予降颅压处理,如过度换气、脱水、脑室引流、手术减压等。

(2)B 波:是由于脑水肿、脑吸收障碍、脑血管反应性降低及脑血容量改变所致。此波多见于昏迷患者,是脑代偿功能下降的重要信号,如不及时中断还会诱发 A 波,因此要密切观察患者的血压及呼吸变化。

(3)不典型压力波:为大幅度不规则的颅压变化曲线,有人认为是流产的 A 波,亦可很快中断。

(4)平坦波形:多见于管道不通、扭曲、打折或传感器脱出等情况。

3.及时解除致颅内压升高的因素

下列因素可导致颅内压增高。

(1)呼吸道不畅、肺通气、肺换气不足可引起脑缺氧、脑细胞水肿。

(2)患者头部减压处受压,颈部扭曲。

(3)失语、尿潴留、患者精神紧张。

4.预防感染发生

操作及护理中应严格遵循无菌操作原则;患者头下铺的无菌治疗巾应每天更换;引流切口处或穿刺部位以无菌敷料保护牢固,敷料被污染应及时更换。

5.定期监测颅内压

颅内压监测的时间一般 3～5 d,不超过 1 周。

五、腹内压监测

腹腔间隙综合征(abdominal compartment syndrome,ACS)由 Kron 1980 年首次提出,是指任何原因引起的腹腔内压力急剧升高,并影响腹腔内组织器官的血液循环,造成心血管、肺、肾等内脏及腹壁和颅内损害,进而引起一系列病理生理变化的一种临床综合征。临床观察表明最易累及心血管系统、泌尿系统和呼吸系统,其次是胃肠道、肝脏和中枢神经系统。

(一)测量方法

自主呼吸动物的腹腔正常压力,等于或低于大气压(负压),但是机械通气可产生接近呼气末压力的腹内正压。腹内压值可以通过一个连接气压计或传感器的腹内导管直接测得,用于腹腔镜检查的 CO_2 吹入器被用于增加并自动直接测量腹内压。临床上由于直接测量法不可行而使用间接测量腹内压的方法。此项技术包括直肠、胃、下腔静脉及膀胱压力的检测,在动物模型中只有后三项与直接测量的腹内压相关。

1.胃内压

腹内压可以通过测量胃内压进行估计,向胃中缓慢灌注 50～100mL 盐水后,可使用鼻胃管或胃造口管进行测压,还可以使用胃内气囊,这些导管均需连接水压计或压力传感器,腋中线被定为零点。

2.下腔静脉压

可以使用股静脉导管来测量下腔静脉压力。其结果与在多种动物模型中直接测得的腹内压及膀胱内压有良好的相关性。然而,由于是有创性检查且存在明显的危险性(如静脉血栓形成),其临床应用受限。

3.膀胱内压

此技术由于 Kron 首次报道。首先向膀胱中置放 Foley 导管,膀胱排空后灌注 50～100mL 无菌盐水。在吸引口上方夹闭导管,连接一只三通管。然后导管可连接水压计或压力传感器,此时使用耻骨联合作为参考零点。此技术通过动物研究已证实在所测 0～70mmHg的腹内压范围内,与腹内压直接测量值均有很高的相关性。

由于测定膀胱内压应用简便,创伤小,因此被认为是临床间接测量腹内压的最佳方法。然而,如果遇到体积较小的神经源性膀胱或发生腹腔粘连,通过膀胱内压测量估计腹内压时则不可靠。

（二）意义

Cheatham 等根据腹内压的高低将腹腔间隙综合征分为四级，即腹内压达 10～14mmHg 为Ⅰ级、15～24mmHg 为Ⅱ级、25～35mmHg 为Ⅲ级、大于 35mmHg 为Ⅳ级。

腹内压的升高可产生分级的生理反应。当膀胱内压小于 25mmHg（Ⅰ级和Ⅱ级），应给予足够的血容量或高血容量状态以保持器官的血液灌注；当膀胱内压为 26～35mmHg 时（Ⅲ级）应进行某种形式的减压以挽救患者；当膀胱内压超过 35mmHg 时（Ⅳ级），应再次进行探查。

腹腔间隙综合征可以是急性的，也可以是慢性的，还可以继发于在慢性腹内压增高基础上的急性腹内压升高。故腹间隔综合征被视为可最终导致多脏器功能不全的渐进性或未觉察的腹内压增高的最终结局。

第三章　内科常见疾病的护理

第一节　慢性支气管炎

慢性支气管炎是由于感染或非感染因素引起气管、支气管黏膜及其周围组织的慢性非特异性炎症。临床以咳嗽、咳痰或伴有喘息反复发作为特征,每年持续 3 个月以上,且连续 2 年以上。

一、病因和发病机制

慢性支气管炎的病因极为复杂,迄今尚有许多因素还不够明确,往往是多种因素长期相互作用的综合结果。

(一)感染

病毒、支原体和细菌感染是本病急性发作的主要原因。病毒感染以流感病毒、鼻病毒、腺病毒和呼吸道合胞病毒常见;细菌感染以肺炎链球菌、流感嗜血杆菌和卡他莫拉菌及葡萄球菌常见。

(二)大气污染

化学气体如氯气、二氧化氮、二氧化硫等刺激性烟雾,空气中的粉尘等均可刺激支气管黏膜,使呼吸道清除功能受损,为细菌入侵创造条件。

(三)吸烟

吸烟为本病发病的主要因素。吸烟时间的长短与吸烟量决定发病率的高低,吸烟者的患病率较不吸烟者高 2~8 倍。

(四)过敏因素

喘息性支气管患者,多有过敏史。患者痰中嗜酸性粒细胞和组胺的含量及血中 IgE 明显高于正常。此类患者实际上应属慢性支气管炎合并哮喘。

(五)其他因素

气候变化,特别是寒冷空气对慢支的病情加重有密切关系。自主神经功能失调,副交感神经功能亢进,老年人肾上腺皮质功能减退,慢性支气管炎的发病率增加。维生素 C 缺乏,维生素 A 缺乏,易患慢性支气管炎。

二、临床表现

(一)症状

患者常在寒冷季节发病,出现咳嗽、咳痰,尤以晨起显著,白天多于夜间。病毒感染痰液为白色黏液泡沫状,继发细菌感染,痰液转为黄色或黄绿色黏液脓性,偶可带血。慢性支气管炎反复发作后,支气管黏膜的迷走神经感受器反应性增高,副交感神经功能亢进,可出现过敏现象而发生喘息。

(二)体征

早期多无体征。急性发作期可有肺底部闻及干、湿性啰音。喘息性支气管炎在咳嗽或深吸气后可闻及哮鸣音,发作时,有广泛哮鸣音。

(三)并发症

(1)阻塞性肺气肿:为慢性支气管炎最常见的并发症。

(2)支气管肺炎:慢性支气管炎蔓延至支气管周围肺组织中,患者表现寒战、发热、咳嗽加剧、痰量增多且呈脓性;白细胞总数及中性粒细胞增多;胸部 X 线片显示双下肺野有斑点状或小片阴影。

(3)支气管扩张症。

三、诊断

(一)辅助检查

1.血常规检查

白细胞总数及中性粒细胞数可升高。

2.胸部 X 线检查

单纯型慢性支气管炎,X 线片检查阴性或仅见双下肺纹理增多、增粗、模糊、呈条索状或网状。继发感染时为支气管周围炎症改变,表现为不规则斑点状阴影,重叠于肺纹理之上。

3.肺功能检查

早期病变多在小气道,常规肺功能检查多无异常。

(二)诊断要点

凡咳嗽、咳痰或伴有喘息,每年发作持续 3 个月,连续 2 年或 2 年以上者,并排除其他心、肺疾患(如肺结核、肺尘埃沉着病、支气管哮喘、支气管扩张症、肺癌、肺脓肿、心脏病、心功能不全等)、慢性鼻咽疾患后,即可诊断。如每年发病不足 3 个月,但有明确的客观检查依据(如胸部 X 线片、肺功能等)亦可诊断。

(三)鉴别诊断

1.支气管扩张

支气管扩张多于儿童或青年期发病,常继发于麻疹、肺炎或百日咳后,并有咳嗽、咳痰反复发作的病史,合并感染时痰量增多,并呈脓性或伴有发热,病程中常反复咯血。在肺下部周围可闻及不易消散的湿性啰音。晚期重症患者可出现杵状指(趾)。胸部 X 线上可见双肺下野纹理粗乱或呈卷发状。薄层高分辨 CT(HRCT)检查有助于确诊。

2.肺结核

活动性肺结核患者多有午后低热、消瘦、乏力、盗汗等中毒症状。咳嗽痰量不多,常有咯血。老年肺结核的中毒症状多不明显,常被慢性支气管炎的症状所掩盖而误诊。胸部 X 线上可发现结核病灶,部分患者痰结核菌检查可获阳性。

3.支气管哮喘

支气管哮喘常为特质性患者或有过敏性疾病家族史,多于幼年发病。一般无慢性咳嗽、咳痰史。哮喘多突然发作,且有季节性,血和痰中嗜酸性粒细胞常增多,治疗后可迅速缓解。发作时双肺布满哮鸣音,呼气延长,缓解后可消失,且无症状,但气道反应性仍增高。慢性支气管炎合并哮喘的患者,病史中咳嗽、咳痰多发生在喘息之前,迁延不愈较长时间后伴有喘息,且咳嗽、咳痰的症状多较喘息更为突出,平喘药物疗效不如哮喘等可资鉴别。

4.肺癌

肺癌多发生于40岁以上男性,并有多年吸烟史的患者,刺激性咳嗽常伴痰中带血和胸痛。胸部 X 线片检查肺部常有块影或反复发作的阻塞性肺炎。痰脱落细胞及支气管镜等检查,可明确诊断。

5.慢性肺间质纤维化

慢性咳嗽,咳少量黏液性非脓性痰,进行性呼吸困难,双肺底可闻及爆裂音(Velcro 啰音),严重者发绀并有杵状指。胸部 X 线片见中下肺野及肺周边部纹理增多紊乱呈网状结构,其间见弥漫性细小斑点阴影。肺功能检查呈限制性通气功能障碍,弥散功能减低,PaO_2 下降。肺活检是确诊的手段。

四、治疗

(一)急性发作期及慢性迁延期的治疗

以控制感染、祛痰、镇咳为主,同时解痉平喘。

1.抗感染药物

及时、有效、足量,感染控制后及时停用,以免产生细菌耐药或二重感染。一般患者可按常见致病菌用药。可选用青霉素 G 80 万 U 肌内注射;复方磺胺甲噁唑(SMZ),每次 2 片,2 次/d;阿莫西林 2～4 g/d,3～4 次口服;氨苄西林 2～4 g/d,分 4 次口服;头孢氨苄 2～4 g/d 或头孢拉定 1～2 g/d,分 4 次口服;头孢呋辛 2 g/d 或头孢克洛 0.5～1 g/d,分 2～3 次口服。亦可选择新一代大环内酯类抗生素,如罗红霉素,0.3 g/d,2 次口服。抗菌治疗疗程一般 7～10 d,反复感染病例可适当延长。严重感染时,可选用氨苄西林、环丙沙星、氧氟沙星、阿米卡星、奈替米星或头孢菌素类联合静脉滴注给药。

2.祛痰镇咳药

刺激性干咳者不宜单用镇咳药物,否则痰液不易咳出。可给盐酸溴环己胺醇 30 mg 或羧甲基半胱氨酸 500 mg,3 次/d 口服。乙酰半胱氨酸(富露施)及氯化铵甘草合剂均有一定的疗效。α-糜蛋白酶雾化吸入亦有消炎祛痰的作用。

3.解痉平喘

解痉平喘主要为解除支气管痉挛,利于痰液排出。常用药物为氨茶碱 0.1～0.2 g,8 次/时口服;丙卡特罗 50 mg,2 次/d;特布他林 2.5 mg,2～3 次/d。慢性支气管炎有可逆性气道阻塞者应常规应用支气管舒张剂,如异丙托溴铵(异丙阿托品)气雾剂、特布他林等吸入治疗。阵发性咳嗽常伴不同程度的支气管痉挛,应用支气管扩张药后可改善症状,并有利于痰液的排出。

(二)缓解期的治疗

应以增强体质,提高机体抗病能力和预防发作为主。

(三)中药治疗

采取扶正固本原则,按肺、脾、肾的虚实辨证施治。

五、护理措施

(一)常规护理

1.环境

保持室内空气新鲜,流通,安静,舒适,温湿度适宜。

2.休息

急性发作期应卧床休息,取半卧位。

3.给氧

持续低流量吸氧。

4.饮食

给予高热量、高蛋白、高维生素易消化饮食。

(二)专科护理

(1)解除气道阻塞,改善肺泡通气。及时清除痰液,神志清醒患者应鼓励咳嗽,痰稠不易咯出时,给予雾化吸入或雾化泵药物喷入,减少局部淤血水肿,以利痰液排出。危重体弱患者,定时更换体位,叩击背部,使痰易于咯出,餐前应给予胸部叩击或胸壁震荡。方法:患者取侧卧位,护士两手手指并拢,手背隆起,指关节微屈,自肺底由下向上,由外向内叩拍胸壁,震动气管,边拍边鼓励患者咳嗽,以促进痰液的排出,每侧肺叶叩击 3～5 min。对神志不清者,可进行机械吸痰,需注意无菌操作,抽吸压力要适当,动作轻柔,每次抽吸时间不超过 15 秒,以免加重缺氧。

(2)合理用氧,减轻呼吸困难。根据缺氧和二氧化碳潴留的程度不同,合理用氧,一般给予低流量、低浓度、持续吸氧,如病情需要提高氧浓度,应辅以呼吸兴奋剂刺激通气或使用呼吸机改善通气,吸氧后如呼吸困难缓解、呼吸频率减慢、节律正常、血压上升、心率减慢、心律正常、发绀减轻、皮肤转暖、神志转清、尿量增加等,表示氧疗有效。若呼吸过缓,意识障碍加深,需考虑二氧化碳潴留加重,必要时采取增加通气量措施。

第二节 支气管哮喘

支气管哮喘是一种慢性气管炎症性疾病,其支气管壁存在以肥大细胞、嗜酸性粒细胞和 T 淋巴细胞为主的炎性细胞浸润,可经治疗缓解或自然缓解。本病多发于青少年,儿童多于成人,城市多于农村。近年的流行病学显示,哮喘的发病率或病死率均有所增加,我国哮喘发病率为1%～2%。支气管哮喘的病因较为复杂,大多在遗传因素的基础上,受到体内外多种因素激发而发病,并反复发作。

一、临床表现

(一)症状和体征

典型的支气管哮喘,发作前多有鼻痒、打喷嚏、流涕、咳嗽、胸闷等先兆症状,进而出现呼气性的呼吸困难伴喘鸣,患者被迫呈端坐呼吸,咳嗽、咳痰。发作持续几十分钟至数小时后自行或经治疗缓解。此为速发性哮喘反应。迟发性哮喘反应时,患者气管呈持续高反应性状态,上述表现更为明显,较难控制。

少数患者可出现哮喘重度或危重度发作,表现为重度呼气性呼吸困难、焦虑、烦躁、端坐呼吸、大汗淋漓、嗜睡或意识模糊,经应用一般支气管扩张药物不能缓解。此类患者不及时救治,可危及生命。

(二)辅助检查

1.血液检查

嗜酸性粒细胞、血清总免疫球蛋白 E(IgE)及特异性免疫球蛋白 E 均可增高。

2.胸部 X 线检查

哮喘发作期由于肺脏充气过度,肺部透亮度增高,合并感染时可见肺纹理增多及炎症阴影。

3.肺功能检查

哮喘发作期有关呼气流速的各项指标,如第一秒用力呼气容积(FEV)、最大呼气流速峰值(PEF)等均降低。

二、治疗原则

本病的防治原则是去除病因,控制发作和预防发作。控制发作应根据患者发作的轻重程度,抓住解痉、抗炎两个主要环节,迅速控制症状。

(一)解痉

哮喘轻、中度发作时,常用氨茶碱稀释后静脉注射或加入液体中静脉滴注。根据病情吸入或口服 β_2-受体激动剂。常用的 β_2-受体激动剂气雾吸入剂有特布他林、喘乐宁、沙丁胺醇等。

哮喘重度发作时,应及早静脉给予足量氨茶碱及琥珀酸氢化可的松或甲泼尼龙琥珀酸钠,待病情得到控制后再逐渐减量,改为口服泼尼松龙,或根据病情吸入糖皮质激素,应注意不宜骤然停药,以免复发。

(二)抗感染

肺部感染的患者,应根据细菌培养及药敏结果选择应用有效抗生素。

(三)稳定内环境

及时纠正水、电解质及酸碱失衡。

(四)保证气管通畅

痰多而黏稠不易咳出或有严重缺氧及二氧化碳潴留者,应及时行气管插管吸出痰液,必要时行机械通气。

三、护理

(一)一般护理

(1)将患者安置在清洁、安静、空气新鲜、阳光充足的房间,避免接触变应原,如花粉、皮毛、油烟等。护理操作时防止灰尘飞扬。喷洒灭蚊蝇剂或某些消毒剂时要转移患者。

(2)患者哮喘发作呼吸困难时应给予适宜的靠背架或过床桌,让患者伏桌而坐,以帮助呼吸,减少疲劳。

(3)给予营养丰富的易消化的饮食,多食蔬菜、水果,多饮水。同时注意保持大便通畅,减少因用力排便所致的疲劳。严禁食用与患者发病有关的食物,如鱼、虾、蟹等,并协助患者寻找过敏原。

（4）危重期患者应保持皮肤清洁干燥，定时翻身，防止压疮发生。因大剂量使用糖皮质激素，应做好口腔护理，防止发生口腔炎。

（5）哮喘重度发作时，由于大汗淋漓，呼吸困难甚至有窒息感，所以患者极度紧张、烦躁、疲倦。要耐心安慰患者，及时满足患者需求，缓解紧张情绪。

（二）观察要点

1.观察哮喘发作先兆

如患者主诉有鼻、咽、眼部发痒及咳嗽、流鼻涕等黏膜过敏症状时，应及时报告医师采取措施，减轻发作症状，尽快控制病情。

2.观察药物毒副作用

氨茶碱 0.25 g 加入 $25\%\sim50\%$ 葡萄糖注射液 20 mL 中静脉推注，时间要在 5 min 以上，因浓度过高或推注过快可使心肌过度兴奋而产生心悸、惊厥、血压骤降等严重反应。使用时要现配现用，静脉滴注时，不宜和维生素 C、促皮质激素、去甲肾上腺素、四环素类等配伍。糖皮质激素类药物久用可引起钠潴留、血钾降低、消化道溃疡病、高血压、糖尿病、骨质疏松、停药反跳等，须加强观察。

3.根据患者缺氧情况调整氧流量

一般为 3 ～5 L/min。保持气体充分湿化，氧气湿化瓶每天更换、消毒，防止医源性感染。

4.观察痰液黏稠度

哮喘发作患者由于过度通气，出汗过多，因而身体丢失水分增多，致使痰液黏稠形成痰栓，阻塞小支气管，导致呼吸不畅，感染难以控制。应通过静脉补液和饮水补足水分和电解质。

5.严密观察有无并发症

如自发性气胸、肺不张、脱水、酸碱失衡、电解质紊乱、呼吸衰竭、肺性脑病等并发症。监测动脉血气、生化指标，如发现异常需及时对症处理。

6.注意呼吸频率、深浅幅度和节律

重度发作患者喘鸣音减弱乃至消失，呼吸变浅，神志改变，常提示病情危急，应及时处理。

（三）家庭护理

1.增强体质，积极防治感染

平时注意增加营养，根据病情做适量体力活动，如散步、做简易操、打太极拳等，以提高机体免疫力。当感染发生时应及时就诊。

2.注意防寒避暑

寒冷可引起支气管痉挛，分泌物增加，同时感冒易致支气管及肺部感染。因此，冬季应适当提高居室温度，秋季进行耐寒锻炼防治感冒，夏季避免大汗，防止痰液过稠不易咳出。

3.尽量避免接触变应原

患者应戒烟，尽量避免到人员众多、空气污浊的公共场所。保持居室空气清新，室内可安装空气净化器。

4.防止呼吸肌疲劳

坚持进行呼吸锻炼。

5.稳定情绪

一旦哮喘发作,应控制情绪,保持镇静,及时吸入支气管扩张气雾剂。

6.家庭氧疗

家庭氧疗又称缓解期氧疗,对于患者的病情控制,存活期的延长和生活质量的提高有着重要意义。家庭氧疗时应注意氧流量的调节,严禁烟火,防止火灾。

7.缓解期处理

哮喘缓解期的防治非常重要,对于防止哮喘发作及恶化,维持正常肺功能,提高生活质量,保持正常活动量等均具有重要意义。哮喘缓解期患者,应坚持吸入糖皮质激素,可有效控制哮喘发作,吸入色甘酸钠和口服酮替酚亦有一定的预防哮喘发作的作用。

第三节　急性呼吸窘迫综合征

急性呼吸窘迫综合征(acute respiratory distress syndrome,ARDS)是指严重感染、创伤、休克等非心源性疾病过程中,肺毛细血管内皮细胞和肺泡上皮细胞损伤造成弥漫性肺间质及肺泡水肿,导致的急性低氧性呼吸功能不全或衰竭,属于急性肺损伤(acute lung injury,ALI)的严重阶段。以肺容积减少、肺顺应性降低、严重的通气/血流比例失调为病理生理特征。临床上表现为进行性低氧血症和呼吸窘迫,肺部影像学表现为非均一性的渗出性病变。本病起病急、进展快、病死率高。

ALI和ARDS是同一疾病过程中的两个不同阶段,ALI代表早期和病情相对较轻的阶段,而ARDS代表后期病情较为严重的阶段。发生ARDS时患者必然经历过ALI,但并非所有的ALI都要发展为ARDS。引起ALI和ARDS的原因和危险因素很多,根据肺部直接和间接损伤对危险因素进行分类,可分为肺内因素和肺外因素。肺内因素是指致病因素对肺的直接损伤,包括:①化学性因素,如吸入毒气、烟尘、胃内容物及氧中毒等。②物理性因素,如肺挫伤、放射性损伤等。③生物性因素,如重症肺炎。肺外因素是指致病因素通过神经体液因素间接引起肺损伤,包括严重休克、感染中毒症、严重非胸部创伤、大面积烧伤、大量输血、急性胰腺炎、药物或麻醉品中毒等。ALI和ARDS的发生机制非常复杂,目前尚不完全清楚。多数学者认为,ALI和ARDS是由多种炎性细胞、细胞因子和炎性介质共同参与引起的广泛肺毛细血管急性炎症性损伤过程。

一、临床特点
ARDS的临床表现可以有很大差别,取决于潜在疾病和受累器官的数目和类型。

(一)症状体征
(1)发病迅速:ARDS多发病迅速,通常在发病因素攻击(如严重创伤、休克、败血症、误吸)后12~48 h发病,偶尔有长达5 d者。

(2)呼吸窘迫:ARDS最常见的症状,主要表现为气急和呼吸频率增快,呼吸频率大多在25~50次/min。其严重程度与基础呼吸频率和肺损伤的严重程度有关。

(3)咳嗽、咳痰、烦躁和神志变化:ARDS可有不同程度的咳嗽、咳痰,可咳出典型的血水样痰,可出现烦躁、神志恍惚。

(4)发绀:未经治疗 ARDS 的常见体征。

(5)ARDS 患者也常出现呼吸类型的改变,主要为呼吸浅快或潮气量的变化。病变越严重,这一改变越明显,甚至伴有吸气时鼻翼翕动及三凹征。在早期自主呼吸能力强时,常表现为深快呼吸,当呼吸肌疲劳后,则表现为浅快呼吸。

(6)早期可无异常体征,或仅有少许湿啰音;后期多有水泡音,也可出现管状呼吸音。

(二)影像学表现

1.胸部 X 线片检查

早期病变以间质性为主,胸部 X 线片常无明显异常或仅见血管纹理增多,边缘模糊,双肺散在分布的小斑片状阴影。随着病情进展,上述的斑片状阴影进一步扩展,融合成大片状,或两肺均匀一致增加的毛玻璃样改变,伴有支气管充气征,心脏边缘不清或消失,称为"白肺"。

2.胸部 CT 检查

与胸部 X 线片相比,胸部 CT 尤其是高分辨 CT(HRCT)可更为清晰地显示出肺部病变分布、范围和形态,为早期诊断提供帮助。由于肺毛细血管膜通透性一致性增高,引起血管内液体渗出,两肺斑片状阴影呈现重力依赖性现象,还可出现变换体位后的重力依赖性变化。在 CT 上表现为病变分布不均匀:①非重力依赖区(仰卧时主要在前胸部)正常或接近正常。②前部和中间区域呈毛玻璃样阴影。③重力依赖区呈现实变影。这些提示肺实质的实变出现在受重力影响最明显的区域。无肺泡毛细血管膜损伤时,两肺斑片状阴影均匀分布,既不出现重力依赖现象,也无变换体位后的重力依赖性变化。这一特点有助于与感染性疾病鉴别。

(三)实验室检查

1.动脉血气分析

$PaO_2<60$ mmHg(8.0 kPa),有进行性下降趋势,在早期 $PaCO_2$ 多不升高,甚至可因过度通气而低于正常;早期多为单纯呼吸性碱中毒;随病情进展可合并代谢性酸中毒,晚期可出现呼吸性酸中毒。氧合指数较动脉氧分压更能反映吸氧时呼吸功能的障碍,而且与肺内分流量有良好的相关性,计算简便。氧合指数参照范围为 400~500 mmHg(53.2~66.5 kPa),在 ALI 时≤300 mmHg,ARDS 时≤200 mmHg。

2.血流动力学监测

通过漂浮导管,可同时测定并计算肺动脉压(PAP)、肺动脉楔压(PAWP)等,不仅对诊断、鉴别诊断有价值,而且对机械通气治疗也为重要的监测指标。肺动脉楔压一般<12 mmHg(1.6 kPa),若>18 mmHg(2.4 kPa),则支持左侧心力衰竭的诊断。

3.肺功能检查

ARDS 发生后呼吸力学发生明显改变,包括肺顺应性降低和气道阻力增高,肺无效腔/潮气量是不断增加的,肺无效腔/潮气量增加是早期 ARDS 的一种特征。

二、诊断及鉴别诊断

1999 年,中华医学会呼吸病学分会制定的诊断标准如下。

(1)有 ALI 和(或)ARDS 的高危因素。

(2)急性起病、呼吸频数和(或)呼吸窘迫。

（3）低氧血症：ALI 时氧合指数≤300 mmHg；ARDS 时氧合指数≤200 mmHg。

（4）胸部 X 线检查显示两肺浸润阴影。

（5）肺动脉楔压≤18 mmHg(2.4 kPa)或临床上能除外心源性肺水肿。

符合以上 5 项条件者，可以诊断 ALI 或 ARDS。必须指出，ARDS 的诊断标准并不具有特异性，诊断时必须排除大片肺不张、自发性气胸、重症肺炎、急性肺栓塞和心源性肺水肿（表 3-1）。

表 3-1　ARDS 与心源性肺水肿的鉴别

鉴别项目	ARDS	心源性肺水肿
特点	高渗透性	高静水压
病史	创伤、感染等	心脏疾病
双肺浸润阴影	+	+
重力依赖性分布现象	+	+
发热	+	可能
白细胞计数增多	+	可能
胸腔积液	−	+
吸纯氧后分流	较高	可较高
肺动脉楔压	正常	高
肺泡液体蛋白	高	低

三、急诊处理

ARDS 是呼吸系统的一个急症，必须在严密监护下进行合理治疗。治疗目标是：改善肺的氧合功能，纠正缺氧，维护脏器功能和防治并发症。治疗措施如下。

（一）氧疗

应采取一切有效措施尽快提高 PaO_2，纠正缺氧。可给高浓度吸氧，使 PaO_2≥60 mmHg(8.0 kPa)或 SaO_2≥90%。轻症患者可使用面罩给氧，但多数患者需采用机械通气。

（二）去除病因

病因治疗在 ARDS 的防治中占有重要地位，主要是针对涉及的基础疾病。感染是 ALI 和 ARDS 常见原因也是首位高危因素，而 ALI 和 ARDS 又易并发感染。如果 ARDS 的基础疾病是脓毒症，除了清除感染灶外，还应选择敏感抗生素，同时收集痰液或血液标本分离培养病原菌和进行药敏试验，指导下一步抗生素的选择。一旦建立人工气道并进行机械通气，即应给予广谱抗生素，以预防呼吸道感染。

（三）机械通气

机械通气是最重要的支持手段。如果没有机械通气，许多 ARDS 患者会因呼吸衰竭在数小时至数天内死亡。机械通气的指征目前尚无统一标准，多数学者认为一旦诊断为 ARDS，就应进行机械通气。在 ALI 阶段可试用无创正压通气，使用无创机械通气治疗时应严密监测患者的生命体征及治疗反应。神志不清、休克、气道自洁能力障碍的 ALI 和 ARDS 患者不宜应用无创机械通气。如无创机械通气治疗无效或病情继续加重，应尽快建立人工气道，行有创机械通气。

为了防止肺泡萎陷,保持肺泡开放,改善氧合功能,避免机械通气所致的肺损伤,目前常采用肺保护性通气策略,主要措施包括以下两方面。

1.呼气末正压

适当加用呼气末正压可使呼气末肺泡内压增大,肺泡保持开放状态,从而达到防止肺泡萎陷,减轻肺泡水肿,改善氧合功能和提高肺顺应性的目的。应用呼气末正压应首先保证有效循环血容量足够,以免因胸内正压增加而降低心输出量,而减少实际的组织氧运输;呼气末正压先从低水平 0.29~0.49 kPa(3~5 cmH$_2$O)开始,逐渐增加,直到 PaO$_2$>8.0 kPa(60 mmHg)、SaO$_2$>90%时的呼气末正压水平,一般呼气末正压水平为 0.49~1.76 kPa(5~18 cmH$_2$O)。

2.小潮气量通气和允许性高碳酸血症

ARDS 患者采用小潮气量(6~8 mL/kg)通气,使吸气平台压控制在 2.94~34.3 kPa(30~35 cmH$_2$O)以下,可有效防止因肺泡过度充气而引起的肺损伤。为保证小潮气量通气的进行,可允许一定程度的 CO$_2$ 潴留[PaCO$_2$ 一般不宜高于 10.7~13.3 kPa(80~100 mmHg)]和呼吸性酸中毒(pH 为 7.25~7.30)。

(四)控制液体入量

在维持血压稳定的前提下,适当限制液体入量,配合利尿药,使出入量保持轻度负平衡(每天 500 mL 左右),使肺脏处于相对"干燥"状态,有利于肺水肿的消除。液体管理的目标是在最低(0.7~1.1 kPa 或 5~8 mmHg)的肺动脉楔压下维持足够的心输出量及氧运输量。在早期可给予高渗晶体液,一般不推荐使用胶体液。存在低蛋白血症的 ARDS 患者,可通过补充清蛋白等胶体溶液和应用利尿药,有助于实现液体负平衡,并改善氧合。若限液后血压偏低,可使用多巴胺和多巴酚丁胺等血管活性药物。

(五)加强营养支持

营养支持的目的在于不但纠正现有的患者的营养不良,还应预防患者营养不良的恶化。营养支持可经胃肠道或胃肠外途径实施。如有可能应尽早经胃肠补充部分营养,不但可以减少补液量,而且可获得经胃肠营养的有益效果。

(六)加强护理、防治并发症

有条件时应在 ICU 中动态监测患者的呼吸、心律、血压、尿量及动脉血气分析等,及时纠正酸碱失衡和电解质紊乱。注意预防呼吸机相关性肺炎的发生,尽量缩短病程和机械通气时间,加强物理治疗,包括体位、翻身、叩背、排痰和气道湿化等。积极防治应激性溃疡和多器官功能障碍综合征。

(七)其他治疗

糖皮质激素、肺泡表面活性物质替代治疗、吸入一氧化氮在 ALI 和 ARDS 的治疗中可能有一定价值,但疗效尚不肯定。不推荐常规应用糖皮质激素预防和治疗 ARDS。糖皮质激素既不能预防 ARDS 的发生,对早期 ARDS 也没有治疗作用。ARDS 发病>14 d 应用糖皮质激素会明显增加病死率。感染性休克并发 ARDS 的患者,如合并肾上腺皮质功能不全,可考虑应用替代剂量的糖皮质激素。肺表面活性物质,有助于改善氧合,但是还不能将其作为 ARDS 的常规治疗手段。

四、急救护理

在救治 ARDS 过程中,精心护理是抢救成功的重要环节。护士应做到及早发现病情,迅速协助医师采取有力的抢救措施。密切观察患者生命体征,做好各项记录,准确完成各种治疗,备齐抢救器械和药品,防止机械通气和气管切开的并发症。

(一)护理目标

(1)及早发现 ARDS 的迹象,及早有效地协助抢救。维持生命体征稳定,挽救患者生命。

(2)做好人工气道的管理,维持患者最佳气体交换,改善低氧血症,减少机械通气并发症。

(3)采取俯卧位通气护理,缓解肺部压迫,改善心脏的灌注。

(4)积极预防感染等各种并发症,提高救治成功率。

(5)加强基础护理,增加患者舒适感。

(6)减轻患者心理不适,使其合作、平静。

(二)护理措施

(1)及早发现病情变化。ARDS 通常在疾病或严重损伤的最初 24~48 h 后发生。首先出现呼吸困难,通常呼吸浅快。吸气时可存在肋间隙和胸骨上窝凹陷。皮肤可出现发绀和斑纹,吸氧不能使之改善。

护士发现上述情况要高度警惕,及时报告医师,进行动脉血气和胸部 X 线等相关检查。一旦诊断考虑 ARDS,立即积极治疗。若没有机械通气的相应措施,应尽早转至有条件的医院。患者转运过程中应有专职医师和护士陪同,并准备必要的抢救设备,氧气必不可少。若有指征行机械通气治疗,可以先行气管插管后转运。

(2)迅速连接监测仪,密切监护心率、心律、血压等生命体征,尤其是呼吸的频率、节律、深度及血氧饱和度等。观察患者意识、发绀情况、末梢温度等。注意有无呕血、黑粪等消化道出血的表现。

(3)氧疗和机械通气的护理治疗 ARDS 最紧迫问题在于纠正顽固性低氧,改善呼吸困难,为治疗基础疾病赢得时间。需要对患者实施氧疗甚至机械通气。

严密监测患者呼吸情况及缺氧症状。若单纯面罩吸氧不能维持满意的血氧饱和度,应予辅助通气。首先可尝试采用经面罩持续气道正压吸氧等无创通气,但大多需要机械通气吸入氧气。遵医嘱给予高浓度氧气吸入或使用呼气末正压呼吸(positive end expiratory pressure,PEEP)并根据动脉血气分析值的变化调节氧浓度。

使用 PEEP 时应严密观察,防止患者出现气压伤。PEEP 是在呼气终末时给予气道以一恒定正压使之不能回复到大气压的水平。可以增加肺泡内压和功能残气量改善氧合,防止呼气使肺泡萎陷,增加气体分布和交换,减少肺内分流,从而提高 PaO_2。由于 PEEP 使胸腔内压升高,静脉回流受阻,致心搏减少,血压下降,严重时可引起循环衰竭,另外正压过高,肺泡过度膨胀、破裂有导致气胸的危险。所以在监护过程中,注意 PEEP 观察有无心率增快、突然胸痛、呼吸困难加重等相关症状,发现异常立即调节 PEEP 压力并报告医师处理。

帮助患者采取有利于呼吸的体位,如端坐位或高枕卧位,人工气道的管理有以下几方面。

妥善固定气管插管,观察气道是否通畅,定时对比听诊双肺呼吸音。经口插管者要固定好牙垫,防止阻塞气道。每班检查并记录导管刻度,观察有无脱出或误入一侧主支气管。套管固定松紧适宜,以能放入一指为准。

气囊充气适量。充气过少易产生漏气,充气过多可压迫气管黏膜导致气管食管瘘,可以采用最小漏气技术,用来减少并发症发生。方法:用 10 mL 注射器将气体缓慢注入,直至在喉及气管部位听不到漏气声,向外抽出气体每次 0.25～0.5 mL,至吸气压力到达峰值时出现少量漏气为止,再注入0.25～0.5 mL气体,此时气囊容积为最小封闭容积,气囊压力为最小封闭压力,记录注气量。观察呼吸机上气道峰压是否下降及患者能否发音说话,长期机械通气患者要观察气囊有无破损、漏气现象。

保持气道通畅。严格无菌操作,按需适时吸痰。过多反复抽吸会刺激黏膜,使分泌物增加。先吸气道再吸口、鼻腔,吸痰前给予充分气道湿化、翻身叩背、吸纯氧 3 min,吸痰管最大外径不超过气管导管内径的 1/2,迅速插吸痰管至气管插管,感到阻力后撤回吸痰管 1～2 cm,打开负压边后退边旋转吸痰管,吸痰时间不应超过 15 秒。吸痰后密切观察痰液的颜色、性状、量及患者心率、心律、血压和血氧饱和度的变化,一旦出现心律失常和呼吸窘迫,立即停止吸痰,给予吸氧。

用加温湿化器对吸入气体进行湿化,根据病情需要加入盐酸氨溴索、异丙托溴铵等,每天 3 次雾化吸入。湿化满意标准为痰液稀薄、无泡沫、不附壁能顺利吸出。

呼吸机使用过程中注意电源插头要牢固,不要与其他仪器共用一个插座;机器外部要保持清洁,上端不可放置液体;开机使用期间定时倒掉管道及集水瓶内的积水,集水瓶安装要牢固;定时检查管道是否漏气、有无打折、压缩机工作是否正常。

(4)维持有效循环,维持出入液量轻度负平衡。循环支持治疗的目的是恢复和提供充分的全身灌注,保证组织的灌流和氧供,促进受损组织的恢复。在能保持酸碱平衡和肾功能前提下达到最低水平的血管内容量。①护士应迅速帮助完成该治疗目标。选择大血管,建立 2 个以上的静脉通道,正确补液,改善循环血容量不足。②严格记录出入量、每小时尿量。出入量管理的目标是在保证血容量、血压稳定前提下,24 h 出量大于入量500～1000 mL,利于肺内水肿液的消退。充分补充血容量后,护士遵医嘱给予利尿剂,消除肺水肿。观察患者对治疗的反应。

(5)俯卧位通气护理:由仰卧位改变为俯卧位,可使 75%ARDS 患者的氧合改善。可能与血流重新分布,改善背侧肺泡的通气,使部分萎陷肺泡再膨胀达到"开放肺"的效果有关。随着通气/血流比例的改善进而改善了氧合。但存在血流动力学不稳定、颅内压增高、脊柱外伤、急性出血、骨科手术、近期腹部手术、妊娠等为禁忌实施俯卧位。①患者发病 24～36 h 后取俯卧位,翻身前给予纯氧吸入 3 min。预留足够的管路长度,注意防止气管插管过度牵拉致脱出。②为减少特殊体位给患者带来的不适,用软枕垫高头部 15°～30°角,嘱患者双手放在枕上,并在髋、膝、踝部放软枕,每 1～2 h 更换 1 次软枕的位置,每 4 h 更换 1 次体位,同时考虑患者的耐受程度。③注意血压变化,因俯卧位时支撑物放置不当,可使腹压增加,下腔静脉回流受阻而引起低血压,必要时在翻身前提高吸氧浓度。④注意安全、防坠床。

(6)预防感染的护理:①注意严格无菌操作,每天更换气管插管切口敷料,保持局部清洁干燥,预防或消除继发感染。②加强口腔及皮肤护理,以防护理不当而加重呼吸道感染及发生压疮。③密切观察体温变化,注意呼吸道分泌物的情况。

（7）心理护理,减轻恐惧,增加心理舒适度:①评估患者的焦虑程度,指导患者学会自我调整心理状态,调控不良情绪。主动向患者介绍环境,解释治疗原则,解释机械通气、监测及呼吸机的报警系统,尽量消除患者的紧张感。②耐心向患者解释病情,对患者提出的问题要给予明确、有效和积极的信息,消除心理紧张和顾虑。③护理患者时保持冷静和耐心,表现出自信和镇静。④如果患者由于呼吸困难或人工通气不能讲话,可提供纸笔或以手势与患者交流。⑤加强巡视,了解患者的需要,帮助患者解决问题。⑥帮助并指导患者及家属应用松弛疗法、按摩等。

（8）营养护理:ARDS患者处于高代谢状态,应及时补充热量和高蛋白、高脂肪营养物质。能量的摄取既应满足代谢的需要,又应避免糖类的摄取过多,蛋白摄取量一般为每天 1.2～1.5 g/kg。

尽早采用肠内营养,协助患者取半卧位,充盈气囊,证实胃管在胃内后,用加温器和输液泵匀速泵入营养液。若有肠鸣音消失或胃潴留,暂停鼻饲,给予胃肠减压。一般留置 5～7 d 后拔除,更换到对侧鼻孔,以减少鼻窦炎的发生。

（三）健康指导

在疾病的不同阶段,根据患者的文化程度做好有关知识的宣传和教育,让患者了解病情的变化过程。

（1）提供舒适安静的环境以利于患者休息,指导患者正确卧位休息,讲解由仰卧位改变为俯卧位的意义,尽可能减少特殊体位给患者带来的不适。

（2）向患者解释咳嗽、咳痰的重要性,指导患者掌握有效咳痰的方法,鼓励并协助患者咳嗽,排痰。

（3）指导患者自己观察病情变化,如有不适及时通知医护人员。

（4）嘱患者严格按医嘱用药,按时服药,不要随意增减药物剂量及种类。服药过程中,需密切观察患者用药后反应,以指导用药剂量。

（5）出院指导指导患者出院后仍以休息为主,活动量要循序渐进,注意劳逸结合。此外,患者病后生活方式的改变需要家人的积极配合和支持,应指导患者家属给患者创造一个良好的身心休养环境。出院后 1 个月内来院复查 1～2 次,出现情况随时来院复查。

第四节　反流性食管炎

反流性食管炎(reflux esophagitis,RE)是指胃、十二指肠内容物反流入食管所引起的食管黏膜炎症、糜烂、溃疡和纤维化等病变,甚至引起咽喉、气道等食管以外的组织损害。其发病率为 1.92%,男性患者多于女性,男女比例大约为 3:2。随着年龄的增长,食管下段括约肌收缩力下降,胃、十二指肠内容物发生自发性反流,使老年人反流性食管炎的发病率有所增加。

一、病因与发病机制

（一）抗反流屏障削弱

食管下括约肌是指食管末端 3～4cm 长的环形肌束。正常人静息时其压力为 10～

30 mmHg(1.3~4.0 kPa)，为一高压带，防止胃内容物反流入食管。年龄增长、机体老化导致食管下括约肌的收缩力下降引起食物反流。一过性食管下括约肌松弛也是反流性食管炎的主要发病机制。

(二)食管清除作用减弱

正常情况下，一旦发生食物的反流，大部分反流物通过1~2次食管自发和继发性的蠕动性收缩将食管内容物排入胃内，即容量清除，剩余的部分则由唾液缓慢地中和。老年人食管蠕动缓慢，唾液产生减少，影响了食管的清除作用。

(三)食管黏膜屏障作用下降

反流物进入食管后，食管上皮表面黏液、不移动水层和表面 HCO_3^-、复层鳞状上皮等构成的上皮屏障，及黏膜下丰富的血液供应构成的后上皮屏障，可以发挥抗反流物对食管黏膜损伤的作用。随着机体老化，食管黏膜逐渐萎缩，黏膜屏障作用下降。

二、护理评估

(一)健康史

询问患者的饮食结构及习惯、有无长期服用药物史。

(二)身体评估

1. 反流症状

反流症状包括反酸、反胃(指胃内容物在无恶心和不用力的情况下涌入口腔)、嗳气等，多在餐后明显或加重，平卧或躯体前屈时易出现。

2. 反流物引起的刺激症状

反流物引起的刺激症状包括患者胸骨后或剑突下的烧灼感、胸痛、吞咽困难等。由胸骨下段向上伸延，常在餐后 1 h 出现，平卧、弯腰或腹压增高时可加重。反流物刺激食管痉挛导致胸痛，常发生在胸骨后或剑突下，严重时可为剧烈刺痛，可放射到后背、胸部、肩部、颈部、耳后，有的酷似心绞痛的特点。

3. 其他症状

其他症状包括咽部不适，有异物感、棉团感或堵塞感，可能与酸反流引起食管上段括约肌压力升高有关。

4. 并发症

(1)上消化道出血：食管黏膜炎症、糜烂及溃疡可以导致上消化道出血。

(2)食管狭窄：食管炎反复发作致使纤维组织增生，最终导致瘢痕性狭窄。

(3)Barrett 食管：在食管黏膜的修复过程中，食管、贲门交界处 2cm 以上的食管鳞状上皮被特殊的柱状上皮取代，称为 Barrett 食管。Barrett 食管发生溃疡时，又称 Barrett 溃疡。Barrett食管是食管癌的主要癌前病变，其腺癌的发生率较常规值高 30~50 倍。

(三)辅助检查

1. 内镜检查

内镜检查是反流性食管炎最准确、最可靠的诊断方法，能判断其严重程度和有无并发症，结合活检可与其他疾病相鉴别。

2.24 h 食管 pH 值监测

应用便携式 pH 记录仪在生理状态下对患者进行 24 h 食管 pH 值监测,可提供食管是否存在过度酸反流的客观依据。在进行该项检查前 3 d,患者应停用抑酸药与促胃肠动力的药物。

3. 食管吞钡 X 线检查

对不愿意接受或不能耐受内镜检查者行食管吞钡 X 线检查。严重患者可发现阳性 X 线征。

(四)心理-社会状况

反流性食管炎长期持续存在,病情反复、病程迁延,因此患者会出现食欲减退、体重下降症状,导致患者心情烦躁、焦虑;合并消化道出血时会使患者紧张、恐惧。应注意评估患者的情绪状态及对本病的认知程度。

三、常见护理诊断及问题

(一)疼痛:胸痛

胸痛与胃食管黏膜炎性病变有关。

(二)营养失调:低于机体需要量

低于机体需要量与害怕进食、消化吸收不良等有关。

(三)有体液不足的危险

体液不足的危险与合并消化道出血引起活动性体液丢失、呕吐及液体摄入量不足有关。

(四)焦虑

患者的焦虑情绪与病情反复、病程迁延有关。

(五)知识缺乏

患者缺乏对反流性食管炎病因和预防知识的了解。

四、诊断要点与治疗原则

(一)诊断要点

RE 在临床上有明显的反流症状;内镜下有反流性食管炎的表现,过度酸反流的客观依据即可做出诊断。

(二)治疗原则

RE 的治疗以药物治疗为主,药物治疗无效或发生并发症者可做手术治疗。

1. 药物治疗

目前多主张采用递减法,即开始时使用质子泵抑制剂加促胃肠动力药,迅速控制症状,待症状控制后再减量维持。

(1)促胃肠动力药:目前常用的主要药物是西沙必利,常用量为每次 5～15 mg,每天 3～4 次,疗程8～12周。

(2)抑酸药。①H_2 受体拮抗剂(H_2RA):西咪替丁 400 mg、雷尼替丁 150 mg、法莫替丁 20 mg,每天2 次,疗程 8～12 周。②质子泵抑制剂(PPI):奥美拉唑 20 mg、兰索拉唑 30 mg、泮托拉唑 40 mg、雷贝拉唑 10 mg 和埃索美拉唑 20 mg,每天 1 次,疗程 4～8 周。③抗酸药:仅用于症状轻、间歇发作的患者作为临时缓解症状用。反流性食管炎有并发症或停药后很快复发者,需要长期维持治疗。H_2RA、西沙必利、PPI 均可用于维持治疗,其中以 PPI 效果最好。维持治疗的剂量因患者而异,以调整至患者无症状的最低剂量为合适剂量。

2.手术治疗

治疗 RE 的手术为不同术式的胃底折叠术。手术指征为:①经内科治疗无效;②虽经内科治疗有效,但患者不能忍受长期服药;③经反复扩张治疗后仍反复发作的食管狭窄;④确证由反流性食管炎引起的严重呼吸道疾病。

3.并发症的治疗

(1)食管狭窄:大部分狭窄可行内镜下食管扩张术治疗,扩张后予以长程 PPI 维持治疗可防止狭窄复发。少数严重瘢痕性狭窄需行手术切除。

(2)Barrett 食管:药物治疗是预防 Barrett 食管发生和发展的重要措施,必须使用 PPI 治疗并长期维持。

五、护理措施

(一)一般护理

为减少患者平卧时及夜间反流,可将床头抬高 15～20cm。患者避免睡前 2 h 内进食,白天进餐后亦不宜立即卧床;应避免食用使食管下括约肌压力降低的食物和药物,如高脂肪、巧克力、咖啡、浓茶及硝酸甘油、钙拮抗剂等;应戒烟及禁酒;减少一切影响腹压增高的因素,如肥胖、便秘、紧束腰带等。

(二)用药护理

遵医嘱给予患者药物治疗,注意观察药物的疗效及不良反应。

1.H_2 受体拮抗剂

药物应在餐中或餐后即刻服用,若需同时服用抗酸药,则两药应间隔 1 h 以上。若静脉给药应注意控制速度,过快可引起低血压和心律失常。西咪替丁对雄性激素受体有亲和力,可导致男性乳腺发育、阳痿及性功能紊乱,应做好解释工作。该药物主要通过肾排泄,用药期间应监测肾功能。

2.质子泵抑制剂

奥美拉唑可引起头晕,应嘱患者用药期间避免开车或做其他必须高度集中注意力的工作。兰索拉唑的不良反应包括荨麻疹、皮疹、瘙痒、头痛、口苦、肝功能异常等,轻度不良反应不影响继续用药,较严重时应及时停药。泮托拉唑的不良反应较少,偶可引起头痛和腹泻。

3.抗酸药

抗酸药在饭后 1 h 和睡前服用。服用片剂时应嚼服,乳剂给药前应充分摇匀。

抗酸剂应避免与奶制品、酸性饮料及食物同时服用。

(三)饮食护理

(1)指导患者有规律地进餐,饮食不宜过饱,选择营养丰富、易消化的食物,避免摄入过咸、过甜、过辣的刺激性食物。

(2)与患者共同制订饮食计划,指导患者及家属改进烹饪技巧,增加食物的色、香、味,引起患者食欲。

(3)观察并记录患者每天进餐次数、量、种类,以了解其摄入营养素的情况。

六、健康指导

(一)疾病知识的指导

向患者及家属介绍本病的有关病因,避免诱发因素。嘱患者保持良好的心理状态,平时生活要有规律,合理安排工作和休息时间,注意劳逸结合,积极配合治疗。

(二)饮食指导

指导患者加强饮食卫生和饮食营养,养成有规律的饮食习惯;避免过冷、过热、辛辣等刺激性食物及浓茶、咖啡等饮料;嗜酒者应戒酒。

(三)用药指导

根据病因及病情进行指导,嘱患者长期维持治疗,介绍药物的不良反应,如有异常及时复诊。

第五节　急性肝衰竭

一、定义

急性肝衰竭是原本无肝病者肝脏受损后短时间内发生的严重临床综合征,死亡率高,最常见的病因是病毒性肝炎。

二、病因及发病机制

(一)病因

在中国,引起急性肝衰竭的主要病因是肝炎病毒(主要是乙型肝炎病毒),其次是药物及肝毒性物质(如乙醇、化学制剂等);在欧美国家,药物是引起急性、亚急性肝衰竭的主要原因。

(二)发病机制

1. 内毒素与肝损伤

内毒素使肝脏能量代谢发生障碍,还可诱导中性粒细胞向肝内聚集,并激活中性粒细胞,参与导致大块肝细胞坏死的炎症过程。内毒素作用于肝窦内皮细胞及微血管,引起肝微循环障碍,导致缺血缺氧性损伤。

2. 细胞因子与肝损伤

细胞因子不仅是肝坏死过程的主要因素,还与肝衰竭时肝细胞再生抑制状态有关。

3. 细胞凋亡

肝细胞凋亡在肝衰竭病理形成过程中也起着重要的作用。

4. 多器官功能衰竭与肝衰竭

肝衰竭是多器官功能衰竭的主要起因,而多器官功能衰竭又可加重肝衰竭。

三、临床表现

(一)神经、精神症状

本病早期表现以患者性格和行为改变为主,如情绪激动、精神错乱、行为荒诞等,少数患者可被误诊为精神病;晚期出现肝昏迷、肝臭,各种反射迟钝或消失,肌张力改变,踝阵挛阳性。

(二)黄疸

本病的典型病例先是尿色加深,2～3 d皮肤巩膜出现黄疸,迅速加深,少数患者的黄疸可出现在神经、精神症状前,但较轻微,以后随病情恶化而加深。

(三)出血

肝脏内凝血因子合成障碍,导致弥散性血管内凝血、血小板减少。

(四)肝脏缩小

多数急性肝衰竭肝脏呈进行性缩小,此为诊断本病的重要体征。

(五)腹腔积液

多数患者迅速出现腹腔积液,大多属于漏出液,少数为渗出液或血性。

(六)脑水肿、脑疝综合征

脑水肿、脑疝综合征发生率为24 ％～82 ％。单纯脑水肿表现为呕吐、头痛、烦躁、血压轻度上升;合并脑疝则出现去大脑强直、抽搐、瞳孔对光反应减弱或消失、呼吸节律不齐、呼吸骤停等症状。

(七)肝肾综合征

肝肾综合征表现为少尿或无尿、氮质血症、稀释性低血钠、低尿钠,尿中可无蛋白质及管型。

四、实验室及其他检查

肝炎病毒学检查:肝功能检查转氨酶升高或发生胆酶分离现象;血生化检查凝血酶原时间延长。

五、紧急救护

(一)去除诱因

针对引起急性肝衰竭的不同诱因,给予治疗和护理。

(二)保肝治疗

(1)应用细胞活性药物,如ATP、辅酶A、肌苷、1,6-二磷酸果糖等。

(2)胰高血糖素-胰岛素疗法。

(3)促肝细胞生长素促使肝细胞再生。

(4)前列腺素E可扩张血管,改善肝微循环,稳定肝细胞膜,防止肝细胞坏死。

(5)适量补充新鲜血、新鲜血浆及清蛋白,有利于提高胶体渗透压,促进肝细胞的再生和补充凝血因子。

(三)对症处理

1.肝性脑病

避免使用麻醉、镇痛、催眠等中枢抑制药物,及时控制感染和上消化道出血,注意纠正水、电解质和酸碱平衡紊乱,降低血氨。

(1)禁止经口摄入蛋白质,尤其是动物蛋白,以减少氨的形成。

(2)抑制肠道产氨细菌生长,可口服或鼻饲新霉素1～2 g/d;甲硝唑0.2 g,每天4次。

(3)清除肠道积食、积血或其他含氮物质,应用乳果糖或拉克替醇,口服或高位灌肠,可酸化肠道,促进氨的排出,减少肠源性毒素吸收。

（4）视患者的电解质和酸碱平衡情况酌情选择谷氨酸钠、谷氨酸钾、精氨酸等降氨药。

（5）使用支链氨基酸或支链氨基酸与精氨酸混合制剂，以纠正氨基酸失衡。

2. 出血

（1）预防胃部应激性溃疡出血，可用 H_2 受体拮抗药或质子泵抑制药。

（2）凝血功能障碍者注射维生素 K，可促进凝血因子的合成；血小板减少或功能异常者可输注血小板悬液。

（3）胃肠道出血者可用冰盐水加血管收缩药物局部灌注止血。

（4）活动性出血或需接受损伤性操作者，应补充凝血因子，以输新鲜血浆为宜。

（5）一旦出现 DIC、颅内出血，须积极配合抢救。

（四）急性并发症的处理

1. 肝肾综合征

（1）及时去除诱因，如避免强烈利尿及大量放腹腔积液，不使用损害肾功能的药物。

（2）在改善肝功能的前提下，适当输注右旋糖酐-40、清蛋白等胶体溶液，以提高循环血容量。

（3）补充血容量的同时给予利尿药，常用 20 ％甘露醇，无效时可用呋塞米，可消除组织水肿、腹腔积液，减轻心脏负荷，清除有害代谢产物。

（4）应用血管活性药，可选用多巴胺、酚妥拉明等药物，以扩张肾血管，增加肾血流量。

（5）经上述治疗无效时，宜尽早进行血液透析，清除血内有害物质，减轻氮质血症，纠正高钾血症和酸中毒。

2. 感染

一旦出现感染，可单用或联合应用抗生素，但不应使用有肝、肾毒性的药物。

3. 脑水肿

颅内压增高者给予高渗性脱水药。

（五）血液净化疗法

血液净化疗法可清除因肝功能严重障碍而产生的各种有害物质，使血液得以净化，帮助患者度过危险期。血浆置换是较为成熟的血液净化方法，可以去除与血浆蛋白结合的毒物，补充血浆蛋白、凝血因子等人体所需物质，从而减轻急性肝衰竭患者的症状。

（六）肝替代治疗

（1）人工肝支持治疗：人工肝是指通过体外的机械，物理、化学或生物装置，清除各种有害物质，补充必需物质，改善内环境，暂时替代衰竭肝的部分功能的治疗方法。这种疗法能为肝细胞再生及肝功能恢复创造条件，并等待机会进行肝移植。

（2）肝移植。

六、观察要点

（1）判断患者神志是否清醒，性格和行为有无异常，以便及时发现肝性脑病的先兆。

（2）密切观察患者生命体征变化，注意每天测量其腹围、体重。

（3）黄疸：了解患者黄疸的程度，有无逐渐加重。

（4）出血：注意患者皮肤、黏膜及消化道等部位有无出血，抽血及穿刺后要长时间压迫穿刺点，防止渗血。

（5）监测患者的中心静脉压、血气分析变化。

（6）监测患者的肝功能、凝血功能变化。

（7）对接受胰高血糖素-胰岛素疗法患者，用药期间随时监测血糖水平，以便随时调整药物的用量。

（8）应用谷氨酸钾时需监测钾、钠、氯含量，保持电解质平衡。

七、护理要点

（一）充分休息与心理护理

患者应绝对卧床休息，腹腔积液患者采取半卧位。鼓励患者保持乐观情绪，以最佳心理状态配合治疗。

（二）饮食护理

给予患者低脂、低盐、高热量、清淡、易消化的食物。嘱患者戒烟酒，忌辛辣、刺激性食物，少量多餐，可进食流质或半流质食物，以保证营养的充分吸收，促进肝细胞再生和修复。有腹腔积液者控制钠盐摄入，肝性脑病者忌食蛋白。

（三）口腔护理

饭前饭后可用 5 ％碳酸氢钠漱口。

（四）皮肤护理

保持皮肤清洁干燥，黄疸较深、瘙痒严重者可给予抗组胺药物。

（五）并发症的护理

（1）肝肾综合征：严格控制液体入量，避免使用损害肝、肾功能的药物；注意观察尿量的变化及尿的颜色和性质，准确记录每天出入液量。

（2）感染：加强支持疗法，调整免疫功能。

（3）大量腹腔积液：①安置半卧位，限制钠盐和每天入水量；②遵医嘱应用利尿药，避免快速和大量利尿，用药后注意监测血电解质；③每天称体重，测腹围，记录尿量，密切观察腹腔积液增长及消退情况；④腹腔穿刺放腹腔积液 1 次量不能超过 3 000 mL，防止水、电解质紊乱和酸碱失衡。

（4）脑水肿：密切观察患者有无头痛、呕吐、眼底视盘水肿及意识障碍等表现，一旦发生，应协助患者取平卧位，抬高床头 15°～30°，以利颅内静脉回流，减轻脑水肿；使用脱水药、利尿药后易出现电解质紊乱，应定时监测。

（六）安全防护

对于昏迷患者加护床挡；烦躁患者慎用镇静药，必要时可用水合氯醛灌肠。

（七）肠道护理

灌肠可清除肠内积血，使肠内保持酸性环境，减少氨的产生和吸收。协助患者采取左侧卧位，用37～38 ℃温水 100 mL 加食醋 50 mL 灌肠 1～2 次/天，或乳果糖 500 mL 加温水 500 mL 保留灌肠，使血氨降低。肝性脑病者禁用肥皂水灌肠。

第六节　急性出血坏死性肠炎

急性出血坏死性肠炎是由产生 B 毒素的 C 型产气荚膜梭状芽孢杆菌感染所致的肠道急性炎症,病变主要累及空、回肠,偶尔累及十二指肠、结肠。夏秋季发病多见,儿童多发,其次为青少年,常见于食用变质肉食之后。

一、诊断

(一)急性腹痛

本病患者常突发性左上腹、脐周疼痛,阵发性绞痛,逐渐转为持续性腹痛伴阵发性加重,常伴有恶心、呕吐,病情严重者局部有压痛、反跳痛与腹肌紧张。

(二)腹泻及便血

本病患者每天可腹泻数次,有时在 10 次以上。其大便初为糊状,带有粪质,继而发展为果酱样、鲜红或暗红色血便,具有腥臭味,有时混有腐肉状坏死黏膜。患者发生肠麻痹时可无腹泻,但肛门指检时可发现血便。

(三)发热

本病患者体温可在 38~39 ℃,甚至 40 ℃,伴有畏寒、乏力,白细胞升高,明显核左移,不同程度贫血。

(四)毒血症状

本病患者常表现为面色苍白、冷汗、口唇发绀,甚至谵语、嗜睡及休克,并有明显腹胀、肠麻痹,幼儿可出现高热抽搐。

(五)检查

患者大便镜检可见大量红、白细胞,需做厌氧菌培养;腹部平片见小肠胀气、肠腔扩张、肠间隙增宽,坏死肠段可呈不规则致密阴影团。

二、治疗

绝大多数患者经内科治疗后康复,甚少复发。

(一)非手术治疗

1. 一般治疗

一般治疗包括禁食、休息,待呕吐停止、便血减少、腹痛减轻后给予流质饮食,逐步过渡至正常饮食。

2. 支持疗法

支持疗法包括输血、补液、补充清蛋白、各种维生素。注意水、电解质平衡。

3. 抗休克

抗休克疗法包括补充血容量,纠正酸中毒,酌情应用血管活性药物如间羟胺、多巴胺;短程静脉滴注肾上腺皮质激素,成人每天给予氢化可的松 200~300 mg,或地塞米松 5~10 mg。

4. 抗感染治疗

可选用头孢菌素、甲硝唑等联合使用,进行抗感染治疗。

5. 中药治疗

可予清热、解毒、行气、止血类中药进行辨证施治。

(二)手术治疗

大部分患者可通过非手术疗法痊愈,仅有少数患者需手术治疗。术探查的指征是:①反复大量便血,内科治疗无效;②有明显腹膜炎表现者,腹腔诊断性穿刺有脓性或血性渗液;③中毒性休克治疗后,病情仍不稳定,提示肠道毒素持续吸收者;④未能排除其他需手术的急腹症患者。

三、急救护理

(一)病情评估

1. 患者评估

明确患者对有关疾病知识的了解程度、心理状态、自理能力。

2. 生命体征观察

(1)密切观察患者的体温、呼吸、脉搏、心率、心律、血压等变化。

(2)当患者表现出脉搏细数、血压下降、末梢循环衰竭等中毒性休克时,立即通知医师组织抢救。

(3)密切观察患者腹痛、便血变化,发现有肠穿孔的征兆,应及时通知医师处理。

(4)准确记录患者 24 h 出入量。

(5)密切观察患者意识变化。

3. 有无潜在并发症发生

密切观察患者生命体征,预防潜在并发症。

(二)护理关键

(1)严密观察患者生命体征、精神状态,腹痛剧烈者立即报告医师。

(2)嘱患者绝对卧床休息,立即禁食水,禁食期间输入静脉营养液。

(3)嘱患者每天用生理盐水清洁口腔 2 次。

(4)做好患者的心理护理,避免精神紧张。如保守治疗无明显效果,患者腹痛加剧,应考虑手术治疗并做好术前宣教。

(三)护理措施

1. 腹痛、腹胀的护理

嘱患者禁食水,行胃肠减压术,遵医嘱补液。

2. 呕吐护理

(1)液体支持,对危重患者应建立有效的静脉通道,防止脱水和电解质失衡。

(2)嘱患者呕吐时头偏向一侧,并记录呕吐物的色、质及量;及时清除呕吐物,保持皮肤及床单位清洁。

3. 心理护理

让患者充分了解此病的情况,有助于患者消除恐惧感,配合各项检查;如保守治疗无明显效果,患者腹痛加剧,休克症状明显,应考虑手术治疗;做好术前宣教,让患者积极配合治疗,早日康复。

(四)健康指导

(1)帮助患者掌握有关饮食控制、皮肤和口腔卫生等护理知识,并使其了解病情,取得配合。

（2）嘱患者注意饮食卫生，不食腐败变质食物，避免暴饮暴食和过食生冷油腻食物，及时治疗肠道寄生虫病。

第七节　心　肌　病

心肌病是指伴有心肌功能障碍性疾病。WHO 和国际心脏病学会工作组将心肌病分为4 型，即扩张型心肌病、肥厚型心肌病、限制型心肌病和致心律失常型心肌病。其中以扩张型心肌病的发病率最高，肥厚型心肌病为其次。

一、扩张型心肌病

扩张型心肌病的主要特征是一侧或双侧心腔扩大，室壁变薄，心肌收缩功能减退，伴或不伴充血性心力衰竭，常合并心律失常，病死率较高。男>女(2.5：1)，发病率为(13~84)/10 万。

（一）病因及病理

病因尚不清楚，除特发性、家族遗传性外，近年认为病毒感染是其重要原因。本病的病理改变以心腔扩张为主，室壁变薄，纤维瘢痕形成，常伴附壁血栓。组织学非特异性心肌细胞肥大、变性，特别是程度不同等纤维化等病变混合存在。

（二）临床表现

起病缓慢，逐渐出现活动后气急、心悸、胸闷、乏力甚至端坐呼吸，水肿和肝大等充血性心力衰竭。常合并各种心律失常，如室性期前收缩、房性期前收缩、房颤，晚期常发生室性心动过速甚至室颤，可导致猝死，部分可发生心、脑、肾等栓塞。主要体征：为心脏扩大及全心衰竭的体征，75%可听到第三或第四心音。

（三）实验室及其他辅助检查

1.胸部 X 线检查

心影明显增大，可见肺淤血征象。

2.心电图检查

可见房颤、房室传导阻滞等心律失常改变及 ST-T 改变。

3.超声心动图检查

各心腔均扩大，左心室扩大早而显著，室壁运动普遍减弱。

4.其他检查

心导管检查、核素显影。

（四）治疗要点

尚无特殊治疗，主要是对症治疗，目前的治疗原则是针对心力衰竭和心律失常。限制体力活动，低盐饮食，应用洋地黄和利尿药物减轻心脏负荷，及时有效地控制心律失常，晚期条件允许进行心脏移植。

二、肥厚型心肌病

肥厚型心肌病是以左心室或右心室肥厚为特征，常为心肌非对称性肥厚，心室腔变小，以左心室血液充盈受阻，舒张期顺应性下降为基本病态的心肌病。临床上根据左心室流出道有无梗阻分为梗阻性肥厚型心肌病和非梗阻性肥厚型心肌病。

(一)病因及病理

本病常有明显家族史(约占 1/3),目前认为是常染色体显性遗传疾病。本病的病理改变为主要改变在心肌,尤其是左心室形态学改变,其特征为不均等的心室间隔增厚。组织学特征为心肌细胞肥大、形态特异、排列紊乱。

(二)临床表现

部分患者可无自觉症状,因猝死或在体检中才被发现。非梗阻性肥厚型的临床表现类似扩张型心肌病。梗阻性轻者无症状,重者因心排血量下降而出现重要脏器血供不足的表现,如劳累后心悸、胸痛、乏力、头晕、昏厥,甚至猝死。突然站立、运动、应用硝酸甘油等使回心血量下降,加重左心室流出道梗阻,上述症状加重,部分患者因肥厚心肌耗氧量上升致心绞痛,但硝酸甘油或休息多不能缓解。主要体征有心脏轻度增大,胸骨左缘第 3~4 肋间闻及收缩期杂音。

(三)实验室及其他辅助检查

1.X 线检查

心影左缘明显突出,提示左心室大块肥厚。但有些患者增大不明显,如合并心力衰竭则心影明显增大。

2.心电图检查

最常见为左心室肥大伴劳损(ST-T 改变),病理性 Q 波出现为本病的一个特征。

3.超声心动图检查

对本病的诊断有重要意义,可显示左心室和室间隔非对称性肥厚。

4.其他检查

左心室造影及左心导管术对确诊有重要价值。

(四)诊断要点

对不能用已知心脏病来解释的心肌肥厚应考虑本病可能。结合心电图、超声心动图及心导管检查做出诊断。有阳性家族史(猝死、心脏增大等)更有助于诊断。

(五)治疗要点

本病的治疗原则为延缓肥厚的心肌,防止心动过速及维持正常窦性心律,减轻左心室流出道狭窄和控制室性心律失常。目前主张应用 β 受体阻滞药及钙拮抗药治疗,减轻流出道肥厚心肌的收缩,降低流出道梗阻程度,增加心室充盈,增加心排血量,并可治疗室性心律失常。对重度梗阻性肥厚型心肌病可做介入或手术治疗,消除或切除肥厚的室间隔心肌。

三、心肌病患者的护理

(一)护理评估

1.健康史

询问家族中有无心肌病的患者;发病前有无病毒的感染、酒精中毒以及代谢异常的情况;有无情绪激动、高强度运动、高血压等诱因。

2.身体状况

有无疲劳、乏力、心悸和气促以及胸痛,有无呼吸困难、肝大、水肿或胸腹腔积液的心力衰竭表现。

3.心理-社会状况

患者有无恐惧,能否正确认识该疾病。

4.实验室检查

超声心动图检查结果,心电图检查,心导管检查确诊。

(二)主要护理诊断

1.疼痛:胸痛

与肥厚型心肌耗氧量增加、冠状动脉供血相对不足有关。

2.气体交换受损

与心力衰竭有关。

3.潜在并发症

心力衰竭、心律失常、猝死。

(三)护理目标

(1)呼吸困难得以改善或消失。

(2)患者胸痛改善或消失。

(3)无并发症发生。

(四)护理措施

1.一般护理

(1)饮食:给予高蛋白、富含维生素的清淡饮食。多食蔬菜和水果,少食多餐,避免便秘。合并心力衰竭的患者,限制钠水摄入。

(2)活动和休息:限制体力活动尤为重要,可减轻心脏负荷、改善心功能。有心力衰竭的患者应该绝对卧床休息。当心力衰竭得到控制后仍应限制活动量。另外,肥厚型心肌病的患者体力活动时有晕厥或猝死的危险,故应避免持重、屏气以及剧烈运动,并避免单独外出。

(3)吸氧:根据缺氧程度调节流量。

2.病情观察

(1)观察患者的生命体征,必要时进行心电监护。

(2)严密观察有无并发症发生:观察患者有无乏力、呼吸困难、肝脏肿大、水肿等心力衰竭的表现,准确记录出入液量,定期测体重;附壁血栓易脱落导致动脉栓塞,观察患者有无偏瘫、失语、胸痛、咯血等的表现;及时发现心律失常的先兆,防止晕厥以及猝死。

(3)准备好抢救药物和用品。

3.用药护理

遵医嘱用药,以控制心力衰竭为主,观察疗效以及不良反应,严格控制滴数。扩张型心肌病的患者对洋地黄的耐受差,要避免洋地黄中毒。

4.心理护理

不良情绪可使交感神经兴奋、心肌耗氧量增加,护理人员需耐心解释,安慰鼓励患者。

5.健康宣教

保证充足的休息和睡眠,避免劳累和上呼吸道感染。保持大便通畅和情绪稳定。遵医嘱服药,教会患者及其亲属观察其疗效和不良反应。

(五)护理评价

患者胸痛改善或消失;呼吸困难改善或消失;未发生并发症。

第八节　急性心肌梗死

急性心肌梗死(acute myocardial infarction,AMI)是急性心肌缺血性坏死。是在冠状动脉病变的基础上,发生冠状动脉血供急剧减少或中断,使相应的心肌严重而持久地急性缺血所致。原因通常是在冠状动脉样硬化病变的基础上继发血栓形成所致。非动脉粥样硬化所导致的心肌梗死可由感染性心内膜炎、血栓脱落、主动脉夹层形成、动脉炎等引起。

本病在欧美常见,20世纪50年代美国本病病死率>300/10万人口,20世纪70年代以后降到<200/10万人口。美国35~84岁人群中年发病率男性为71‰,女性为22‰;每年约有80万人发生心肌梗死,45万人再梗死。在我国本病远不如欧美多见,70年代和80年代北京、河北、哈尔滨、黑龙江、上海、广州等省市年发病率仅0.2‰~0.6‰,其中以华北地区最高。

一、病因和发病机制

急性心肌梗死绝大多数(90%以上)是由于冠状动脉粥样硬化所致。由于冠状动脉有弥漫而广泛的粥样硬化病变,使管腔有>75%的狭窄,侧支循环尚未充分建立,在此基础上一旦由于管腔内血栓形成、劳力、情绪激动、休克、外科手术或血压剧升等诱因而导致血供进一步急剧减少或中断,使心肌严重而持久急性缺血达1 h以上,即可发生心肌梗死。

冠状动脉闭塞后约半小时,心肌开始坏死,1 h后心肌凝固性坏死,心肌间质充血、水肿、炎性细胞浸润。以后坏死心肌逐渐溶解,形成肌溶灶,随后渐有肉芽组织形成,坏死组织约有1~2周后开始吸收,逐渐纤维化,在6~8周形成瘢痕而愈合,即为陈旧性心肌梗死。坏死心肌波及心包可引起心包炎。心肌全层坏死,可产生心室壁破裂,游离壁破裂或室间隔穿孔,也可引起乳头肌断裂。若仅有心内膜下心肌坏死,在心室腔压力的冲击下,外膜下层向外膨出,形成室壁膨胀瘤,造成室壁运动障碍甚至矛盾运动,严重影响左心室射血功能。冠状动脉可有一支或几支闭塞而引起所供血区部位的梗死。

急性心肌梗死时,心脏收缩力减弱,顺应性减低,心肌收缩不协调,心排出量下降,严重时发生泵衰竭、心源性休克及各种心律失常,病死率高。

二、病理生理

主要出现左心室舒张和收缩功能障碍的一些血流动力学变化,其严重度和持续时间取决于梗死的部位、程度和范围。当心脏收缩力减弱、顺应性减低、心肌收缩不协调时,左心室压力曲线最大上升速度(dp/dt)减低,左心室舒张末期压增高、舒张和收缩末期容量增多。射血分数减低,心搏血量和心排血量下降,心率增快或有心律失常,血压下降,静脉血氧含量降低。心室重构出现心壁厚度改变、心脏扩大和心力衰竭(先左心衰竭然后全心衰竭),可发生心源性休克。右心室梗死在心肌梗死患者中少见,其主要病理生理改变是右心衰竭的血流动力学变化,右心房压力增高,高于左心室舒张末期压,心排血量减低,血压下降。

急性心肌梗死引起的心力衰竭称为泵衰竭,按 Killip 分级法可分为:Ⅰ级尚无明显心力衰竭;Ⅱ级有左心衰竭,肺部啰音<50%肺野;Ⅲ级有急性肺水肿,全肺闻及大、小、干、湿、啰音;Ⅳ级有心源性休克等不同程度或阶段的血流动力学变化。心源性休克是泵衰竭的严重阶段。但如兼有肺水肿和心源性休克则情况最严重。

三、临床表现

(一)病史

发病前常有明显诱因,如精神紧张、情绪激动、过度体力活动、饱餐、高脂饮食、糖尿病未控制、感染、手术、大出血、休克等。少数在睡眠中发病。约有半数以上的患者过去有高血压及心绞痛史。部分患者则无明确病史及先兆表现,首次发展即是急性心肌梗死。

(二)症状

1.先兆症状

急性心肌梗死多突然发病,少数患者起病症状轻微。1/2～2/3 的患者起病前 1～2 d 至 1～2 周或更长时间有先兆症状,其中最常见的是稳定型心绞痛转变为不稳定型;或既往无心绞痛,突然出现心绞痛,且发作频繁,程度较重,用硝酸甘油难以缓解,持续时间较长。伴恶心、呕吐、血压剧烈波动。心电图显示 ST 段一时性明显上升或降低,T 波倒置或增高。这些先兆症状如诊断及时,治疗得当,约半数以上患者可免于发生心肌梗死;即使发生,症状也较轻,预后较好。

2.胸痛

为最早出现而突出的症状。其性质和部位多与心绞痛相似,但常发生于安静或睡眠时,程度更为剧烈,呈难以忍受的压榨、窒息,甚至"濒死感",伴有大汗淋漓及烦躁不安。持续时间可长达 1～2 h 甚至 10 h 以上,或时重时轻达数天之久。用硝酸甘油无效,需用麻醉性镇痛药才能减轻。疼痛部位多在胸骨后,但范围较为广泛,常波及整个心前区,约 10%的病例波及剑突下及上腹部或颈、背部,偶尔到下颌、咽部及牙齿处。约 25%病例无明显的疼痛,多见于老年、糖尿病(由于感觉迟钝)或神志不清患者,或有急性循环衰竭者,疼痛被其他严重症状所掩盖。15%～20%病例在急性期无症状。

3.心律失常

见于 75%～95%的患者,多发生于起病后 1～2 d,而以 24 h 内最多见。经心电图观察可出现各种心律失常,可伴乏力、头晕、晕厥等症状,且为急性期引起死亡的主要原因之一。其中最严重的心律失常是室性异位心律(包括频发性前期收缩、阵发性心动过速和颤动)。频发(>5 次/min),多源,成对出现,或 R 波落在 T 波上的室性前期收缩可能为心室颤动的先兆。房室传导阻滞和束支传导阻滞也较多见,严重者可出现完全性房室传导阻滞。室上性心律失常则较少见,多发生于心力衰竭患者。前壁心肌梗死易发生室性心律失常,下壁(膈面)梗死易发生房室传导阻滞。

4.心力衰竭

主要是急性左心衰竭,发生率为 32%～485,为心肌梗死后收缩力减弱或不协调所致,可出现呼吸困难、咳嗽、烦躁及紫绀等症状。严重时两肺满布湿啰音,形成肺水肿,进一步则导致右心衰竭。右心室心肌梗死者可一开始就出现右心衰竭,并伴血压下降。

5.低血压和休克

仅于疼痛剧烈时血压下降,未必是休克。但如疼痛缓解而收缩压仍低于 10.7 kPa (80 mmHg),伴有烦躁不安、大汗淋漓、脉搏细快、尿量减少(<20 mL/h)、神志恍惚甚至晕厥时,则为休克,主要为心源性,由于心肌广泛坏死、心输出量急剧下降所致。而神经反射引起的血管扩张尚属次要,有些患者还有血容量不足的因素参与。

6.胃肠道症状

疼痛剧烈时,伴有频繁的恶心呕吐、上腹胀痛、肠胀气等,与迷走神经张力增高有关。

7.全身症状

主要是发热,一般在发病后 1～3 d 出现,体温 38 ℃左右,持续约 1 周。

(三)体征

包括:①约半数患者心浊音界轻度至中度增大,有心力衰竭时较显著。②心率多增快,少数可减慢。③心尖区第一心音减弱,有时伴有第三或第四心音奔马律。④10%～20%的患者在病后 2～3 d 出现心包摩擦音,多数在几天内又消失,是坏死波及心包面引起的反应性纤维蛋白性心包炎所致。⑤心尖区可出现粗糙的收缩期杂音或收缩中晚期喀喇音,为二尖瓣乳头肌功能失调或断裂所致。⑥可听到各种心律失常的心音改变。⑦常见到血压下降到正常以下(病前高血压者血压可降至正常),且可能不再恢复到起病前水平。⑧还可伴有休克、心力衰竭的相应体征。

(四)并发症

心肌梗死除可并发心力衰竭及心律失常外,还有下列并发症。

1.动脉栓塞

主要为左室壁血栓脱落所引起。根据栓塞的部位,可能产生脑部或其他部位的相应症状,常在起病后 1～2 周发生。

2.心室壁瘤

梗死部位在心脏内压的作用下,显著膨出。心电图常示持久的 ST 段持续抬高。

3.心肌破裂

少见。常在发病 1 周内出现,患者常突然心力衰竭甚至休克造成死亡。

4.乳头肌功能不全

乳头肌功能不全的病变可分为坏死性与纤维性二种,在发生心肌梗死后,心尖区突然出现响亮的全收缩期杂音,第一心音减低。

5.心肌梗死后综合征

发生率约 10%,于心肌梗死后数周至数月内出现,可反复发生,表现为发热、胸痛、心包炎、胸膜炎或肺炎等症状、体征,可能为机体对坏死物质的过敏反应。

四、诊断要点

(一)诊断标准

诊断 AMI 必须至少具备以下标准中的两条。

(1)缺血性胸痛的临床病史,疼痛常持续 30 min 以上。

(2)心电图的特征性改变和动态演变。

（3）心肌坏死的血清心肌标记物浓度升高和动态变化。

（二）诊断步骤

对疑为 AMI 的患者，应争取在 10 min 内完成。

（1）临床检查（问清缺血性胸痛病史，如疼痛性质、部位、持续时间、缓解方式、伴随症状；查明心、肺、血管等的体征）。

（2）描记 18 导联心电图（常规 12 导联加 $V_7 \sim V_9$，$V_{3R} \sim V_{5R}$），并立即进行分析、判断。

（3）迅速进行简明的临床鉴别诊断后做出初步诊断（老年人突发原因不明的休克、心衰、上腹部疼痛伴胃肠道症状、严重心律失常或较重而持续性胸痛或胸闷，应慎重考虑有无本病的可能）。

（4）对病情做出基本评价并确定即刻处理方案。

（5）继之尽快进行相关的诊断性检查和监测，如血清心肌标记物浓度的检测，结合缺血性胸痛的临床病史、心电图的特征性改变，做出 AMI 的最终诊断。此外，尚应进行血常规、血脂、血糖、凝血时间、电解质等检测，二维超声心动图检查，床旁心电监护等。

（三）危险性评估

（1）伴下列任一项者，如高龄（＞70 岁）、既往有心肌梗死史、心房颤动、前壁心肌梗死、心源性休克、急性肺水肿或持续低血压等可确定为高危患者。

（2）病死率随心电图 ST 段抬高的导联数的增加而增加。

（3）血清心肌标记物浓度与心肌损害范围呈正相关，可助估计梗死面积和患者预后。

五、鉴别诊断

（一）不稳定型心绞痛

疼痛的性质、部位与心肌梗死相似，但发作持续时间短、次数频繁、含服硝酸甘油有效。心电图的改变及酶学检查是与心肌梗死鉴别的主要依据。

（二）急性肺动脉栓塞

大块的栓塞可引起胸痛、呼吸困难、咯血、休克，但多出现右心负荷急剧增加的表现如有心室增大，P_2 亢进、分裂和有心衰体征。无心肌梗死时的典型心电图改变和血清心肌酶的变化。

（三）主动脉夹层

该病也具有剧烈的胸痛，有时出现休克，其疼痛常为撕裂样，一开始即达高峰，多放射至背部、腹部、腰部及下肢。两上肢的血压和脉搏常不一致是本病的重要体征。可出现主动脉瓣关闭不全的体征，心电图和血清心肌酶学检查无 AMI 时的变化。X 线和超声检查可出现主动脉明显增宽。

（四）急腹症

急性胆囊炎、胆石症、急性坏死性胰腺炎、溃疡病穿孔等常出现上腹痛及休克的表现，但应有相应的腹部体征，心电图及影像、酶学检查有助于鉴别。

（五）急性心包炎

尤其是非特异性急性心包炎，也可出现严重胸痛、心电图 ST 段抬高，但该病发病前常有上呼吸道感染，呼吸和咳嗽时疼痛加重，早期即有心包摩擦音。无心电图的演变及酶学异常。

六、处理

(一)治疗原则

改善冠状动脉血液供给,减少心肌耗氧,保护心脏功能,挽救因缺血而濒死的心肌,防止梗死面积扩大,缩小心肌缺血范围,及时发现、处理、防治严重心律失常、泵衰竭和各种并发症,防止猝死。

(二)院前急救

流行病学调查发现,50%的患者发病后 1 h 在院外猝死,死因主要是可救治的心律失常。因此,院前急救的重点是尽可能缩短患者就诊延误的时间和院前检查、处理、转运所用的时间;尽量帮助患者安全、迅速地转送到医院;尽可能及时给予相关急救措施,如嘱患者停止任何主动性活动和运动,舌下含化硝酸甘油,高流量吸氧,镇静止痛(吗啡或哌替啶),必要时静脉注射或滴注利多卡因,或给予除颤治疗和心肺复苏;缓慢性心律失常给予阿托品肌内注射或静脉注射;及时将患者情况通知急救中心或医院,在严密观察、治疗下迅速将患者送至医院。

(三)住院治疗

急诊室医生应力争在 10～20 min 完成病史、临床检数记录 18 导联心电图,尽快明确诊断。对 ST 段抬高者应在 30 min 内收住冠心病监护病房(CCU)并开始溶栓,或在 90 min 内开始行急诊 PTCA 治疗。

1.休息

患者应卧床休息,保持环境安静,减少探视,防止不良刺激。

2.监测

在冠心病监护室进行心电图、血压和呼吸的监测 5～7 d,必要时进行床旁血流动力学监测,以便于观察病情和指导治疗。

3.护理

第一周完全卧床,加强护理,进食、漱洗、大小便、翻身等,都需要别人帮助。第二周可从床上坐起,第三至四周可逐步离床和室内缓步走动。但病重或有并发症者,卧床时间宜适当延长。食物以易消化的流质或半流质为主,病情稳定后逐渐改为软食。便秘 3 d 者可服轻泻剂或用甘油栓等,必须防止用力大便造成病情突变。焦虑、不安患者可用地西泮等镇静剂。禁止吸烟。

4.吸氧

在急性心肌梗死早期,即便未合并有左侧心力衰竭或肺疾病,也常有不同程度的动脉低氧血症。其原因可能由于细支气管周围水肿,使小气道狭窄,增加小气道阻力,气流量降低,局部换气量减少,特别是两肺底部最为明显。有些患者虽未测出动脉低氧血症,由于增加肺间质液体,肺顺应性一过性降低,而有气短症状。因此,应给予吸氧,通常在发病早期用鼻塞给氧 24～48小时,3～5 L/min。有利于氧气运送到心肌,可能减轻气短、疼痛或焦虑症状。在严重左侧心力衰竭、肺水肿和并有机械并发症的患者,多伴有严重低氧血症,需面罩加压给氧或气管插管并机械通气。

5.补充血容量

心肌梗死患者,由于发病后出汗,呕吐或进食少,以及应用利尿药等因素,引起血容量不足和血液浓缩,从而加重缺血和血栓形成,有导致心肌梗死面积扩大的危险。因此,如每天摄入量不足,应适当补液,以保持出入量的平衡。

6.缓解疼痛

AMI时,剧烈胸痛使患者交感神经过度兴奋,产生心动过速、血压升高和心肌收缩力增强,从而增加心肌耗氧量。并易诱发快速性室性心律失常,应迅速给予有效镇痛药。本病早期疼痛是难以区分坏死心肌疼痛和可逆性心肌缺血疼痛,二者常混杂在一起。先予含服硝酸甘油,随后静脉点滴硝酸甘油,如疼痛不能迅速缓解,应即用强的镇痛药,吗啡和派替啶最为常用。吗啡是解除急性心肌梗死后疼痛最有效的药物。其作用于中枢阿片受体而发挥镇痛作用,并阻滞中枢交感神经冲动的传出,导致外周动、静脉扩张,从而降低心脏前后负荷及心肌耗氧量。通过镇痛,减轻疼痛引起的应激反应,使心率减慢。1次给药后10～20 min发挥镇痛作用,1～2 h作用最强,持续4～6 h。通常静脉注射吗啡5～10 mg,必要时每1～2 h重复1次,总量不宜超过15 mg。吗啡治疗剂量时即可发生不良反应,随剂量增加,发生率增加。不良反应有恶心、呕吐、低血压和呼吸抑制。其他不良反应有眩晕,嗜睡,表情淡漠,注意力分散等。一旦出现呼吸抑制,可每隔3 min静脉注射纳洛酮有拮抗吗啡的作用,剂量为0.4 mg,总量不超过1.2 mg。一般用药后呼吸抑制症状可很快消除,必要时采用人工辅助呼吸。哌替啶有消除迷走神经作用和镇痛作用,其血流动力学作用与吗啡相似,75 mg哌替啶相当于10 mg吗啡,不良反应有致心动过速和呕吐作用,但较吗啡轻。可用阿托品0.5 mg对抗之。临床上可肌内注射25～75 mg,必要时2～3小时重复,过量出现麻醉作用和呼吸抑制,当引起呼吸抑制时,也可应用纳洛酮治疗。对重度烦躁者可应用冬眠疗法,经肌内注射哌替啶25 mg异丙嗪(非那根)12.5 mg,必要时4～6 h重复1次。

中药可用复方丹参滴丸,麝香保心丸口服,或复方丹参注射液16 mL加入5%葡萄糖液250～500 mL中静脉滴注。

(四)再灌注心肌

起病3～6 h,使闭塞的冠状动脉再通,心肌得到再灌注,濒临坏死的心肌可能得以存活或使坏死范围缩小,预后改善,是一种积极的治疗措施。

1.急诊溶栓治疗

溶栓治疗是20世纪80年代初兴起的一项新技术,其治疗原理是针对急性心肌梗死发病的基础,即大部分穿壁性心肌梗死是由于冠状动脉血栓性闭塞引起的。血栓是由于凝血酶原在异常刺激下被激活,形成凝血酶,使纤维蛋白原转化为纤维蛋白,然后与其他有形成分如红细胞、血小板一起形成的。机体内存在一个纤维蛋白溶解系统,它是由纤维蛋白溶解原和内源性或外源性激活物组成的。在激活物的作用下,纤维蛋白溶酶原被激活,形成纤维蛋白溶酶,它可以溶解稳定的纤维蛋白血栓,还可以降解纤维蛋白原,促使纤维蛋白裂解、使血栓溶解。但是纤维蛋白溶酶的半衰期很短,要想获得持续的溶栓效果,只有依靠连续输入外源性补给激活物的办法。现在临床常用的纤溶激活物有两大类,一类为非选择性纤溶剂,如链激酶、尿激酶。它们除了激活与血栓相关的纤维蛋白溶酶原外,还激活循环中的纤溶酶原,导致全身的纤溶状态,因此可以引起出血并发症。另一类为选择性纤溶剂,有重组组织型纤溶酶原激活剂(αt-Pa)单链尿激酶型纤溶酶原激活剂(SCUPA)及乙酰纤溶酶原-链激酶激活剂复合物(AP-

SAC)。它们选择性的激活与血栓有关的纤溶酶原,而对循环中的纤溶酶原仅有中等度的作用。这样可以避免或减少出血并发症的发生。

(1)溶栓疗法的适应证:①持续性胸痛超过半小时,含服硝酸甘油片后症状不能缓解。②相邻两个或更多导联 ST 段抬高>0.2 mV。③发病 12 h 内,或虽超过 6 h,患者仍有严重胸痛,并且 ST 段抬高的导联有 R 波者,也可考虑溶栓治疗。

(2)溶栓治疗的禁忌证:①近 10 d 内施行过外科手术者,包括活检、胸腔或腹腔穿刺和心脏体外按压术等。②10 d 内进行过动脉穿刺术者。③颅内病变,包括出血、梗死或肿瘤等。④有明显出血或潜在的出血性病变,如溃疡性结肠炎、胃十二指肠溃疡或有空洞形成的肺部病变。⑤有出血性或脑栓死倾向的疾病,如各种出血性疾病、肝肾疾病、心房纤颤、感染性心内膜炎、收缩压>24 kPa(180 mmHg),舒张压>14.7 kPa(110 mmHg)等。⑥妊娠期或分娩后前 10 d。⑦在半年至 1 年内进行过链激酶治疗者。⑧年龄>65 岁,因为高龄患者溶栓疗法引起颅内出血者多,而且冠脉再通率低于中年。

(3)药物选择一般需结合实际临床病情,常用介绍如下。

链激酶(Streptokinase SK):SK 是 C 类乙型链球菌产生的酶,在体内将前活化素转变为活化素,后者将纤溶酶原转变为纤溶酶。有抗原性,用前需做皮肤过敏试验。静脉滴注常用量为50~150 万 U 加入 5%葡萄糖液 100 mL 内,在 60 min 内滴完,后每小时给予 10 万 U,滴注 24 h。治疗前半小时肌内注射异丙嗪 25 mg,加少量(2.5~5 mg)地塞米松同时滴注可减少变态反应的发生。用药前后进行凝血方面的化验检查,用量大时尤应注意出血倾向。冠脉内注射时先做冠脉造影,经导管向闭塞的冠状动脉内注入硝酸甘油 0.2~0.5 mg,后注入 SK2 万 U,继之每分钟 2000~4000 U,共 30~90 min 至再通后继用每分钟 2000 U 30~60 min。患者胸痛突然消失,ST 段恢复正常,心肌酶峰值提前出现为再通征象,可每分钟注入 1 次造影剂观察是否再通。

尿激酶(Urokinase UK):作用于纤溶酶原使之转变为纤溶酶。本品无抗原性,作用较 SK 弱。150 万~200 万 U 静脉滴注 30 min 滴完。冠状动脉内应用时每分钟 6000 U 持续 1 h 以上至溶栓后再维持 0.5~1 h。

组织型重组纤维蛋白溶酶原激活剂(rt-PA):本品对血凝块有选择性,故疗效高于 SK。冠脉内滴注 0.375 mg/kg,持续 45 min。静脉滴注用量为 0.75 mg/kg,持续 90 min。

其他制剂:还有单链尿激酶型纤维蛋白溶酶原激活剂(SCUPA),异化纤维蛋白溶酶原链激酶激活剂复合物(APSAC)等。

以上溶栓剂的选择:文献资料显示,用药 2~3 h 的开通率 rt-PA 为 65%~80%,SK 为 65%~75%,UK 为 50%~68%,APSAC 为 68%~70%。究竟选用哪一种溶栓剂,不能根据以上的数据武断的选择,而应根据患者的病变范围、部位、年龄、起病时间的长短以及经济情况等因素选择。比较而言,如患者年轻(年龄小于 45 岁)、大面积前壁 AMI、到达医院时间较早(2 h 内)、无高血压,应首选rt-PA。如果年龄较大(大于 70 岁)、下壁 AMI、有高血压,应选 SK 或 UK。由于 APSAC 的半衰期最长(70~120 min),因此它可在患者家中或救护车上一次性快速静脉注射;rt-PA 的半衰期最短(3~4 min),需静脉持续滴注 90~180 min;SK 的半衰期为 18 min,给药持续时间为 60 min;UK 半衰期为 40 min,给药时间为 30 min。SK 与 APSAC

可引起低血压和变态反应,UK与rt-PA无这些不良反应。rt-PA需要联合使用肝素,SK、UK、APSAC除具有纤溶作用外,还有明显的抗凝作用,不需要积极使用静脉肝素。另外,rt-PA价格较贵,SK、UK较低廉。以上这些因素在临床选用溶栓剂时应予以考虑。

(4)溶栓治疗的并发症。①出血:轻度出血,皮肤、黏膜、肉眼及显微镜下血尿、小量咯血呕血等(穿刺或注射部位少量瘀斑不作为并发症);重度出血,大量咯血或消化道大出血,腹膜后出血等引起失血性休克或低血压,需要输血者;危及生命部位的出血,颅内、蛛网膜下腔、纵隔内或心包出血。②再灌注心律失常,注意其对血流动力学的影响。③一过性低血压及其他的变态反应。

已证实有效的抗凝治疗可加速血管再通和有助于保持血管通畅。今后研究应着重于改进治疗方法或使用特异性溶栓剂,以减少纤维蛋白分解、防止促凝血活动和纤溶酶原偷窃;研制合理的联合使用的药物和方法。如此,可望使现已明显降低的急性心梗病死率进一步下降。

2.经皮腔内冠状动脉成形术(PTCA)

(1)直接PTCA(direct PTCA):急性心肌梗死发病后直接做PTCA。指征:静脉溶栓治疗有禁忌证者;合并心源性休克者(急诊PTCA挽救生命是作为首选治疗);诊断不明患者,如急性心肌梗死病史不典型或左束支传导阻滞(LBBB)者,可从直接冠状动脉造影和PTCA中受益;有条件在发病后数小时内行PTCA者。

(2)补救性PTCA(rescue PTCA):在发病24 h内,静脉溶栓治疗失败,患者胸痛症状不缓解时,行急诊PTCA,以挽救存活的心肌,限制梗死面积进一步扩大。

(3)半择期PTCA(semi-elective PTCA):溶栓成功患者在梗死后7~10 d,有心肌缺血指征或冠脉再闭塞者。

(4)择期PTCA(elective PTCA):在急性心肌梗死后4~6周,用于再发心绞痛或有心肌缺血客观指征,如运动试验、动态心电图、^{201}Tl运动心肌断层显像等证实有心肌缺血。

(5)冠状动脉旁路移植术(CABG):适用于溶栓疗法及PTCA无效,而仍有持续性心肌缺血;急性心肌梗死合并有左房室瓣关闭不全或室间隔穿孔等机械性障碍需要手术矫正和修补,同时进行CABG;多支冠状动脉狭窄或左冠状动脉主干狭窄。

(五)缩小梗死面积

AMI是心肌氧供/氧需的严重失衡,纠正这种失衡,就能挽救濒死的心肌,限制梗死的扩大,有效地减少并发症和改善患者的预后。控制心律失常,适当补充血容量和治疗心力衰竭,均有利于减少梗死区。目前多主张采用以下几种。

1.扩血管药物

扩血管药物必须应用于梗死初期的发展阶段,即起病后4~6 h。一般首选硝酸甘油静脉滴注或异山梨酯(消心痛)舌下含化,也可在皮肤上用硝酸甘油贴片或软膏。使用时应注意:静脉给药时,最好有血流动力学监测,当肺动脉楔嵌压小于2~2.4 kPa,动脉压正常或增高时,其疗效较好,反之,则可使病情恶化;应从小剂量开始,在应用过程中保持肺动脉楔嵌压不低于2 kPa(2~2.4 kPa),且动脉压不低于正常低限,以保证必需的冠状动脉灌注。

2.β受体阻滞剂

大量临床资料表明,在AMI发生后的4~12 h,给普萘洛尔(心得安)或阿普洛尔(心得舒）、阿替洛尔（氨酰心安）、美托洛尔（美多心安）等药治疗（最好是早期静脉内给药），常能达到明显降低患者的最高血清酶（CPK,CK-MB 等）水平，提示有限制梗死范围扩大的作用。但因这些药的负性肌力、负性频率作用，临床应用时，当心率低于每分钟 60 次，收缩压≤14.6 kPa，有心力衰竭及下壁心肌梗死者应慎用。

3.低分子右旋糖酐及复方丹参等活血化瘀药物

一般可选用低分子右旋糖酐每天静脉滴注 250～500 mL,7～14 d 为一疗程。在低分子右旋糖酐内加入活血化瘀药物如血栓通 4～6 mL、川芎嗪 80～160 mg 或复方丹参注射液12～30 mL,疗效更佳。心功能不全者低分子右旋糖酐者慎用。

4.极化液（GIK）

可减少心肌坏死，加速缺血心肌的恢复。但近几年因其效果不显著，已趋向不用，仅用于AMI 伴有低血容量者。其他改善心肌代谢的药物有维生素 C（3～4 g）、辅酶 A（50～100 U）、肌苷（0.2～0.6 g）、维生素 B_6（50～100 mg），每天 1 次静脉滴注。

5.其他

有人提出用大量激素（氢化可的松 150 mg/kg）或透明质酸酶（每次 500 U/kg,每 6 h1 次,日 4 次），或用钙拮抗剂（硝苯地平 20 mg,每 4 h1 次）治疗 AMI,但对此分歧较大，尚无统一结论。

（六）严密观察，及时处理并发症

1.左心功能不全

AMI 时左心功能不全因病理生理改变的程度不同，可表现轻度肺淤血、急性左心衰（肺水肿）、心源性休克。

（1）急性左心衰（肺水肿）的治疗：可选用吗啡、利尿剂（呋塞米等）、硝酸甘油（静脉滴注），尽早口服 ACEI 制剂（以短效制剂为宜）。肺水肿合并严重高血压时应静脉滴注硝普钠，由小剂量（10 μg/min）开始，据血压调整剂量。伴严重低氧血症者可行人工机械通气治疗。洋地黄制剂在 AMI 发病 24 h 内不主张使用。

（2）心源性休克：在严重低血压时应静脉滴注多巴胺 5～15 μg/(kg·min),一旦血压升至90 mmHg 以上，则可同时静脉滴注多巴酚丁胺 3～10 μg/(kg·min),以减少多巴胺用量。如血压不升应使用大剂量多巴胺[≥15 μg/(kg·min)]。大剂量多巴胺无效时，可静脉滴注去甲肾上腺素 2～8 μg/min。轻度低血压时，可用多巴胺或与多巴酚丁胺合用。药物治疗无效者，应使用主动脉内球囊反搏（IABP）。AMI 合并心源性休克提倡 PTCA 再灌注治疗。中药可酌情选用独参汤、参附汤、生脉散等。

2.抗心律失常

急性心肌梗死约有 90% 以上出现心律失常，绝大多数发生在梗死后 72 h 内，不论是快速性或缓慢性心律失常，对急性心肌梗死患者均可引起严重后果。因此，及早发现心律失常，特别是严重的心律失常前驱症状，并给予积极的治疗。

（1）对出现室性前期收缩的急性心肌梗死患者，均应严密心电监护及处理。频发的室性前期收缩或室速，应以利多卡因 50～100 mg 静脉注射，无效时 5～10 min 可重复，控制后以每分钟 1～3 mg 静脉滴注维持，情况稳定后可改为药物口服；美西律 150～200 mg,普鲁卡因胺 250

～500 mg,溴苄胺100～200 mg等,6 h1次维持。

(2)对已发生室颤应立即行心肺复苏术,在进行心脏按压和人工呼吸的同时争取尽快实行电除颤,一般首次即采取较大能量(200～300 J)争取1次成功。

(3)对窦性心动过缓如心率小于每分钟50次,或心率在每分钟50～60次但合并低血压或室性心律失常,可以阿托品每次0.3～0.5 mg静脉注射,无效时5～10 min重复,但总量不超过2 mg。也可以氨茶碱0.25 g或异丙基肾上腺素1 mg分别加入300～500 mL液体中静脉滴注,但这些药物有可能增加心肌氧耗或诱发室性心律失常,故均应慎用。以上治疗无效症状严重时可采用临时起搏措施。

(4)对房室传导阻滞Ⅰ度和Ⅱ度量型者,可应用肾上腺皮质激素、阿托品、异丙肾上腺素治疗,但应注意其不良反应。对Ⅲ度及Ⅱ度Ⅱ型者宜行临时心脏起搏。

(5)对室上性快速心律失常可选用β阻滞剂、洋地黄类(24 h内尽量不用)、维拉帕米(异搏定)、乙胺碘呋酮、奎尼丁、普鲁卡因胺等治疗,对阵发性室上性、房颤及房扑药物治疗无效可考虑直流同步电转复或人工心脏起搏器复律。

3.机械性并发症的处理

(1)心室游离壁破裂:可引起急性心包填塞致突然死亡,临床表现为电-机械分离或心脏停搏,常因难以即时救治而死亡。亚急性心脏破裂应积极争取冠状动脉造影后行手术修补及血管重建术。

(2)室间隔穿孔:伴血流动力学失代偿者,提倡在血管扩张剂和利尿剂治疗及IABP支持下,早期或急诊手术治疗。如穿孔较小,无充血性心衰,血流动力学稳定,可保守治疗,6周后择期手术。

(3)急性二尖瓣关闭不全:急性乳头肌断裂时突发左心力衰竭和(或)低血压,主张用血管扩张剂、利尿剂及IABP治疗,在血流动力学稳定的情况下急诊手术。因左心室扩大或乳头肌功能不全者,应积极应用药物治疗心衰,改善心肌缺血并行血管重建术。

(七)恢复期处理

住院3～4周后,如病情稳定,体力增进,可考虑出院。近年主张出院前作症状限制性运动负荷心电图、放射性核素和(或)超声显像检查,如显示心肌缺血或心功能较差,宜行冠状动脉造影检查考虑进一步处理。心室晚电位检查有助于预测发生严重室性心律失常的可能性。

七、护理

(一)护理评估

1.病史

发病前常有明显诱因,如精神紧张、情绪激动、过度体力活动、饱餐、高脂饮食、糖尿病未控制、感染、手术、大出血、休克等。少数在睡眠中发病。约有半数以上的患者过去有高血压及心绞痛史。部分患者则无明确病史及先兆表现,首次发展即是急性心肌梗死。

2.身体状况

(1)先兆:约半数以上患者在梗死前数日至数周,有乏力、胸部不适、活动时心悸、气急、心绞痛等,最突出为心绞痛发作频繁,持续时间较长,疼痛较剧烈,甚至伴恶心、呕吐、大汗、心动过缓、硝酸甘油疗效差等,特称为梗前先兆。应警惕近期内发生心肌梗死的可能,要及时住院治疗。

（2）症状：急性心肌梗死的临床表现与梗死的大小、部位、发展速度及原来心脏的功能情况等有关。

疼痛：是最常见的起始症状。典型的疼痛部位和性质与心绞痛相似，但疼痛更剧烈，诱因多不明显，持续时间较长，多在 30 min 以上，也可达数小时或数日，休息和含服硝酸甘油多不能缓解。患者常烦躁不安、出汗、恐惧，或有濒死感。老年人、糖尿病患者以及脱水、休克患者常无疼痛。少数患者以休克、急性心力衰竭、突然晕厥为始发症状。部分患者疼痛位于上腹部，或者疼痛放射至下颌、颈部、背部上方，易被误诊，应与相关疾病鉴别。

全身症状：有发热和心动过速等。发热由坏死物质吸收所引起，一般在疼痛后 24～48 小时出现，体温一般在 38 ℃左右，持续约 1 周。

胃肠道症状：频繁常伴有早期恶心、呕吐、肠胀气和消化不良，特别是下后壁梗死者。重症者可发生呃逆。

心律失常：见于 75％～95％的患者，以发病 24 h 内最多见，可伴心悸、乏力、头晕、晕厥等症状。其中以室性心律失常居多，可出现室性期前收缩、室性心动过速、心室颤动或加速性心室自主心律。如出现频发的、成对的、多源的和 RonT 的室性期前收缩，或室性心动过速，常为心室颤动的先兆。室颤是急性心肌梗死早期主要的死因。室上性心律失常则较少，多发生在心力衰竭者中。缓慢型心律失常中以房室传导阻滞最为常见，束支传导阻滞和窦性心动过缓也较多见。

低血压和休克：见于 20％～30％的患者。疼痛期的血压下降未必是休克。如疼痛缓解后收缩压仍低于 10.7 kPa(80 mmHg)，伴有烦躁不安、面色苍白、皮肤湿冷、大汗淋漓、脉细而快、少尿、精神迟钝、甚或昏迷者，则为休克表现。休克多在起病后数小时至 1 周内发生，主要是心源性，为心肌收缩力减弱、心排血量急剧下降所致，尚有血容量不足、严重心律失常、周围血管舒缩功能障碍和酸中毒等因素参与。

心力衰竭：主要为急性左心衰竭。可在发病最初的几天内发生，或在疼痛、休克好转阶段出现。是因为心肌梗死后心脏收缩力显著减弱或不协调所致。患者可突然出现呼吸困难、咳泡沫痰、紫绀等，严重时可发生急性肺水肿，也可继而出现全心衰竭，并伴血压下降。

（3）体征，根据患者的病情可有不同表现。

一般情况：患者常呈焦虑不安或恐惧，手抚胸部，面色苍白，皮肤潮湿，呼吸增快；如左心功能不全时呼吸困难，常采半卧位或咯粉红色泡沫痰；发生休克时四肢厥冷，皮肤有蓝色斑纹。多数患者于发病第 2 d 体温升高，一般在 38 ℃左右，不超过 39 ℃，1 周内退至正常。

心脏：心脏浊音界可轻至中度增大；心率增快或减慢；可有各种心律失常；心尖部第一心音常减弱，可出现第三或第四音奔马律；一般听不到心脏杂音，二尖瓣乳头肌功能不全或腱索断裂时心尖部可听到明显的收缩期杂音；室间隔穿孔时，胸骨左缘可闻及响亮的全收缩期杂音；发生严重的左心衰竭时，心尖部也可闻及收缩期杂音；1％～20％的患者可在发病 1～3 d 出现心包摩擦音，持续数天，少数可持续 1 周以上。

肺部：发病早期肺底可闻及少数湿啰音，常在 1～2 d 消失，啰音持续存在或增多常提示左心衰竭。

3.实验室及其他检查

(1)心电图:可起到定性、定位、定期的作用。透壁性心肌梗死典型改变是:出现异常、持久宽而深的Q波或QS波。损伤型ST段的抬高,弓背向上与T波融合形成单向曲线,起病数小时之后出现,数日至数周回到基线。T波改变:起病数小时内异常增高,数日至2周左右变为平坦,继而倒置。但有5%～15%病例心电图表现不典型,其原因:小灶梗死,多处或对应性梗死,再发梗死,心内膜下梗死以及伴室内传导阻滞,心室肥厚或预激综合征等。以上情况可不出现坏死性Q波,只表现为QRS波群高度、ST段、T波的动态改变。另外,右室心肌梗死,真后壁和局限性高侧壁心肌梗死,常规导联中不显示梗死图形,应加做特殊导联以明确诊断。

(2)心向量图:当心电图不能肯定诊断为心肌梗死时,往往可通过心向量图得到证实。

(3)超声心动图:超声心动图并不用来诊断急性心肌梗死,但对探查心肌梗死的各种并发症极有价值,尤其是室间隔穿孔破裂、乳头肌或腱索断裂或功能不全造成的二尖瓣关闭不全、脱垂、室壁瘤和心包积液。

(4)放射性核素检查:放射性核素心肌显影及心室造影锝99m及碘131等形成热点成像或铊201、钾42等冷点,先是ST段普通压低,继而T波倒置。成像可判断梗死的部位和范围。用门电路控制γ闪烁照相法进行放射性核素血池显像,可观察壁动作及测定心室功能。

(5)心室晚电位(LPs):心肌梗死时LPs阳性率28%～58%,其出现不似陈旧性心肌梗死稳定,但与室速与室颤有关,阳性者应进行心电监护及予以有效治疗。

(6)磁共振成像(MRI技术):易获得清晰的空间隔像,故对发现间隔段运动障碍、间隔心肌梗死并发症较其他方法优越。

(7)实验室检查。

血常规:白细胞计数上升,达(10～20)×10⁹/L,中性粒细胞增至75%～90%。红细胞沉降率增快,C反应蛋白(CRP)增高可持续1～3周。

血清酶学检查:心肌细胞内含有大量的酶,受损时这些酶进入血液,测定血中心肌酶谱对诊断及估计心肌损害程度有十分重要的价值。常用的有:①血清肌酸磷酸激酶(CPK):发病4～6小时在血中出现,24 h达峰值,后很快下降,2～3 d消失。②乳酸脱氢酶(LDH)在起病8～10 h后升高,达到高峰时间在2～3 d,持续1～2周恢复正常。其中CPK的同工酶CPK-MB和LDH的同工酶CDH,诊断的特异性最高,其增高程度还能更准确地反映梗死的范围。

肌红蛋白测定:血清肌红蛋白升高出现时间比CPK略早,约在2 h,多数24 h即恢复正常;尿肌红蛋白在发病后5～40 h开始排泄,持续时间平均达83 h。

(二)护理目标

(1)患者疼痛减轻。

(2)患者能遵医嘱服药,说出治疗的重要性。

(3)患者的活动量增加、心率正常。

(4)生命体征维持在正常范围。

(5)患者看起来放松。

(三)护理措施

1.一般护理

(1)安置患者于冠心病监护病房(CCU),连续监测心电图、血压、呼吸5～7 d,对行漂浮导管检查者做好相应护理,询问患者有无心悸、胸闷、胸痛、气短、乏力、头晕等不适。

(2)病室保持安静、舒适,限制探视,有计划地护理患者,减少对患者的干扰,保证患者充足的休息和睡眠时间,防止任何不良刺激。据病情安置患者于半卧位或平卧位。如无并发症,24 h 内可在床上活动肢体,无并发症者可在床上坐起,逐渐过渡到坐在床边或椅子上,每次 20 min,每天 3~5 次,鼓励患者深呼吸;第 1~2 周后开始在室内走动,逐步过渡到室外行走;第 3~4 周可试着上下楼梯或出院。病情严重或有并发症者应适当延长卧床时间。

(3)介绍本病知识和监护室的环境。关心、尊重、鼓励、安慰患者,以和善的态度回答患者提出的问题,帮助其树立战胜疾病的信心。

(4)给予低钠、低脂、低胆固醇、无刺激、易消化的饮食,少量多餐,避免进食过饱。

(5)心肌梗死患者由于卧床休息、消化功能减退、哌替啶或吗啡等止痛药物的应用,使胃肠功能和膀胱收缩无力抑制,易发生便秘和尿潴留。应予以足够的重视,酌情给予轻泻剂,嘱患者排便时勿屏气,避免增加心脏负担和导致附壁血栓脱落。排便不畅时宜加用开塞露,对 5 d 无大便者可保留灌肠或给低压盐水灌肠。对排尿不畅者,可采用物理或诱导法,协助排尿,必要时行导尿。

(6)吸氧:氧治疗可提高改善低氧血症,有利于心肌梗死的康复。急性期给患者高流量吸氧,持续48 h。氧流量在 3~5 L/min,病情变化可延长吸氧时间。待疼痛减轻,休克解除,可减低氧流量。注意鼻导管的通畅,24 h 更换 1 次。如果合并急性左心衰竭,出现重度低氧血症时。病死率较高,可采用加压吸氧或酒精除泡沫吸氧。

(7)防止血栓性静脉炎或深部静脉血栓形成:血栓性静脉炎表现为受累静脉局部红、肿、痛,可延伸呈条索状,多因反复静脉穿刺输液和多种药物输注所致。所以行静脉穿刺时应严格无菌操作,患者感觉输液局部皮肤疼痛或红肿,应及时更换穿刺部位,并予以热敷或理疗。下肢静脉血栓形成一般在血栓较大引起阻塞时才出现患肢肤色改变,皮肤温度升高和可凹性水肿。应注意每天协助患者做被动下肢活动 2~3 次,注意下肢皮肤温度和颜色的变化避免选用下肢静脉输液。

2.病情观察与护理

急性心肌梗死系危重疾病、应早期发现危及患者生命的先兆表现,如能得到及时处理,可使病情转危为安。故需严密观察以下情况:

(1)血压:始发病时应 0.5~1 h 测量一次血压,随血压恢复情况逐步减少测量次数为每天 4~6 次,基本稳定后每天 1~2 次。若收缩压在 12 kPa(90 mmHg)以下,脉压减小,且音调低落,要注意患者的神志状态、脉搏、面色、皮肤色泽及尿量等,是否有心源性休克的发生。此时,在通知医生的同时,对休克者采取抗休克措施,如补充血容量,应用升压药、血管扩张剂以及纠正酸中毒,避免脑缺氧,保护肾功能等。有条件者应准备好中心静脉压测定装置或漂浮导管测定肺微血管楔嵌压设备,以正确应用输液量及调节液体滴速。

(2)心率、心律:在冠心病监护病房(CCU)进行连续的心电、呼吸监测,在心电监测示波屏上,应注意观察心率及心律变化。及时检出可能作为恶性心动过速先兆的任何室性前期收缩,以及室颤或完全性房室传导阻滞,严重的窦性心动过缓,房性心律失常等,如发现室性前期收缩为:①每分钟 5 次以上。②呈二、三联律。③多元性前期收缩。④室性前期收缩的 R 波落在前一次主搏的 T 波之上,均为转变阵发性室性心动过速及心室颤动的先兆,易造成心搏骤停。遇有上述情况,在立即通知医生的同时,需应用相应的抗心律失常药物,并准备好除颤器和人工心脏起搏器,协同医生抢救处理。

(3)胸痛:急性心肌梗死患者常伴有持续剧烈的胸痛,因此,应注意观察患者的胸痛程度,因剧烈胸痛可导致低血压,加重心肌缺氧,扩大梗死面积,引起心力衰竭、休克及心律失常。常用的止痛剂有罂粟碱肌内注射或静脉滴注,硝酸甘油 0.6 mg 含服,疼痛较重者可用哌替啶或吗啡。在护理中应注意可能出现的药物不良反应,同时注意观察血压、尿量、呼吸及一般状态,确保用药的安全。

(4)呼吸急促:注意观察患者的呼吸状态,对有呼吸急促的患者应注意观察血压,皮肤黏膜的血循环情况,肺部体征的变化以及血流动力学和尿量的变化。发现患者有呼吸急促,不能平卧,烦躁不安,咳嗽,咯泡沫样血痰时,立即取半坐位,给予吸氧,准备好快速强心、利尿剂,配合医生按急性心力衰竭处理。

(5)体温:急性心肌梗死患者可有低热,体温在 37～38.5℃,多持续 3 d 左右。如体温持续升高,1 周后仍不下降,应疑有继发肺部或其他部位感染,及时向医生报告。

(6)意识变化:如发现患者意识恍惚,烦躁不安,应注意观察血流动力学及尿量的变化。警惕心源性休克的发生。

(7)器官栓塞:在急性心肌梗死第 1～2 周,注意观察组织或脏器有无发生栓塞现象。因左心室内附壁血栓可脱落,而引起脑、肾、四肢、肠系膜等动脉栓塞,应及时向医生报告。

(8)心室膨胀瘤:在心肌梗死恢复过程中,心电图表现虽有好转,但患者仍有顽固性心力衰竭或心绞痛发作,应疑有心室膨胀瘤的发生。这是由于在心肌梗死区愈合过程中,心肌被结缔组织所替代,成为无收缩力的薄弱纤维瘢痕区。该区内受心腔内的压力而向外呈囊状膨出,造成心室膨胀瘤。应配合医生进行 X 线检查以确诊。

(9)心肌梗死后综合征:需注意在急性心肌梗死后 2 周、数月甚至 2 年内,可并发心肌梗死后综合征。表现为肺炎、胸膜炎和心包炎征象,同时也有发热、胸痛、血沉和白细胞升高现象,酷似急性心肌梗死的再发。这是由于坏死心肌引起机体自身免疫变态反应所致。如心肌梗死的特征性心电图变化有好转现象又有上述表现时,应做好 X 线检查的准备,配合医生做出鉴别诊断。因本病应用激素治疗效果良好,若因误诊而用抗凝药物,可导致心腔内出血而发生急性心包填塞。故应严密观察病情,在确诊为本病后,应向患者及家属做好解释工作,解除顾虑,必要时给患者应用镇痛及镇静剂;做好休息、饮食等生活护理。

(四)健康教育

(1)注意劳逸结合,根据心功能进行适当的康复锻炼。

(2)避免紧张、劳累、情绪激动、饱餐、便秘等诱发因素。

(3)节制饮食,禁忌烟酒、咖啡、酸辣刺激性食物,多吃蔬菜、蛋白质类食物,少食动物脂肪、胆固醇含量较高的食物。

(4)按医嘱服药,随身常备硝酸甘油等扩张冠状动脉药物,定期复查。

(5)指导患者及家属,病情突变时,采取简易应急措施。

第九节 心源性猝死

一、疾病概述

(一)概念和特点

心源性猝死(sudden cardiac death,SCD)是指由心脏原因引起的急性症状发作后以意识突然丧失为特征的、自然死亡。世界卫生组织将发病后立即或 24 h 以内的死亡定为猝死,2007 年美国 ACC 会议上将发病1 h内死亡定为猝死。

据统计,全世界每年有数百万人因心源性猝死丧生,占死亡人数的 15%～20%。美国每年有约 30 万人发生心源性猝死,占全部心血管病死亡人数的 50% 以上,而且是 20～60 岁男性的首位死因。在我国,心源性猝死也居死亡原因的首位,虽然没有大规模的临床流生病学资料报道,但心源性猝死比例在逐年增高,且随年龄增加发病率也逐渐增高,老年人心源性猝死的概率高达 80%～90%。

心源性猝死的发病率男性较女性高,美国 Framingham 20 年随访冠心病猝死发病率男性为女性的3.8 倍。北京市的流行病学资料显示,心源性猝死的男性年平均发病率为 10.5/10 万,女性为3.6/10 万。

(二)相关病理生理

冠状动脉粥样硬化是最常见的病理表现,病理研究显示心源性猝死患者急性冠状动脉内血栓形成的发生率为 15%～64%。陈旧性心梗也是心源性猝死的病理表现,这类患者也可见心肌肥厚、冠状动脉痉挛、心电不稳与传导障碍等病理改变。

心律失常是导致心源性猝死的重要原因,通常包括致命性快速心律失常、严重缓慢性心律失常和心室停顿。致命性快速心律失常导致冠状动脉血管事件、心肌损伤、心肌代谢异常和(或)自主神经张力改变等因素相互作用,从而引起的一系列病理生理变化,引发心源性猝死,但其最终作用机制仍无定论。严重缓慢性心律失常和心室停顿的电生理机制是当窦房结和(或)房室结功能异常时,次级自律细胞不能承担起心脏的起搏功能,常见于病变弥漫累及心内膜下浦肯野纤维的严重心脏疾病。

非心律失常导致的心源性猝死较少,常由心脏破裂、心脏流入和流出道的急性阻塞、急性心脏压塞等原因导致。心肌电机械分离是指心肌细胞有电兴奋的节律活动,而无心肌细胞的机械收缩,是心源性猝死较少见的原因之一。

(三)病因与危险因素

1.基本病因

绝大多数心源性猝死发生在有器质性心脏病的患者。Braunward 认为心源性猝死的病因有 10 大类:①冠状动脉疾患;②心肌肥厚;③心肌病和心力衰竭;④心肌炎症、浸润、肿瘤及退行性变;⑤瓣膜疾病;⑥先天性心脏病;⑦心电生理异常;⑧中枢神经及神经体液影响的心电不稳;⑨婴儿猝死症候群及儿童猝死;⑩其他。

(1)冠状动脉疾患:主要包括冠心病及其引起的冠状动脉栓塞或痉挛等。而另一些较少见的,如先天性冠状动脉异常、冠状动脉栓塞、冠状动脉炎、冠状动脉机械性阻塞等都是引起心源性猝死的原因。

(2)心肌问题和心力衰竭:心肌的问题引起的心源性猝死常在剧烈运动时发生,其机制认为是心肌电生理异常的作用。慢性心力衰竭患者由于其射血分数较低常常引发猝死。

(3)瓣膜疾病:在瓣膜病中最易引发猝死的是主动脉瓣狭窄,瓣膜狭窄引起心肌突发性、大面积的缺血而导致猝死。梅毒性主动脉炎、主动脉扩张引起主动脉瓣关闭不全时引起的猝死也不少见。

(4)电生理异常及传导系统的障碍:心传导系统异常、Q-T间期延长综合征、不明或未确定原因的室颤等都是引起心源性猝死的病因。

2.主要危险因素

(1)年龄:从年龄关系而言,心源性猝死有两个高峰期,即出生后至6个月内及45~75岁之间。成年人心源性猝死的发病率随着年龄增长而增长,而老年人是成年人心源性猝死的主要人群。随着年龄的增长,高血压、高血脂、心律失常、糖尿病、冠心病和肥胖的发生率增加,这些危险因素促进了心源性猝死的发生率。

(2)冠心病和高血压:在西方国家,心源性猝死约80%是由冠心病及其并发症引起。冠心病患者发生心肌梗死后,左室射血分数降低是心源性猝死的主要因素。高血压是冠心病的主要危险因素,且在临床上两种疾病常常并存。高血压患者左室肥厚、维持血压应激能力受损,交感神经控制能力下降易出现快速心律失常而导致猝死。

(3)急性心功能不全和心律失常:急性心功能不全患者心脏机械功能恶化时,可出现心肌电活动紊乱,引发心力衰竭患者发生猝死。临床上多种心脏病理类型几乎都是由心律失常恶化引发心源性猝死的。

(4)抑郁:其机制可能是抑郁患者交感或副交感神经调节失衡,导致心脏的电调节失调所致。

(5)时间:美国 Framingham 38 年随访资料显示,猝死发生以 7:00—10:00 和 16:00—20:00为两个高峰期,这可能与此时生活、工作紧张,交感神经兴奋,诱发冠状动脉痉挛,导致心律失常有关。

(四)临床表现

心源性猝死可分为4个临床时期:前驱期、终末事件期、心搏骤停期与生物学死亡期。

1.前驱期

前驱症状表现形式多样,具有突发性和不可测性,如在猝死前数天或数月,有些患者可出现胸痛、气促、疲乏、心悸等非特异性症状,但也可无任何前驱症状,瞬间发生心搏骤停。

2.终末事件期

终末事件期是指心血管状态出现急剧变化到心搏骤停发生前的一段时间,时间从瞬间到1小时不等。心源性猝死所定义时间多指该时期持续的时间。其典型表现包括:严重胸痛、急性呼吸困难、突发心悸或眩晕等。在猝死前常有心电活动改变,其中以致命性快速心律失常和室性异位搏动为主因室颤猝死者,常先有室性心动过速,少部分以循环衰竭为死亡原因。

3.心搏骤停期

心搏骤停后脑血流急剧减少,患者出现意识丧失,伴有局部或全身的抽搐。心搏骤停刚发生时可出现叹息样或短促痉挛性呼吸,随后呼吸停止伴发绀,皮肤苍白或发绀,瞳孔散大,脉搏消失二便失禁。

4.生物学死亡期

从心搏骤停至生物学死亡的时间长短取决于原发病的性质和复苏开始时间。心搏骤停后4～6 min 脑部出现不可逆性损害,随后经数分钟发展至生物学死亡。心搏骤停后立即实施心肺复苏和除颤是避免发生生物学死亡的关键。

(五)急救方法

1.识别心搏骤停

在最短时间内判断患者是否发生心搏骤停。

2.呼救

在不影响实施救治的同时,设法通知急救医疗系统。

3.初级心肺复苏

初级心肺复苏即基础生命活动支持,包括人工胸外按压、开放气道和人工呼吸,被简称CBA 三部曲。如果具备 AED 自动电除颤仪,应联合应用心肺复苏和电除颤。

4.高级心肺复苏

高级心肺复苏即高级生命支持,是在基础生命支持的基础上,应用辅助设备、特殊技术等建立更为有效的通气和血运循环,主要措施包括气管插管、电除颤转复心律、建立静脉通道并给药维护循环等。在这一救治阶段应给予心电、血压、血氧饱和度及呼气末二氧化碳分压监测,必要时还需进行有创血流动力学监测,如动脉血气分析、动脉压、中心动脉压、肺动脉压、肺动脉楔压等。早期电除颤对于救治心搏骤停至关重要,如有条件越早进行越好。心肺复苏的首选药物是肾上腺素,每3～5 min 重复静脉推注 1 mg,可逐渐增加剂量到 5 mg。低血压时可使用去甲肾上腺素、多巴胺、多巴酚丁胺等,抗心律失常药物常用胺碘酮、利多卡因、β受体阻滞剂等。

5.复苏后处理

处理原则是维护有效循环和呼吸功能,特别是维持脑灌注,预防再次发生心搏骤停,维护水电解质和酸碱平衡,防治脑水肿、急性肾衰竭和继发感染等,其中重点是脑复苏提高营养补充。

(六)预防

1.识别高危人群、采用相应预防措施

对高危人群,针对其心脏基础疾病采用相应的预防措施能减少心源性猝死的发生率,如对冠心病患者采用减轻心肌缺血、预防心梗或缩小梗死范围等措施;对急性心梗、心梗后充血性心衰的患者应用 β受体阻滞剂;对充血性心衰患者应用血管紧张素转换酶抑制剂。

2.抗心律失常

胺碘酮在心源性猝死的二级预防中优于传统的 I 类抗心律失常药物。抗心律失常的外科手术治疗对部分药物治疗效果欠佳的患者有一定的预防心源性猝死的作用。近年研究证明,埋藏式心脏复律除颤器(implantable cardioverter defibrillator,ICD)能改善一些高危患者的预后。

3.健康知识和心肺复苏技能的普及

高危人群尽量避免独居,对其及家属进行相关健康知识和心肺复苏技能普及。

二、护理评估

(一)一般评估

(1)识别心搏骤停:当发现无反应或突然倒地的患者时,首先观察其对刺激的反应,并判断有无呼吸和大动脉搏动。判断心搏骤停的指标包括:意识突然丧失或伴有短阵抽搐;呼吸断续,喘息,随后呼吸停止;皮肤苍白或明显发绀,瞳孔散大,大小便失禁;颈、股动脉搏动消失;心音消失。

(2)患者主诉:胸痛、气促、疲乏、心悸等前驱症状。

(3)相关记录:记录心搏骤停和复苏成功的时间。

(4)复苏过程中须持续监测血压、血氧饱和度,必要时进行有创血流动力学监测。

(二)身体评估

1.头颈部

轻拍肩部呼叫,观察患者反应、瞳孔变化情况,气道内是否有异物。手指于胸锁乳突肌内侧沟中检测颈总动脉搏动(耗时不超过 10 秒)。

2.胸部

视诊患者胸廓起伏,感受呼吸情况,听诊呼吸音判断自主呼吸恢复情况。

3.其他

观察全身皮肤颜色及肢体活动情况,触诊全身皮肤温湿度等。

(三)心理-社会评估

复苏后应评估患者的心理反应与需求,家庭及社会支持情况,引导患者正确配合疾病的治疗与护理。

(四)辅助检查结果评估

(1)心电图:显示心室颤动或心电停止。

(2)各项生化检查情况和动脉血气分析结果。

(五)常用药物治疗效果的评估

1.血管升压药的评估要点

(1)用药剂量和速度、用药的方法(静脉滴注、注射泵/输液泵泵入)的评估与记录。

(2)血压评估:患者意识是否恢复,血压是否上升到目标值,尿量、肤色和肢端温度的改变等。

2.抗心律失常药的评估要点

(1)持续监测心电,观察心律和心率的变化,评估药物疗效。

(2)不良反应的评估:应观察用药后不良反应是否发生,如使用胺碘酮可能引起窦性心动过缓、低血压等现象,使用利多卡因可能引起感觉异常、窦房结抑制、房室传导阻滞等。

三、主要护理诊断/问题

(一)循环障碍

与心脏收缩障碍有关。

(二)清理呼吸道无效

与微循环障碍、缺氧和呼吸型态改变有关。

(三)潜在并发症

脑水肿、感染、胸骨骨折等。

四、护理措施

(一)快速识别心搏骤停,正确及时进行心肺复苏和除颤

心源性猝死抢救成功的关键是快速识别心搏骤停和启动急救系统,尽早进行心肺复苏和复律治疗。快速识别是进行心肺复苏的基础,而及时行心肺复苏和尽早除颤是避免发生生物学死亡的关键。

(二)合理饮食

多摄入水果、蔬菜和黑鱼等易消化的清淡食物,可通过改善心律变异性预防心源性猝死。

(三)用药护理

应严格按医嘱用药,并注意观察常用药的疗效和毒副作用,发现问题及时处理等。

(四)心理护理

复苏后部分患者会对曾发生的猝死产生明显的恐惧和焦虑心情,应帮助患者正确评估所面对情况,鼓励患者和积极参与治疗和护理计划的制订,使之了解心源性猝死的高危因素和救治方法。帮助患者建立良好有效的社会支持系统,帮助患者克服恐惧和焦虑的情绪。

(五)健康教育

1.高危人群

对高危人群,如冠心病患者应教会患者及家属了解心源性猝死早期出现的症状和体征,做到早发现、早诊断、早干预。教会家属基本救治方法和技能,患者外出时随身携带急救物品和救助电话,以方便得到及时救助。

2.用药原则

按时、正确服用相关药物,让患者了解常用药物不良反应及自我观察要点。

五、急救效果的评估

(1)患者意识清醒。

(2)患者恢复自主呼吸和心跳。

(3)患者瞳孔缩小。

(4)患者大动脉搏动恢复。

第十节　原发性高血压

原发性高血压系指原因未明的以动脉血压升高为主要临床表现的临床综合征。通常简称为高血压。是多种心、脑血管疾病的重要病因和危险因素,影响心、脑、肾等重要脏器的结构和功能,最终导致这些器官的功能衰竭。目前仍是心血管疾病死亡的主要原因之一。约 5% 的

高血压患者,血压升高是由某些确定的疾病或病因引起,称为继发性高血压。我国流行病学调查显示,高血压患病率呈明显上升趋势,北方高于南方,沿海高于内地,城市高于农村。青年期男性高于女性,中年后女性略高于男性。且高血压患病率、发病率及血压水平随年龄增加而升高。

一、病因与发病机制

(一)病因

目前认为原发性高血压是在一定的遗传背景下由于多种后天环境因素作用,使正常血压调节机制失代偿所致。一般认为遗传因素占40%,环境因素约占60%。

1.遗传因素

高血压具有明显的家族聚集性,父母均有高血压的正常血压子女,以后发生高血压的比例增高。提示其有遗传学基础或伴有遗传生化异常。

2.环境因素

(1)饮食:流行病学和临床观察均显示食盐摄入量与高血压的发生和血压水平呈正相关。钠盐摄入越多,血压水平和患病率越高。而低钾、低钙、低动物蛋白的膳食更加重了钠对血压的不良影响。

(2)精神应激:人在长期紧张、压力、焦虑或长期环境噪声、视觉刺激下也可引起高血压,因此,城市从事脑力劳动者高血压的患病率超过体力劳动者,从事精神紧张度高的职业和长期噪音环境中工作者患高血压较多。

3.其他因素

肥胖、服避孕药也与高血压的发生有关,肥胖是血压升高的重要危险因素,一般采用体重指数(BMI)来衡量肥胖程度,即体重(kg)/身高^2(m^2)(20~24为正常范围)。约1/3高血压患者有不同程度肥胖。服避孕药的妇女血压升高发生率及程度与服用时间长短有关,口服避孕药引起的高血压一般为轻度,并且可逆转。另外,阻塞性睡眠呼吸暂停综合征(OSAS)亦与高血压有关,50% OSAS患者有高血压。

(二)发病机制

影响血压的因素众多,从血流动力学角度,主要取决于心排血量及体循环的外周阻力。平均动脉血压(MBP)=心排血量(CO)×总外周阻力(PR)。高血压的血流动力学特征主要是总外周血管阻力相对或绝对增高。高血压的发病机制包括以下几个方面。

1.交感神经系统活性亢进

各种病因使大脑皮质兴奋与抑制过程失调,皮层下神经中枢功能发生变化,各种神经递质浓度与活性异常,导致交感神经系统活性亢进,血浆儿茶酚胺浓度升高,阻力小动脉收缩增强。

2.肾性水钠潴留

各种原因引起肾性水钠潴留,机体为避免心排血量增高使组织过度灌注,全身阻力小动脉收缩增强,导致外周血管阻力增高。也可能通过排钠激素分泌释放增加使外周血管阻力增高。

3.肾素-血管紧张素-醛固酮系统(RAAS)激活

肾小球入球动脉的球旁细胞分泌肾素,作用于肝脏产生的血管紧张素原,生成血管紧张素Ⅰ,再经血管紧张素转换酶(ACE)的作用生成血管紧张素Ⅱ,作用于血管紧张素Ⅱ受体,使小动脉平滑肌收缩,外周血管阻力增加。并可刺激肾上腺皮质分泌醛固酮,使水钠潴留,血容量增加。还可通过交感神经末梢使去甲肾上腺素分泌增加,这些作用均可使血压升高。

4.胰岛素抵抗

近年认为胰岛素抵抗是2型糖尿病和高血压发生的共同病理生理基础,胰岛素抵抗表现为继发性高胰岛素血症,使肾脏水钠重吸收增加,交感神经系统活性亢进,动脉弹性减退,从而使血压升高。

5.其他

细胞膜离子转运异常,血管内皮系统生成、激活和释放的各种血管活性物质,代谢异常,饮酒过多等均可导致心排出量及外周血管阻力增加,而引起血压升高。

以上机制主要从总外周血管阻力增高出发,但此机制尚不能解释单纯收缩性高血压和脉压明显增大。通常情况下,收缩压和脉压的主要决定因素是大动脉弹性和外周血管的压力反射波,因而近年来重视动脉弹性功能在高血压发病中的作用。

二、血压分类和定义

目前,我国采用国际上统一的血压分类和标准(表3-1),适用于任何年龄的成人。高血压定义为收缩压≥140 mmHg 和(或)舒张压≥90 mmHg,根据血压升高水平,又进一步将高血压分为1、2、3级。

表 3-1　血压水平分类

类　　别	收缩压 mmHg(kPa)		舒张压 mmHg(kPa)
理想血压	<120(16)		<80(10.7)
正常血压	<130(17.3)	和	<85(11.3)
正常高值	130~139(17.3~18.5)		85~89(11.3~11.9)
1 级高血压(轻度)	140~159(18.7~21.2)	和(或)	90~99(12~13.2)
亚组:临界高血压	140~149(18.7~19.9)	和(或)	90~94(12~12.5)
2 级高血压(中度)	160~179(21.3~23.9)	和(或)	100~109(13.3~14.5)
3 级高血压(重度)	≥180(24)	和(或)	≥110(14.7)
单纯收缩期高血压	≥140(18.7)	和	<90(12)
亚组:临界收缩期高血压	140~149(18.7~19.9)	和	<90(12)

当收缩压和舒张压属于不同分级时,以较高的级别作为标准;既往有高血压病史者,目前正服降压药,虽然血压<140/90 mmHg(18.7/12kPa)亦应诊断为高血压。

三、危险度分层

危险度的分层可根据血压水平、其他心血管危险因素、糖尿病、靶器官损害及并发症情况将高血压患者分为低危、中危、高危和极高危,见表3-2。

(1)心血管疾病危险因素:男性>55 岁,女性>65 岁;吸烟;血胆固醇>5.72 mmol/L;早发心血管疾病家族史。

(2)靶器官的损害:左心室肥厚、蛋白尿和(或)血肌酐轻度升高、有动脉粥样斑块、视网膜动脉狭窄。并发症有心脏疾病、脑血管疾病、肾脏疾病、血管疾病和视网膜病变。

（3）低度危险组：高血压1级，不伴有上列危险因素，以改善生活方式为主的治疗。

（4）中度危险组：高血压1级伴1～2个危险因素或高血压2级不伴或伴有不超过2个危险因素者。除改善生活方式的治疗外，应给予药物治疗。

（5）高度危险组：高血压1～2级伴至少3个危险因素者，必须应用药物治疗。

（6）极高度危险组：高血压3级或高血压1～2级伴靶器官损害及相关的临床疾病者（包括糖尿病），应尽快给予强化治疗。

表 3-2　高血压患者心血管危险分层标准

其他危险因素和病史	血压水平		
	1 级高血压	2 级高血压	3 级高血压
无其他危险因素	低危	中危	高危
1～2 个危险因素	中危	中危	极高危
3 个以上危险因素或糖尿病，或靶器官损伤	高危	高危	极高危
有并发症	极高危	极高危	极高危

四、临床表现

（一）一般表现

1.症状

大多数起病缓慢、渐进，早期症状不明显，一般缺乏特殊的临床表现。只是在精神紧张、情绪激动后才出现血压暂时性升高，随后即可恢复正常；部分患者没有症状，常见症状有头痛、头晕、颈项板紧、疲劳、心悸等，在紧张或劳累后加重，不一定与血压水平有关，多数症状可自行缓解。也可出现视力模糊、鼻出血等较重症状。约1/5患者无症状，仅在测量血压时或发生心、脑、肾等并发症时才被发现。

2.体征

血压随季节、昼夜、情绪等因素有较大波动。冬季血压较高，夏季较低；血压有明显昼夜波动，一般夜间血压较低，清晨起床活动后血压迅速升高，形成清晨血压高峰。患者在家中的自测血压值往往低于在医院所测的血压值。心脏听诊时可有主动脉瓣区第二心音亢进、收缩期杂音或收缩早期喀喇音。高血压后期的临床表现常与心、脑、肾损害程度有关。

（二）临床特殊类型

1.恶性高血压

恶性高血压发病急骤，多见于青、中年。临床特点为血压明显升高，舒张压持续在130 mmHg（17.3kPa）以上。眼底出血、渗出或视神经盘水肿，出现头痛、视力迅速减退。肾脏损害明显，持续的蛋白尿、血尿及管型尿，可伴有肾功能不全。本病进展快，如不给予及时治疗，预后差，可死于肾衰竭、脑卒中或心力衰竭。

2.高血压危重症

（1）高血压危象：在高血压病程中，由于血管阻力突然上升，血压明显增高，收缩压达

260 mmHg(34.7kPa)、舒张压>120 mmHg(16kPa),患者出现头痛、烦躁、心悸、多汗、恶心、呕吐、面色苍白或潮红、视力模糊等症状。伴靶器官损害病变者可出现心绞痛、肺水肿或高血压脑病。控制血压后病情可迅速好转,但易复发。其发生机制是交感神经兴奋性增加导致儿茶酚胺分泌过多。

(2)高血压脑病:是指在高血压病程中发生急性脑血液循环障碍,引起脑水肿和颅内压增高而产生的临床征象。发生机制可能为血压过高超过了脑血管的自身调节机制,使脑灌注过多,导致液体渗入脑血管周围组织,引起脑水肿。临床表现为严重头痛、呕吐、神志改变,重者意识模糊、抽搐、癫痫样发作甚至昏迷。

五、并发症

(一)心脏

血压长期升高使心脏尤其是左心室后负荷过重,致使左心室肥厚、扩大,形成高血压性心脏病,最终导致左心衰竭。高血压可促使冠状动脉粥样硬化的形成,并使心肌耗氧量增加,可出现心绞痛、心肌梗死和猝死。

(二)脑

长期高血压易形成颅内微小动脉瘤,血压突然增高时可引起破裂而致脑出血。血压急剧升高还可发生一过性脑血管痉挛,导致短暂性脑缺血发作及脑血栓形成,出现头痛、失语、肢体瘫痪。血压极度升高可发生高血压脑病。

(三)肾脏

长期而持久血压升高,可引起肾小动脉硬化,导致肾功能减退,出现蛋白尿,晚期可出现氮质血症及尿毒症。

(四)眼底

眼底可反映高血压的严重程度,分为4级。①Ⅰ级:视网膜动脉痉挛、变细、反光增强。②Ⅱ级:视网膜动脉狭窄,动静脉交叉压迫。③Ⅲ级:上述血管病变基础上有眼底出血或棉絮状渗出。④Ⅳ级:出血或渗出伴有视神经盘水肿。

(五)血管

除心、脑、肾血管病变外,严重高血压可促使主动脉夹层形成并破裂,常可致命。

六、护理

(一)护理目标

患者血压控制在合适的范围,头痛减轻;无意外发生;能增进保健知识,坚持合理用药;无并发症的发生。

(二)护理措施

1.用药护理

用药一般从小剂量开始用药,遵医嘱调整剂量,不可自行增减或突然撤换药物,多数患者需长期服用维持量;注意降压不可过快、过低,某些降压药物有直立性低血压反应,应指导患者改变体位时动作宜缓慢,警惕服降压药后可能发生的低血压反应,服药后如有晕厥、恶心、乏力时,立即平卧,头低足高位,以促进静脉回流,增加脑部血流量;服药后不要站立太久,因长时间站立会使腿部血管扩张,血液淤积于下肢,脑部血流量减少;避免用过热的水洗澡或蒸气浴,防止周围血管扩张导致晕厥。

2.高血压危重症的护理

(1)一旦发生高血压急症,应绝对卧床休息,抬高床头,避免一切不良刺激和不必要的活动,协助生活护理。必要时使用镇静剂。

(2)保持呼吸道通畅,吸氧4~5 L/min。

(3)立即建立静脉通道,遵医嘱尽早准确给药,以达到快速降压和脱水降颅内压的目的。硝普钠静脉滴注过程中应避光,调整给药速度,严密监测血压,脱水剂滴速宜快等。

(4)定期监测血压,严密观察病情变化,做好心电、血压、呼吸监测,一旦发现血压急剧升高、剧烈头痛、呕吐、大汗、视力模糊、面色及神志改变、肢体运动障碍等症状,立即通知医师。

(5)制止抽搐,发生抽搐时用牙垫置于上、下臼齿间防止唇舌咬伤;患者意识不清时应加床栏,防止坠床;避免屏气或用力排便。

3.健康指导

(1)合理膳食:坚持低盐饮食,减少膳食中脂肪摄入,补充适量蛋白质,多食蔬菜和水果,摄入足量钾、镁、钙。进食应少量多餐,避免暴饮暴食及饮用刺激性饮料,戒烟酒。

(2)预防便秘:采用适当的措施如多食粗纤维食物、饮蜂蜜水等,保持大便通畅。由于便秘会使降压药的吸收增加或变得不规则而引起危险的低血压反应。同时排便时用力,使胸、腹压上升,极易引起收缩压升高,甚至造成血管破裂,因此应预防便秘。

(3)适当运动:可根据年龄及身体状况选择慢跑、太极拳等不同方式的运动,应避免提重物或自高处取物,因屏气用力,导致血压升高。鼓励患者参加有兴趣的休闲娱乐活动,不应感受到有压力,如养花、养鸟。

(4)指导用药:告诉患者及家属有关降压药的名称、剂量、用法、作用与不良反应和降压药应用注意事项,并提供书面材料。教育患者服药剂量必须遵医嘱执行,不可随意增减药量或突然撤换药物。

(5)自测血压:建议患者自备血压计,教会患者或家属定时测量血压并记录,定期门诊复查。

(6)减少压力,保持情绪稳定:创造安静、舒适的休养环境,避免过度兴奋,减少影响患者激动的因素。教会患者训练自我控制能力,消除紧张和压力,保持最佳心理状态。

(三)护理评价

患者能正确认识疾病,避免加重高血压的诱发因素,懂得自我护理方法,改变不良的生活方式;患者坚持按医嘱服降压药,减少并发症的发生,无高血压急症发生。

第四章 外科常见疾病的护理

第一节 支气管肺癌

原发性支气管肺癌的肿瘤细胞多源于支气管黏膜或腺体,但临床上常简称为肺癌,早期常有刺激性咳嗽、痰中带血等呼吸道症状,易发生区域性淋巴结转移和血行传播,病情进展速度与病理类型及细胞生物特性有关。肺癌是当前世界上最常见的恶性肿瘤之一,是一种严重威胁人民健康和生命的疾病。新发病数男性肺癌占肿瘤的首位,女性仅次于乳腺癌,但死亡数均居肿瘤的首位。

一、病因及发病机制

肺癌的确切病因和发病机制迄今尚未完全阐明。但一致认为肺癌的发病与下列因素有关。

(一)吸烟

已经公认吸烟是肺癌的重要危险因素,1999 年 WHO 报道几乎所有肺癌患者的发病与吸烟有关。国内的调查亦证明80％～90％的男性肺癌与吸烟有关,女性 19.3％～40％。吸烟者肺癌死亡率比不吸烟者高 10～13 倍。开始吸烟年龄越早,肺癌发病率越高,病死率也越高。吸烟量越大,吸烟年限越长,患肺癌的危险性越高,吸烟者患肺癌的危险性是不吸烟者的 15.8倍。而戒烟可以降低患肺癌的危险性,被动吸烟也是导致肺癌发生的危险因素。

(二)职业致癌因子

已被确认的致人类肺癌的职业因素包括石棉、无机砷化合物、二氯甲醚、铬及某些化合物、镍冶炼、氡及氡子体、芥子体、氯乙烯、煤烟、焦油和石油中的多环芳烃、烟草的加热产物等。约15％的美国男性肺癌与职业因素有关;在石棉厂工作的吸烟工人肺癌病死率为一般吸烟者的8 倍。是不吸烟也不接触石棉者的92倍。可见石棉有较强的致癌作用,而且吸烟与石棉有致癌的协同作用。

(三)空气污染

空气污染也是目前公认的与肺癌发病关系密切的因素之一,空气污染包括室内小环境和室外大环境污染。研究表明,室内用煤,接触煤烟或其不完全燃烧物为肺癌的危险因素,特别是与女性腺癌的发病关系较为密切。烹调时加热所释放出的油烟雾也是致癌因素,不可忽视。城市中汽车尾气、工业废气、公路沥青都有致癌物质存在,其中主要是苯并芘。有资料统计,城市肺癌发病率明显高于农村,大城市又比中、小城市的发病率高,这都与大城市的空气污染较重有关。

(四)电离辐射

大剂量电离辐射可引起肺癌,不同射线产生的效应也不相同,如日本广岛释放的是中子和

α射线,前者患肺癌的危险性高于后者。美国 1978 年报道一般人群中和电离辐射的来源 49.6% 来自自然界,44.6% 为医疗照射,来自 X 线诊断的电离辐射可占 36.7%。

(五)饮食与营养

动物实验证明维生素 A 及其衍生物 β 胡萝卜素能够抑制化学致癌物诱发的肿瘤。有研究表明摄取食物中维生素 A 能作为抗氧化剂直接抑制甲基胆蒽、苯并芘、亚硝酸铵的致癌作用和抑制某些致癌物和 DNA 的结合,拮抗促癌物的作用,因此可直接干扰癌变过程。美国纽约和芝加哥开展的前瞻性人群观察结果表明食物中天然维生素 A 类、β 胡萝卜素的摄入量与十几年后癌症的发生呈负相关,其中与肺癌的相关性最为明显。

(六)其他

美国癌症学会将结核列为肺癌发病因素之一。有结核病史,尤其是结核瘢痕者,男性患肺癌的危险是正常人群的 5 倍,女性患肺癌的危险是正常人群的 10 倍。有结核病史肺癌的主要组织学类型是腺癌。

二、临床表现

肺癌的临床表现与其发生的部位、大小、类型、发展的阶段、有无并发症或转移有密切关系。有 5%～15% 的患者于发现肺癌时无症状。主要症状包括以下几个方面。

(一)由原发肿瘤引起的症状

1.咳嗽

为常见的早期现象,肿瘤在气管内可有刺激性干咳或少量黏液痰。肺泡癌可有大量黏液痰。肿瘤引起远端支气管狭窄,咳嗽加重,多为持续性,且呈高音调金属音,是一种特征性的阻塞性咳嗽。当有继发感染时,痰量增加,且呈黏液脓性。

2.咯血

由于癌组织血管丰富常引起咯血。以中央型肺癌多见,多为痰中带血或间断血痰,常不易引起患者重视而延误早期诊断。如侵蚀大血管,可引起大咯血。

3.喘鸣

由于肿瘤引起支气管部分阻塞,约有 2% 的患者可引起局限性喘鸣。

4.胸闷、气急

肿瘤引起支气管狭窄,特别是中央型肺癌;或肿瘤转移到肺门淋巴结,肿大的淋巴结压迫支气管或隆突;或转移至胸膜,发生大量胸腔积液;或转移至心包,发生胸闷、气促。如果原有慢性阻塞性肺疾病,或合并有自发性气胸,胸闷、气促更为严重。

5.体重下降、消瘦

为肿瘤的常见症状之一,肿瘤发展到晚期,由于肿瘤和消耗的原因,并有感染、疼痛所致的食欲减退,可表现为消瘦或恶病质。

6.发热

一般肿瘤可因坏死引起发热,多数发热的原因是肿瘤引起的继发性肺炎所致,抗生素药物治疗疗效不佳。

(二)肿瘤局部扩散引起的症状

1.胸痛

约有 30% 的肿瘤直接侵犯胸膜、肋骨和胸壁,可引起不同程度的胸痛。若肿瘤位于胸膜附近时,则产生不规律的钝痛或隐痛,疼痛于呼吸、咳嗽时加重。肋骨、脊柱受侵犯时,则有压痛点,而与呼吸、咳嗽无关。肿瘤压迫肋间神经,胸痛可累及其分布区。

2.呼吸困难

肿瘤压迫大气道,可出现吸气性呼吸困难。

3.咽下困难

癌侵犯或压迫食管可引起咽下困难,尚可引起支气管-食管瘘,出现进食或饮水时呛咳,并可导致肺部感染。

4.声音嘶哑

癌直接压迫或转移至纵隔的淋巴结肿大后压迫喉返神经(多见于左侧),可发生声音嘶哑。

5.上腔静脉压迫综合征

癌侵犯纵隔,压迫上腔静脉时,上腔静脉回流受阻,产生头面部、颈部和上肢水肿及胸前部淤血和静脉曲张,可引起头痛和头昏或眩晕。

6.Horner 综合征

位于肺尖部的肺癌称肺上沟癌(Pancoast 癌),可压迫颈部交感神经,引起病侧眼睑下垂、瞳孔缩小、眼球内陷,同侧额部与胸壁无汗或少汗。也常有肿瘤压迫臂丛造成以腋下为主、向上肢内侧放射的烧灼样疼痛,在夜间尤甚。

(三)转移引起的症状

(1)肺癌转移至脑、中枢神经系统时,可发生头痛、呕吐、眩晕、复视、共济失调、脑神经麻痹、一侧肢体无力甚至偏瘫等神经系统症状。严重时可出现颅内压增高的症状。

(2)转移至骨骼,特别是肋骨、脊柱骨、骨盆时,则有局部疼痛和压痛。

(3)转移至肝时,可有厌食、肝区疼痛、肝大、黄疸和腹水等。

(4)肺癌转移至淋巴结。锁骨上淋巴结常是肺癌转移的部位,可以毫无症状,患者自己发现而来就诊。典型的多位于前斜角肌区,固定而坚硬,逐渐增大、增多,可以融合,多无痛感。皮下转移时可触及皮下结节。

(四)肺外表现

包括内分泌、神经肌肉、结缔组织、血液系统和血管的异常改变,又称副癌综合征。有下列几种表现。

(1)肥大性肺性骨关节病常见于肺癌,也见于局限性胸膜间皮瘤和肺转移癌(胸腺、子宫、前列腺的转移)。多侵犯上下肢长骨远端,发生杵状指(趾)和肥大性骨关节病。前者具有发生快、指端疼痛、甲床周围环绕红晕的特点。两者常同时存在,多见于鳞癌。切除肺癌后,症状可减轻或消失,肿瘤复发又可出现。

(2)分泌促性腺激素引起男性乳房发育,常伴有肥大性肺性骨关节病。

(3)分泌促肾上腺皮质激素样物可引起 Cushing 综合征,表现为肌力减弱、水肿、高血压、尿糖增高等。

（4）分泌抗利尿激素引起稀释性低钠血症，表现为食欲不佳、恶心、呕吐、乏力、嗜睡、定向障碍等水中毒症状，称抗利尿激素分泌失调综合征（syndrome of inappropriate antidiuretic hormone secretion，SIADHS）。

（5）神经肌肉综合征：包括小脑皮质变性、脊髓小脑变性、周围神经病变、重症肌无力和肌病等。发生原因不明确。这些症状与肿瘤的部位和有无转移有关。它可以发生于肿瘤出现前数年，也可作为一症状与肿瘤同时发生；在手术切除后仍可发生，或原有的症状无改变。它可发生于各型肺癌，但多见于小细胞未分化癌。

（6）高钙血症：肺癌可因转移而致骨骼破坏，或由异生性甲状腺样激素引起。高血钙可与呕吐、恶心、嗜睡、烦渴、多尿和精神紊乱等症状同时发生，多见于鳞癌。肺癌手术切除，血钙可恢复正常，肿瘤复发又可引起血钙增高。

此外，在燕麦细胞癌和腺癌中还可见因 5-羟色胺的分泌过多造成的类癌综合征，表现为伴哮鸣的支气管痉挛、阵发性心动过速、水样腹泻、皮肤潮红等。还可有黑色棘皮症及皮肌炎、掌跖皮肤过度角化症、硬皮症，以及栓塞性静脉炎、非细菌性栓塞性心内膜炎、血小板减少性紫癜、毛细血管病性渗血性贫血等肺外表现。

三、治疗

肺癌的治疗是根据患者的机体状况、肿瘤的病理类型、侵犯的范围和发展趋向，合理地、有计划地应用现有的治疗手段，以期较大幅度地提高治愈率和患者的生活质量。

根据肺癌的生物学特点及预后，在临床上将肺癌分为小细胞肺癌（small cell lung cancer，SCLC）和非小细胞肺癌（non-small cell lung canner，NSCLC，包括鳞癌、腺癌、大细胞癌）两大类。NSCLC 与 SCLC 的治疗原则不同。

NSCLC 治疗原则：Ⅰ～Ⅲa 期采用以手术为主的综合治疗；Ⅲb 期采用以放疗为主的综合治疗；Ⅳ期以化疗为主。

SCLC 的治疗原则：以化疗为主，辅以手术和（或）放疗。

（一）非小细胞肺癌的手术治疗

1.早期肺癌的治疗

早期肺癌实际是指 TNM 分期的Ⅰ期肺癌。手术切除治疗的效果最好，5 年生存率可达75%，手术方式包括肺叶切除、双肺叶切除、全肺切除和肺段以下的局部切除。其中，肺叶切除为首选，它不仅能保证手术彻底，而且术后并发症少，复发率低。但在切除肿瘤的同时，需切除一部分健康的肺组织。所以，有人提出在以下情况可以用肺段切除代替：周围型肺癌；瘤体直径＜2 cm；局限在肺段内。

2.Ⅱ期肺癌的治疗

Ⅱ期肺癌有肺叶或肺门淋巴结的转移，约占 10%，这类患者目前仍首选手术治疗。如肿瘤位于周围，一般选择肺叶切除及转移淋巴结清扫，有时为保证肿瘤及淋巴结完全切除，需要行双肺叶即全肺切除术。对于中央型肺癌，可选择袖式肺叶切除加淋巴结切除，标准或扩大的全肺切除术（心包内处理血管），有较多淋巴结转移者不适合袖式肺叶切除术。

3.Ⅲ期肺癌的治疗

Ⅲ期肺癌中约 5%的患者侵犯胸壁，手术范围包括：肺组织切除（全肺、双肺叶、肺叶、肺段或楔形切除);胸壁软组织(壁层胸膜的肋间隙)和肋骨切除,纵隔淋巴结清扫,胸壁重建。其手术后 4 年生存率为 $26\%\sim40\%$,如伴有淋巴结转移,通常难以彻底切除而预后差。对于肺不能复张,壁层胸膜和脏层胸膜难以对接的患者,或严重胸痛的患者,可采用胸膜剥脱术。

4.Ⅳ期肺癌的治疗

一般情况下,肺癌出现远处转移,已失去了手术机会。但若有某些特殊部位如脑、肾、肾上腺的转移等应视具体情况而确定。如同时发现肺癌及脑部单个孤立转移灶,可先行脑部手术切除转移灶及立体定位照射,然后处理肺部原发灶。肺部肿瘤最好是 T_1 或 T_2 ,且不伴区域淋巴结转移。若有肾上腺转移,如能切除肺原发性及肾上腺孤立转移灶,可获得较大生存期,但这种方法有待进一步探讨。

(二)小细胞肺癌的手术治疗

SCLC 的倍增时间短,生长迅速,肿瘤大小和浸润范围较其他实体肿瘤变化快,远处转移早。针对这一特点,目前对 SCLC 的治疗是以化疗为主的综合治疗模式。Ⅰ期极少能早期诊断,故分期时需慎重,治疗上采用手术-化疗或化疗-手术的方式。Ⅱ期因胸内已有淋巴结转移,且 SCLC 对化疗敏感,倾向于先化疗后手术。Ⅲ期以上者以化疗或结合放疗为主,一般不提倡外科干预。对于同时有 SCLC 和 NSCLC 的混合型肺癌患者,要先给予化疗,然后切除残留的、对于化疗不敏感的 NSCLC 的部分。手术中才证实的 SCLC 要尽可能的实施根治性切除,术后追加化疗和放疗。肺功能为评估患者是否应行手术治疗时需要考虑的另一重要因素。

(三)SCLC 的化疗

小细胞肺癌对于化疗有高度的敏感性,有较多的化疗药物能提高小细胞肺癌的缓解率。小细胞肺癌化疗常作为诱导化疗应用于临床,它的近期目标力争取得部分缓解(PR)和完全缓解(CR)。

1.化疗药物选择

许多化疗药物如依托泊苷(VP-16)、卡铂(CBP)、异环磷酰胺(IFO)、顺铂(DDP)、多柔比星(ADM)、长春新碱(VCR)、长春瑞滨(NVB)、紫杉醇(TXL)、吉西他滨(GEM)等均能认为对小细胞肺癌有效。这些药物的应用使小细胞肺癌化疗有了很大的进步,缓解率提高到 $50\%\sim90\%$,因此化疗成为治疗小细胞肺癌的主要方法。当前的化疗都采用联合化疗,其有效率为 $20\%\sim46\%$,常作为根治性手术或根治性放疗后的辅助化疗或根治性手术或根治性放疗前的初始化疗或新辅助化疗。

2.小细胞肺癌化疗原则及推荐方案

小细胞肺癌的治疗应以全身化疗为主,联合放疗和手术为主要治疗手段的综合治疗。综合治疗系治疗小细胞肺癌成功的关键。完全缓解的 SCLC 患者,在治疗后 2 年仍有 35% 到 65% 的患者转移至中枢神经系统(CNS),因此对缓解的患者也常需预防性颅脑放疗(PCI),但仍需进一步的研究 PCI 的神经毒副作用,以确认其在生存期方面的优点。

美国 NCCN 指南,对于 SCLC 的一线化疗方案包括:①局限期:EP 方案(DDP/VP-16)、CE 方案(CBP/VP-16),同时联合放疗。国内常采用上述方案且取得较好的疗效。②广泛期除 EP、CE 方案外,DDP/CPT-11(托泊替康)方案亦可采纳。

二线化疗方案应首选临床新药,如肿瘤在 3 个月内复发且体质较好者,可考虑应用紫杉醇、多西紫杉醇及吉西他滨等;如肿瘤复发超过 3 个月,则可考虑应用托泊替康、依立替康、CAV 方案(CTX/ADM/VCR)、吉西他滨、紫杉醇、口服 VP-16 等;肿瘤复发超过 6 个月者,仍可维持一线治疗方案。

SCLC 的化疗方案。①EP 方案:VP-16 为 80 mg/m²,静脉滴注,第 1~5 d;DDP 30 mg/m²,静脉滴注,第1~3 d;该方案是 SCLC 常用标准化疗方案,有效率高于60%,完全缓解率达20%~25%。每 21 d 为一周期,4~6 周期为一疗程。②CE 方案:CBP 100 mg/m²,静脉滴注,第1~3 d;VP-16 为 120 mg/m²,静脉滴注,第 1~3 d。③TP 方案:TXL 135 mg/m²,静脉滴注,第1 d;DDP 40 mg/m²,静脉滴注,第1~3 d,或 CBP 300 mg/m²,静脉滴注,第1 d。每3周为1周期,4~6 周期为一疗程。

(四)NSCLC 的化疗

以铂类为基础的联合化疗对生存期有益处,是进展期 NSCLC 的一线标准方案,有效率保持在 20%~40%,中位生存期8.5 个月,1 年生存率35%。铂类为主的化疗对生存期仍有很大的限制,非铂类联合化疗对进展期患者有一定治疗作用,为晚期 NSCLC 二线化疗的金标准,中位生存期5.7~7.5 个月,1 年生存率32%。

1.术前化疗(诱导化疗或新辅助治疗)

目的为缩小病变,争取手术并将病灶全部切除,减少微转移的威胁。术前化疗的周期数,不论从理论或实践经验来看,以2~3 周期为宜,>3 周期由化疗造成的肺胸膜粘连、纤维化等可增加手术难度和并发症,同时化疗引起抵抗力下降,增加感染机会,影响伤口愈合。

NSCLC 新辅助化疗方案:NP(长春瑞滨+顺铂)、TP(紫杉醇+顺铂)、CT(紫杉醇+卡铂)、Texotere+P(多西紫杉醇+顺铂)、GP(吉西他滨+顺铂)。

2.术后化疗

术后化疗可减少转移的危险性,原发癌灶的期别、大小、淋巴结转移情况也和术后转移有关,主要目的是杀死、控制手术局部残留癌细胞和存在于全身的微转移。术后化疗周期数和生存率有关,既要考虑效果又需兼顾毒副反应对人体的损害,≥3 个周期较为合适。

3.非小细胞肺癌化疗方案

(1)晚期非小细胞肺癌一线化疗方案。①NP 方案:NVB 30 mg/m²,静脉滴注,第1、8 d,DDP 30 mg/m²,静脉滴注,第1~3 d。每 4 周为 1 周期。②TP 方案:TXL 135 mg/m²,静脉滴注,第 1 d;DDP(顺铂)30 mg/m²,静脉滴注,第1~3 d。每 3 周为 1 周期。③GP 方案:GEM(吉西他滨)1000 mg/m²,静脉滴注,第1、8、15 d,DDP 100 mg/m²,静脉滴注,第1~3 d。每4周为 1 周期。

(2)晚期非小细胞肺癌二线化疗方案。①多西紫杉醇36~75 mg/m²,静脉滴注,每周 1次、连续3周、休息 1 周的方案是目前公认的标准方案,中位生存期5.7~7.5 个月,1 年生存率37%。②在晚期 NSCLC 的二线治疗中,新型多靶点抗叶酸化疗药培美曲塞(pemetrexed)单药治疗可取得与多西紫杉醇相似的疗效,安全性好于多西紫杉醇,培美曲塞可作为晚期NSCLC 二线治疗标准备选方案之一。

4.非小细胞肺癌的化疗周期

2003 年,美国临床肿瘤协会(ASCO)根据多项随机临床试验研究结论建议:对晚期、转移性 NSCLC 一线治疗给予 3～4 个化疗周期为最佳治疗策略,过多的化疗并不能提高生存率,相反还会带来毒性反应的蓄积,从而影响患者的生活质量。

(五)放射治疗

放射治疗(简称放疗)不仅能使那些局部进展期不能手术的患者取得较好的效果,而且能解除转移部位的压迫和疼痛,延长生存期,改善生活质量。放疗可分为根治性和姑息性两种。根治性对于病变局限、因解剖原因不能手术或患者不愿意手术者,有报道少部分患者 5 年无肿瘤复发。若辅以化疗,则可提高疗效。姑息性放疗的目的在于抑制肿瘤的发展,延迟肿瘤扩散和缓解症状,对控制骨转移性疼痛、骨髓压迫、上腔静脉压迫综合征和主支气管阻塞及脑转移引起的症状有肯定的疗效。

肺癌细胞株按其放射效应分成 3 类。①放射敏感:包括经典 SCLC(C-SCLC)。②较不敏感:包括 NSCLC 中的鳞癌和变异 SCLC(V-SCLC)。③不敏感:包括腺癌。

(六)同期放化疗

1.同时连续应用

每天连续放疗直至放疗总量。化疗可如常规,每 3～4 周给予,连续或每天输注。在诱导治疗开始时应用化疗和放疗,允许在最短的时间内给予最大强度的两种治疗。这种策略使交叉耐药的癌细胞的产生减到最低限度,因为两种治疗之间没有时间间隔,可使微小转移灶早期得到治疗,最大缺点是毒性增加。

2.间歇同时应用

每 3～4 周间隔给予常规化疗,同时给予放疗。

(1)序贯放化:按时分别给予足疗程化疗和足疗程放疗,可以先给足疗程化疗后给足疗程放疗,或先给足疗程放疗后给足疗程化疗。这种策略的主要优点之一是避免了两种治疗方法同时给予的过度毒性,对宿主的毒性减少,主要缺点之一是治疗强度减少;在治疗期间,肿瘤细胞再增殖的可能性增加。还有,在放疗前给予足疗程化疗,就会增加耐化疗肿瘤细胞集结的可能性。

(2)交替放化:最大限度发挥同时和序贯给予治疗的优点,尽可能克服化放联合治疗的缺点,常规 3～4 周间隔给予化疗,放疗在化疗两疗程之间给予;目的是提供两种治疗的短暂的间隔,以便在诱导治疗开始时同时给予化疗和放疗而不降低每一种治疗的强度或剂量;通过化放疗之间的短时间间隔减少毒性,最大限度减少对每一种治疗抗拒的肿瘤细胞聚结,对微小转移灶提供早期化疗。

(七)分子靶向治疗

肿瘤分子靶向治疗是指"针对参与肿瘤发生发展过程的细胞信号传导和其他生物学途径的治疗手段",采用封闭受体、抑制血管生成、阻断信号传导通路等方法,作用于肿瘤细胞特定的靶点,特异性地抑制肿瘤细胞的生长,促使肿瘤细胞凋亡。分子靶向治疗比传统的化疗具有更高的选择性,因此毒副作用小,是今后肿瘤治疗的新趋势。

表皮生长因子受体(EGFR)即 ErbB 酪氨酸激酶受体,是研究最深入的肿瘤生长因子受体之一。肺癌患者 81%～93% 表达 EGFR,45%～70% 的患者为过度表达。应用抗 EGFR 单克隆抗体或 EGFR 酪氨酸激酶抑制剂来抑制 EGFR,可以抑制细胞周期进展、血管生成及化放疗后 DNA 修复,同时增加肿瘤细胞的凋亡。

吉非替尼(gefitinib,商品名易瑞沙)和厄洛替尼(erlotinib,商品名特罗凯)是结构相似的喹唑啉类 EGFR 酪氨酸激酶抑制剂。美国食品及药物管理局(FDA)于 2003 年 5 月 5 d 批准了吉非替尼单药用于治疗终末期非小细胞肺癌。目前正在进行吉非替尼250 mg/d联合多西紫杉醇二线治疗 NSCLC 的研究,初步研究结果显示该两药联用有抗肿瘤作用,且毒副作用并不叠加,有必要进一步深入研究。

厄洛替尼的Ⅰ期研究显示其最大耐受剂量为 150 mg/d,主要的不良反应是胃肠道反应和皮疹,最常见的是痤疮样皮炎(78.6%)。2002 年 9 月,美国 FDA 批准其作为标准方案治疗无效的晚期 NSCLC 的二线或三线治疗方案。

西妥昔单抗 IMC-225(Erbitux)作用于肿瘤细胞 EGFR 的细胞膜外配体结合区,为生物大分子。IMC-225 联合多西紫杉醇二线治疗化疗耐药且 EGFR 阳性的晚期 NSCLC 的Ⅱ期研究显示,20 例可评估患者治疗 6 周后有 4 例获部分缓解,6 例疾病稳定。联合应用耐受性较好,有 5 例患者发生痤疮样皮疹(2/3 度),2 例发生粒细胞减少性发热(2/3 度)。此研究仍在进行中。

(七)控制疼痛

肺癌所致的疼痛有三类原因:恶性肿瘤的转移或直接浸润;治疗引起的疼痛;与癌症无关的并存症。治疗癌痛的目标不仅是缓解疼痛,还要预防疼痛的发生(即持续地控制疼痛)。治疗疼痛有药物和非药物治疗。

1.药物止痛

药物止痛是治疗癌痛的基本方法。使用止痛药的原则是个体化,即根据每个患者的具体情况选择用药,并随病情的变化和以前止痛治疗效果的观察不断修订止痛治疗方案。使用止痛药应注意以下事项:

(1)药物的选择:应按照 WHO 的三阶梯止痛方案用药。轻度疼痛(第一阶梯)原则上选用非阿片类止痛药,首选阿司匹林,必要时可同时并用镇痛剂;中度疼痛(第二阶梯)原则上选用弱阿片类止痛药,首选可待因,必要时亦可同时并用第一阶梯中的非阿片类止痛药及其他镇痛药或抗焦虑药等;重度疼痛(第三阶梯)原则上选用强阿片类,首选吗啡口服片(美施康定,30 mg),必要时改用肌内注射(吗啡,10 mg),直到完全控制疼痛为止。

(2)给药时间:按时给药,即在 24 h 内定时给药,而不是在疼痛已发作或加重时才给药。按时给药保证药物在体内维持一定的浓度,使疼痛处于持续被控制状态,而且可使同剂量药物达到最大镇痛效果的目的。

(3)给药途径:首选是口服,口服无法实施或无效时才考虑改用胃肠道外给药,如直肠给药、肌内用药。

2.非药物止痛

(1)非创伤性物理治疗和心理治疗。

（2）创伤性治疗：姑息性放疗，对于全身广泛性骨转移引起的疼痛，可选用放射性同位素放射疗法；姑息性手术切除肿瘤，可以直接减轻疼痛及其相伴随的梗阻或压迫症状。

四、护理评估

（一）一般评估

1.生命体征（T、P、R、BP）

早期肺癌时，患者多无任何症状，生命体征一般表现正常，当癌肿继续长大引起较大支气管不同程度的阻塞，发生阻塞性肺炎和肺不张时，患者可出现体温偏高（发热）、心率和呼吸加快、胸闷、气促症状。

2.患者主诉

有无咳嗽、血痰、胸痛、胸闷、气促、倦怠、乏力、骨关节疼痛等症状。

3.相关记录

体重、体位、饮食、有无吸烟史、吸烟的时间和数量，有无其他伴随疾病，如糖尿病、冠状动脉粥样硬化性心脏病（冠心病）、高血压、慢性支气管炎等记录。

（二）身体评估

1.全身

患者有无咳嗽，是否为刺激性；有无咳痰，痰量及性状；有无痰中带血或咯血，咯血的量、次数；有无疼痛，疼痛的部位和性质；有无呼吸困难，全身营养状况。

2.局部

患者面部颜色有无贫血、口唇有无发绀、有无杵状指（趾）；有无声音嘶哑，有无面部、颈部、上肢肿胀，有无持续胸背部疼痛、吞咽困难、甚至患侧上眼睑下垂等晚期肺癌侵犯邻近器官、组织的表现。

3.听诊肺部

早期肺癌患者，大部分听诊双肺呼吸音清，当合并肺炎时可有啰音，若晚期肺癌引起肺实变，则呼吸音强；若出现胸积水，则呼吸音弱。（结合病例综合考虑）。

4.叩诊

有胸积水时叩诊呈浊音。

（三）心理－社会评估

患者在疾病治疗过程中的心理反应与需求，了解患者对疾病的认知程度，对手术有何顾虑，有何思想负担。了解朋友及家属对患者的关心、支持程度，家庭对手术的经济承受能力。引导患者正确配合疾病的治疗和护理。

（四）辅助检查阳性结果评估

（1）血液检验：有无低蛋白血症。

（2）胸部 X 线检查：有无肺部肿块阴影，而 CT 检查因密度分辨率高，可发现一般 X 线检查隐藏区（如肺尖、膈上、脊柱旁、心后、纵隔处）的早期肺癌病变，对中心型肺癌的诊断有重要价值。

（3）PET/CT 检查：肺部肿块经[18]氟－脱氧葡萄糖（FDG）吸收、代谢显影是否明显增高（因为恶性肿瘤的糖酵解代谢高于正常细胞），并能观察纵隔淋巴结有无转移。

（4）各种内镜及其他有关手术耐受性检查等有无异常发现。

(五)治疗效果评估

1.非手术治疗评估要点

咳嗽、血痰、胸痛、胸闷、气促等症状是否改善或消失,肺部肿块阴影有无缩小或消散。放、化疗引起的胃纳减退、骨髓造血功能抑制等毒副作用有无好转。

2.手术治疗评估要点

术后患者生命体征是否平稳,呼吸状态如何,有无胸闷、呼吸浅快、发绀及肺部痰鸣音等;伤口是否干燥,有无渗液、渗血,伤口周围有无皮下气肿;各引流管是否通畅,引流量、颜色与性状等;术后肺膨胀情况;术后有无大出血、感染、肺不张、支气管胸膜瘘等并发症的发生。患者对术后康复训练和早期活动是否配合;对出院后的继续治疗是否清楚。

五、护理问题

(一)气体交换障碍

与肺组织病变、手术、麻醉、肿瘤阻塞支气管、肺膨胀不全、呼吸道分泌物潴留、肺换气功能降低等因素有关。

(二)营养失调

低于机体需要量,与肿瘤引起机体代谢增加、手术创伤等有关。

(三)焦虑与恐惧

与担心手术、疼痛、疾病的预后等因素有关。

(四)潜在并发症

1.出血

与手术时胸膜粘连紧密、止血不彻底或血管结扎线脱落,胸腔内大量毛细血管充血及胸腔内负压等因素有关。

2.感染、肺不张

与麻醉药的不良反应使患者的膈肌受抑制,患者术后软弱无力及疼痛等,限制了患者的呼吸运动,不能有效咳嗽排痰,导致分泌物滞留堵塞支气管有关。

3.心律失常

与缺氧、出血、水电解质酸碱失衡有关。

4.支气管胸膜瘘

与支气管缝合不严密、支气管残端血运不良或支气管缝合处感染、破裂等引发有关。

5.肺水肿

与患者原有心脏疾病或病肺切除、余肺膨胀不全或输液量过多、速度过快,使肺泡毛细血管床容积明显减少有关,尤以全肺切除患者更为明显。

六、护理措施

(一)活动与休息

适当的活动,进行呼吸功能训练是提高患者手术的耐受性,减少手术后感染的重要方法之一,术前可采用缩唇呼气训练、爬楼梯、吹气球和有效咳嗽排痰训练等改善患者的肺功能。而术后则鼓励及协助患者尽早活动,术后第 1 d,生命体征平稳后,可在床上坐起,坐在床边、双腿下垂或在床旁站立移步。术后第 2 d 起,可扶持患者围绕病床在室内行走 3~5 min,以后根据患者情况逐渐增加活动量。活动期间,应妥善保护患者的引流管,严密观察患者病情变化,一旦出现头晕、气促、心动过速、心悸和出汗等症状时,应立即停止活动并休息。术后第一天开始做肩、臂关节运动,预防术侧胸壁肌肉粘连、肩关节强直及失用性萎缩。

(二)合理饮食

饮食对肺癌手术患者的康复非常重要,对术前伴营养不良者,除了经肠内增加高蛋白饮食外,也可经肠外途径补充营养,如脂肪乳剂和复方氨基酸等,以改善其营养状况。若术后患者进食后无任何不适,改为普食时,饮食宜高蛋白、高热量、丰富维生素、易消化,以保证营养,提高机体抵抗力,促进伤口愈合。

(三)用药护理

应严格按医嘱用药,严格掌握输液量和速度,防止前负荷过重而导致急性肺水肿。全肺切除术后应控制钠盐摄入量,24 h 补液量控制在 2000 mL 内,速度宜慢,以 20～30 滴/min 为宜。记录出入液量。对于非手术综合治疗的患者,应注意观察药物的毒副反应,发现问题及时处理。

(四)心理护理

多关心、体贴患者,对患者的担心表示理解并予以安慰,给予患者发问的机会,并认真耐心地回答,以减轻其焦虑或恐惧程度。指导患者正确认识癌症,向患者及家属详细说明手术方案,各种治疗护理的意义、方法、大致过程、配合要点与注意事项,让患者有充分的心理准备。说明手术的安全性、必要性,并介绍手术成功的实例,以增强患者的信心。动员家属给患者以心理和经济方面的全力支持。

(五)改善肺泡的通气与换气功能

1.戒烟

指导并劝告患者停止吸烟。让患者了解吸烟会刺激肺、气管及支气管,使气管、支气管分泌物增加,支气管上皮纤毛活动减少或丧失活力,妨碍纤毛的清洁功能,影响痰液咳出,引起肺部感染。因此术前应戒烟 2 周以上。

2.保持呼吸道通畅

对于支气管分泌物较多、痰液黏稠者,可给予超声雾化、应用支气管扩张剂、祛痰剂等药物,合并肺部感染者,遵医嘱给予抗生素,术后则及早鼓励患者深呼吸、咳嗽、排痰,对于咳痰无力者,必要时行纤维支气管镜吸痰,术后常规吸氧 2～4 L/min,可根据血气分析结果调整给氧浓度。

(六)维持胸腔引流通畅

(1)按胸腔闭式引流常规护理。

(2)病情观察:定时观察胸腔引流管是否通畅,注意负压波动,定期挤压,防止堵塞。观察引流液量、色和性状,一般术后 24 h 内引流量约 500 mL,为手术创伤引起的渗血、渗液及术中冲洗胸腔残余的液体。

(3)全肺切除术后胸腔引流管的护理:一侧全肺切除术后的患者,由于两侧胸膜腔内压力不平衡,纵隔易向手术侧移位。因此,全肺切除术后患者的胸腔引流管一般呈钳闭状态,以保证术后患侧胸壁有一定的渗液,减轻或纠正纵隔移位。随时观察患者的气管是否居中,有无呼吸或循环功能障碍。若气管明显向健侧移位,应立即听诊肺呼吸音,在排除肺不张后,可酌情放出适量的气体或引流液,气管、纵隔即可恢复中立位。但每次放液量不宜超过100 mL,速度宜慢,避免快速多量放液引起纵隔突然移位,导致心搏骤停。

(七)健康教育

1.早期诊断

40岁以上人群应定期进行胸部X线普查,尤其是反复呼吸道感染、久咳不愈或咯血痰者,应提高警惕,做进一步的检查。

2.戒烟

使患者了解吸烟的危害,戒烟。

3.疾病康复

(1)指导患者出院回家后数周内,坚持进行腹式深呼吸和有效咳嗽,以促进肺膨胀。出院后半年不得从事重体力活动。

(2)保持良好的口腔卫生,如有口腔疾病应及时治疗。注意环境空气新鲜,避免出入公共场所或与上呼吸道感染者接近。避免居住或工作于布满灰尘、烟雾及化学刺激物品的环境。

(3)对需进行放射治疗和化学治疗的患者,指导其坚持完成放射治疗和化学治疗的疗程,并告知注意事项以提高疗效,定期返院复查。

(4)若有伤口疼痛、剧烈咳嗽及咯血等症状或有进行性倦怠情形,应返院复诊。

(5)保持良好的营养状况,注意每天保持充分休息与活动。

七、护理效果评估

(1)患者呼吸功能改善,无气促、发绀等缺氧征象;咳嗽咳痰减少或消失。

(2)营养状况改善;体重有所增加。

(3)焦虑减轻。

(4)未发生并发症,或并发症得到及时发现和处理。

第二节　支气管扩张症

支气管扩张症是慢性气道损伤引起支气管壁支撑组织破坏后所导致的一支或多支支气管不可逆性扩张。以慢性咳嗽、咳大量脓痰和反复咯血为主要临床表现。它是一种临床较为常见的慢性支气管化脓性疾病,多继发于呼吸道感染和支气管阻塞,尤其是儿童和青年时期患麻疹、百日咳等支气管炎和支气管肺炎,导致支气管管壁破坏,管腔扩张及变形。随着生活条件的不断改善,麻疹和百日咳等疫苗的预防接种,以及抗生素的广泛应用,该病的发病率已经明显降低。军队支气管扩张发生的主要原因是反复的呼吸道感染,其防治的重点在于及早治疗肺部感染。

一、病因和发病机制

支气管扩张的病因包括两类,即支气管-肺组织感染和支气管阻塞,感染和阻塞相互影响,尤其是反复的感染引起管腔黏膜的充血水肿、分泌物阻塞等,导致支气管引流不畅并反过来加重感染,导致局部炎症反应,炎症细胞尤其是中性粒细胞聚集、浸润并释放各种蛋白溶解酶,如髓过氧化物酶(MPO)、弹性蛋白酶、胶原酶等,释放多种炎症介质和毒性氧自由基,造成支气管黏膜上皮细胞损害,发生肿胀、坏死、脱落,黏液腺增生并分泌增多,最终导致支气管管壁结构发生不可逆破坏,从而发生支气管扩张。

对于儿童和青少年,由于支气管发育尚未成熟,管腔较细、管壁较薄,感染容易损伤支气管平滑肌和弹性纤维,加之咳嗽因素,使得支气管管腔内压增高,以及胸腔负压的持续牵引作用,以至于逐渐形成支气管扩张。肺结核、支气管肿瘤、异物吸入及支气管管外压迫等因素均可引起的支气管狭窄或阻塞,引起远端支气管－肺感染,或合并肺不张,使肺组织体积缩小和胸腔负压增高,继而引起支气管扩张。先天性肺发育缺损及遗传因素引起的支气管扩张在国内较为少见。黏液－纤毛功能障碍、囊性纤维化(cystic fibrosis,CF)、α_1-抗胰蛋白酶缺乏等遗传缺陷性疾病,均导致患者支气管管腔阻塞,引起支气管反复感染,形成支气管扩张。支气管先天性发育障碍,如气管支气管肥大症(tracheobronchomegaly)就是先天性结缔组织异常、管壁薄弱所引起的支气管扩张。由于支气管软骨和纤毛细胞发育不良引起,常伴慢性鼻窦炎和内脏转位,称为Kartagener综合征。免疫缺陷,尤其是体液免疫缺陷,使呼吸道中的抗体IgA和调理抗体IgG缺乏,削弱了机体的抗病毒与细菌感染的能力,也容易发生支气管－肺感染,比如低γ球蛋白血症患者,常见反复的支气管－肺及鼻窦感染,是支气管扩张的高危人群。

对于军事作业人员,由于环境特殊、条件恶劣、军事应激、疲劳和卫勤保障的局限性等因素,使得呼吸系统感染一直位居非战斗减员首位,支气管肺炎和继发性肺结核是两大主要成因,这是战勤人员支气管扩张发生的主要原因。

二、临床表现

支气管扩张可见于任何年龄,但以青少年为多见。大多数患者在童年有麻疹、百日咳或支气管肺炎的病史,以后又常有反复的呼吸道感染。部分患者有慢性鼻窦炎或家族性免疫缺陷病史。支气管扩张的典型症状为慢性咳嗽伴大量脓痰以及反复咯血。

大多数患者发生支气管扩张的早期没有临床症状。随着时间延续,往往在呼吸道感染后逐渐加重,明显的症状表明支气管扩张向晚期进展。痰液的量和性状与病情轻重和是否合并感染有直接关系。慢性咳嗽伴大量脓性痰,痰量与体位改变有关,如晨起或入夜卧床时咳嗽痰量增多;呼吸道感染急性发作时,黄绿色脓痰明显增加,一日数百毫升;或有厌氧菌混合感染,则痰有臭味和呼出气恶臭。收集全天的痰液置于玻璃瓶中,数小时后可见痰液分离为四层:上层为痰液泡沫,下悬脓液,中层为混浊浆液,底层为坏死组织沉淀物,这是典型的支气管扩张的痰液改变。咯血可反复发生,间隔不等,程度不等,从小量痰血至大量咯血,咯血量与病情严重程度完全不一致。有些患者平时无咳嗽、脓痰,而以反复咯血为唯一表现,称为干性支气管扩张,其支气管扩张多位于引流良好的部位,一般不易合并感染。

如果支气管扩张反复继发感染,可以出现发热、咳嗽、咳痰、咯血和呼吸困难等症状。病情迁延反复发作者,尤其是咯血患者,常常伴有消瘦和贫血。严重的支气管扩张后期发生肺功能严重障碍时,劳动力明显减退,稍活动即有气急、发绀,伴有杵状指(趾)。早期或干性支气管扩张可无异常肺部体征。病变重或继发感染时常可闻及受累区域,主要是下胸部、背部较粗的湿啰音;结核引起的支气管扩张多见于肩胛间区,咳嗽时可闻及干湿啰音。如果合并化脓性感染,有可能因为局部蔓延引起脓胸和心包炎而出现相应的体征。

三、治疗

支气管扩张多继发于某些原发病,所以原则上应及时治疗。支气管扩张在病理上发生了肺组织结构的不可逆损害,与反复感染和支气管阻塞关系密切。因此,支气管扩张的治疗主要是防止呼吸道反复感染,治疗关键是保持呼吸道引流不畅和有效的抗菌药物治疗,以达控制症状、减缓病程进展的目的。

(一)控制感染

支气管扩张患者急性感染时需进行抗菌治疗,可选用 β-内酰胺类(头孢他啶、头孢曲松等)、喹诺酮类(左氧氟沙星、莫西沙星等)、氨基糖苷类(庆大霉素、阿米卡星等)等抗菌药治疗。支气管扩张时混合感染,加上由于反复感染,患者也多有经常使用抗生素的经历,耐药菌感染较为常见,所以,加酶抑制药的广谱抗生素治疗可以作为经验治疗的首选。细菌学检查和药敏试验对于指导抗感染治疗有很大帮助。应当认识到,铜绿假单胞菌和厌氧菌是支气管扩张急性感染时常见病原菌,前者易在病变部位形成生物被膜,降低抗生素的通透性。大环内酯类抗生素和喹诺酮类抗菌药可抑制或破坏生物被膜胞外多糖,增强抗生素对被膜内病原菌的作用。在选用抗生素时应考虑抗铜绿假单胞菌的 β-内酰胺类抗生素联合大环内酯类或喹诺酮类抗菌药。厌氧菌感染可选用甲硝唑、克林霉素等。必要时可经纤维支气管镜局部灌洗后,注入抗生素治疗。对于稳定期重症支气管扩张患者,选用红霉素 500 mg,每天 2 次,连续口服 2 个月,可以减少痰量,改善肺功能。抗生素经纤维支气管镜局部给药和各种吸入给药的方式对于支气管扩张的治疗,可能在减少痰量、降低痰菌密度方面有一定的作用。在部队基层医疗单位,应当注意保证足够的抗感染疗程,特别强调选用有效的抗生素治疗,疗程一般需要 1~3 周。

(二)排痰治疗

良好的排痰对于支气管扩张治疗中有效的抗感染治疗、减轻患者症状和降低治疗成本,缩短住院日均有很大的益处。主要方法包括物理治疗、药物治疗和经纤维支气管镜吸引等。一般的做法是通过祛痰药稀释痰液,再经体位引流清除痰液,达到保持呼吸道通畅、减少继发感染和减轻全身症状的目的。

1.祛痰药

可以选用蛋白分解酶、多糖纤维裂解剂等,经雾化吸入、口服或注射给药。比如,口服氨溴索(30 mg,每天 2 次)、乙酰半胱氨酸(30 mg,每天 2 次)等祛痰药;每天多次静脉注射乙酰半胱氨酸等;也可用生理盐水超声雾化吸入各种祛痰药,使痰液变稀,容易排出。必要时可加用支气管舒张剂(如异丙托品)雾化吸入,针对某些患者存在的可逆性气流受限和气道高反应,以缓解支气管痉挛,改善呼吸困难。然后再结合体位引流,提高疗效。

2.体位引流

体位引流的作用有时比抗生素治疗还重要,使患肺处于高处,其引流支气管开口向下,使痰液顺体位引流至气管而咳出。根据病变部位采取不同体位引流,每天 2~4 次,每次 15~30 min。体位引流时,间歇做深呼吸后用力咳,同时叩击胸部患处,可提高引流效果。在引流痰量较多的病例时,应注意将痰液咳出,以防发生痰量过多涌出导致窒息,亦应注意避免过分增加患者呼吸和循环生理负担而发生意外。目前,市场上已有商业化的排痰机销售。

（三）手术治疗

抗生素的广泛应用使得大多数支气管扩张能够得到良好的控制，通过外科手术方法治疗支气管扩张因而越来越少。临床上，对于频繁发生呼吸道严重感染或（和）大咯血患者，其病变范围不超过两叶肺，尤以局部性病变反复大咯血，经药物治疗不易控制，年龄40岁以下，全身情况良好，可根据病变范围做肺段或肺叶切除术。对于局限性支气管扩张进行手术治疗，在改善症状、提高生活质量和降低病死率上的确有一定的积极意义。若病变很少且症状不明显或病变较广泛累及两侧肺，又伴呼吸功能严重损害的患者，则不宜做手术治疗。对于特殊岗位的军事作业人员，如航空、远洋以及边疆战勤人员，手术指征可以酌情放宽。

（四）咯血的治疗

咯血的治疗原则为镇静、止咳、止血和保持呼吸道通畅。对于小量咯血患者，可应用云南白药、肾上腺色腙口服，对中等量或大咯血患者，应采取患侧卧位或平卧位，应用垂体后叶素静脉注射，有条件也可行支气管动脉栓塞治疗。

（五）支气管扩张急性加重的预防

戒烟、疫苗接种（流感疫苗、肺炎球菌疫苗等）和免疫调节剂（卡介苗多糖核酸等）治疗，可以增强支气管扩张患者抵抗力，可以减少感染和预防加重。

四、护理评估

（一）一般评估

1.患者的主诉

有无胸闷、气促、心悸、疲倦、乏力等症状。

2.生命体征

严密观察呼吸的频率、节律、深浅和音响，患者呼吸可正常或增快，感染严重时或合并咯血可伴随不同程度的呼吸困难和发绀。患者体温正常或偏高，感染严重时可为高热。

3.咳嗽咳痰情况

观察咳嗽咳痰的发作时间、频率、持续时间、伴随的症状和影响因素等，患者反复继发肺部感染，支气管引流不畅，痰不易咳出时可导致咳嗽加剧，大量脓痰咳出后，患者感觉轻松，体温下降，精神改善。重点观察痰液的量、颜色、性质、气味和与体位的关系，痰液静置后的分层现象，记录24 h痰液排出量。注意患者是否出现面色苍白、出冷汗、烦躁不安等出血的症状，观察咯血的颜色、性质及量。

4.其他

血气分析、血氧饱和度、体重、体位等记录结果。

（二）身体评估

1.头颈部

患者的意识状态，面部颜色（贫血），皮肤黏膜有无脱水、是否粗糙干燥；呼吸困难和缺氧的程度（有无气促、口唇有无发绀、血氧饱和度数值等）。

2.胸部

检查胸廓的弹性，有无胸廓的挤压痛，两肺呼吸运动是否一致。病变部位可闻及固定而持久的局限性粗湿啰音或哮鸣音。

3.其他

患者有无杵状指(趾)。

(三)心理－社会评估

询问健康史,发病原因、病程进展时间以及以往所患疾病对支气管扩张的影响,评估患者对支气管扩张的认识;另外,患者常因慢性咳嗽、咳痰或痰量多、有异味等症状产生恐惧或焦虑的心理,并对疾病治疗缺乏治愈的自信。

(四)辅助检查阳性结果评估

血氧饱和度的数值;血气分析结果报告;胸部 CT 检查明确的病变部位。

(五)常用药物治疗效果的评估

抗生素使用后咳嗽咳痰症状有无减轻,原有增高的血白细胞计数有无回降至正常范围,核左移情况有无得到纠正。

五、护理诊断/问题

(一)清理呼吸道无效

与大量脓痰滞留呼吸道有关。

(二)有窒息的危险

与大咯血有关。

(三)营养失调

低于机体需要量:与慢性感染导致机体消耗有关。

(四)焦虑

与疾病迁延、个体健康受到威胁有关。

(五)活动无耐力

与营养不良、贫血等有关。

六、护理措施

(一)环境

保持室内空气新鲜、无臭味,定期开窗换气使空气流通,维持适宜的温湿度,注意保暖。

(二)休息和活动

休息能减少肺活动度,避免因活动诱发咯血。小量咯血者以静卧休息为主,大量咯血患者应绝对卧床休息,尽量避免搬动。取患侧卧位,可减少患侧胸部的活动度,既防止病灶向健侧扩散,同时有利于健侧肺的通气功能。缓解期患者可适当进行户外活动,但要避免过度劳累。

(三)饮食护理

提供高热量、高蛋白质、富含维生素易消化的饮食,多进食含铁食物有利于纠正贫血,饮食中富含维生素 A、维生素 C、维生素 E 等(如新鲜蔬菜、水果),以提高支气管黏膜的抗病能力。大量咯血者应禁食,小量咯血者宜进少量温、凉流质饮食,避免冰冷食物诱发咳嗽或加重咯血,少食多餐。为痰液稀释利于排痰,鼓励患者多饮水,每天不少于 1500～2000 mL。指导患者在咳痰后及进食前后漱口,以祛除口臭,促进食欲。

(四)病情观察

严密观察病情,正确记录每天痰量及痰的性质,留好痰标本。有咯血者备好吸痰和吸氧设备。

（五）用药护理

遵医嘱使用抗生素、祛痰剂和支气管舒张剂，指导患者进行有效咳嗽，辅以叩背及时排出痰液。指导患者掌握药物的疗效、剂量、用法和不良反应。

（六）体位引流的护理

体位引流是利用重力作用促使呼吸道分泌物流入气管、支气管排出体外的方法，其效果与需引流部位所对应的体位有关。体位引流的护理措施如下。

（1）体位引流由康复科医生执行，引流前向患者说明体位引流的目的、操作过程和注意事项，消除顾虑取得合作。

（2）操作前测量生命体征，听诊肺部明确病变部位。引流前15 min遵医嘱给予支气管舒张剂（有条件可使用雾化器或手按定量吸入器）。备好排痰用纸巾或一次性容器。

（3）根据病变部位、病情和患者经验选择合适体位（自觉有利于咳痰的体位）。引流体位的选择取决于分泌物潴留的部位和患者的耐受程度，原则上抬高病灶部位的位置，使引流支气管开口向下，有利于潴留的分泌物随重力作用流入支气管和气管排出。首先引流上叶，然后引流下叶后基底段。如果患者不能耐受，应及时调整姿势。头部外伤、胸部创伤、咯血、严重心血管疾病和病情状况不稳定者，不宜采用头低位进行体位引流。

（4）引流时鼓励患者做腹式深呼吸，辅以胸部叩击或震荡，指导患者进行有效咳嗽等措施，以提高引流效果。

（5）引流时间视病变部位、病情和患者身体状况而定，一般每天 1～3 次，每次 15～20 min。在空腹或饭前一个半小时前进行，早晨清醒后立即进行效果最好。咯血时不宜进行体位引流。

（6）引流过程应有护士或家人协助，注意观察患者反应，如出现咯血、面色苍白出冷汗、头晕、发绀、脉搏细弱、呼吸困难等情况，应立即停止引流。

（7）体位引流结束后，协助患者采取舒适体位休息，给予清水或漱口液漱口。记录痰液的性质、量及颜色，复查生命体征和肺部呼吸音及啰音的变化，评价体位引流的效果。

（七）窒息的抢救配合

（1）对大咯血及意识不清的患者，应在病床旁备好急救器械。

（2）一旦患者出现窒息征象，应立即取头低脚高45°俯卧位，面向一侧，轻拍背部，迅速排出在气道和口咽部的血块，或直接刺激咽部以咳出血块。嘱患者不要屏气，以免诱发喉头痉挛。必要时用吸痰管进行负压吸引，以解除呼吸道阻塞。

（3）给予高浓度吸氧，做好气管插管或气管切开的准备与配合工作。

（4）咯血后为患者漱口，擦净血迹，防止因口咽部异物刺激引起剧烈咳嗽而诱发咯血，及时清理患者咯出的血块及污染的衣物、被褥，安慰患者，以助于稳定情绪，增加安全感，避免因精神过度紧张而加重病情。对精神极度紧张、咳嗽剧烈的患者，可按医嘱给予小剂量镇静剂或镇咳剂。

（5）密切观察咯血的量、颜色、性质及出血的速度，观察生命体征及意识状态的变化，有无胸闷、气促、呼吸困难、发绀、面色苍白、出冷汗、烦躁不安等窒息征象；有无阻塞性肺不张、肺部感染及休克等并发症的表现。

(6)用药护理:①垂体后叶素可收缩小动脉,减少肺血流量,从而减轻咯血。但也能引起子宫、肠道平滑肌收缩和冠状动脉收缩,故冠心病、高血压患者及孕妇忌用。静脉点滴时速度勿过快,以免引起恶心、便意、心悸、面色苍白等不良反应。②年老体弱、肺功能不全者在应用镇静剂和镇咳药后,应注意观察呼吸中枢和咳嗽反射受抑制情况,以早期发现因呼吸抑制导致的呼吸衰竭和不能咯出血块而发生窒息。

(八)心理护理

护士应以亲切的态度多与患者交谈,讲明支气管扩张反复发作的原因和治疗进展,帮助患者树立战胜疾病的信心,解除焦虑不安心理。呼吸困难患者应根据其病情采用恰当的沟通方式,及时了解病情,安慰患者。

(九)健康教育

(1)预防感冒等呼吸道感染,吸烟患者戒烟。不要滥用抗生素和止咳药。

(2)疾病知识指导:帮助患者和家属正确认识和对待疾病,了解疾病的发生、发展与治疗、护理过程,与患者及家属共同制订长期防治计划。

(3)保健知识的宣教:学会自我监测病情,一旦发现症状加重,应及时就诊。指导掌握有效咳嗽、胸部叩击、雾化吸入及体位引流的排痰方法,长期坚持,以控制病情的发展。

(4)生活指导:讲明加强营养对机体康复的作用,使患者能主动摄取必需的营养素,以增加机体抗病能力。鼓励患者参加体育锻炼,建立良好的生活习惯,劳逸结合,消除紧张心理,防止病情进一步恶化。

(5)及时到医院就诊的指标:体温过高,痰量明显增加;出现胸闷、气促、呼吸困难、发绀、面色苍白、出冷汗、烦躁不安等症状;咯血。

七、护理效果评估

(1)呼吸道保持通畅,痰易咳出,痰量减少或消失,血氧饱和度、动脉血气分析值在正常范围。

(2)肺部湿啰音或哮鸣音减轻或消失。

(3)患者体重增加,无并发症(咯血等)发生。

第三节 肺大疱

一、概述

肺大疱可分为先天性和后天性两种。1959年,肺大疱定义为直径超过1 cm的气肿性气腔,大多数肺大疱继发于肺气肿。其外周是破坏的肺组织,内部有很多纤维条索交叉。肺大疱的基底部常有小的细支气管开口。1967年,Reid提出了肺大疱的3种类型:①肺大疱呈蘑菇状突出于胸膜表面,伴有一细颈(蒂)及气囊,代表小部分肺组织过度膨胀。②肺大疱有一个广蒂,主要是由胸膜下浅表的肺相对小的过度膨胀而成,囊内基底部常有一些组织索带。③肺大疱仅表现为胸膜表面的中度突出,主要是较深部肺组织的过度膨胀,这种大疱大多没有明显的蒂,而且其囊内有气肿性的肺组织。

肺小疱则是胸膜内的局限的气腔,有很薄的胸膜覆盖,与基底部的肺实质有明显分界,主要是由于胸膜下肺泡破裂而致。肺小疱外壁为脏层胸膜,基底部的肺组织为正常肺组织。肺小疱较小,多在外周,常见于肺尖部。少数情况下,肺小疱可融合成很大的气腔或巨大的肺大疱。

临床外科常将肺大疱分为两类:①肺大疱伴正常的肺组织:这类约占 20%。常位于肺尖部,与周围分界清晰。即使肺大疱巨大且压迫周围的肺组织,患者仍可能无明显症状。②肺大疱伴弥漫型肺气肿:约占 80%。起初,肺大疱只是弥漫型全小叶型肺气肿的局部扩大。这类肺大疱往往多发,呈双侧性,大小、程度各不相同。患者的症状主要取决于其余肺的气肿程度。肺实质的基本结构丧失,肺叶内散在扩大的气腔及肺大疱的界限不清。

二、诊断

胸部 X 线检查是诊断肺大疱的主要方法,表现为透亮度增高的无血管区,外周为孤立的头发丝样疱壁,肺大疱周围可有受压致密的肺组织阴影,有时疱腔内可见液平面。CT 则更能清晰地显示肺大疱的范围,并且有助于鉴别肺大疱和气胸。

三、治疗

(一)肺大疱切除术

其目的主要在于恢复肺的结构和弹性。

1.机制

(1)无呼吸困难的患者:外科干预主要是处理或预防肺大疱的气胸、感染、咯血、胸痛等并发症。目前大多数人认为这种方法适用于肺大疱占据一侧胸腔的一半或更多,压迫正常的肺组织,或已经膨胀扩大数年的病变。

(2)呼吸困难的患者:主要是为了促进受压的肺复张,改善血流动力学,修复膈肌的正常曲度,修复肺的弹性回缩力和降低气道阻力及切除通气无效腔。

2.适应证

肺大疱病变很大(体积超过 1/2 胸腔);肺大疱局限或单侧肺大疱;肺大疱长期膨胀;无通气或无灌注的肺大疱;肺组织压缩指数≥3/6。患者肺毛细血管充盈好、COPD 病变轻或无、年龄轻、心脏正常、没有夹杂症,且无营养不良。

3.手术方式

手术策略是切除肺大疱,尽量保留血管和可能有功能的肺组织。最好的方式是局限性切除,基本不考虑行肺段、肺叶切除。为使外科手术获得成功,应遵循下列原则:①充分的术前准备。②双侧病变分期手术。③避免漏气发生。④尽量保留可以复张的肺组织。⑤适当的胸膜腔引流。⑥最佳的术后镇痛。⑦有效的胸部理疗。

4.术前准备

经支气管镜了解有无气道阻塞。COPD 患者应充分术前准备,如咳嗽、深呼吸锻炼,胸部理疗等。应控制感染,使用解痉剂,禁烟。类固醇药物尽量停用,以小剂量肝素预防肺栓塞。手术径路包括:常规开胸手术和胸腔镜手术。常规开胸有后外侧切口、前胸切口或腋下切口(可用于胸腔上 1/3 的肺大疱切除)。胸腔镜下肺大疱切除目前已广泛应用,安全、有效,还可用于肺功能较差的患者。

5.结果

术后疗效主要取决于:肺大疱的大小和扩大程度;肺压缩程度;余肺的状态及潜在的复张程度;区域病变的不均匀程度以及肺气肿的严重程度。

6.手术并发症

包括余肺的延迟复张、漏气时间长、胸膜肺感染、呼吸功能衰竭等。手术死亡率为 $1\%\sim5\%$,与患者年龄、病变程度、手术方式、肺源性心脏病的情况等有关。

(二)肺大疱外引流术

Head 和 Avery 于 1949 年最早报道,适用于开胸手术危险大而又急需缓解症状的病例,也可用于大疱继发感染性脓肿病例。方法是在局麻下于肺大疱所对应部位切除一小段肋骨(骨膜下),用可吸收缝线穿过壁层胸膜及邻近肺大疱壁作荷包,在荷包内切开胸膜和肺大疱,插入较粗的 Foley 导尿管,气囊充气后收紧荷包缝线,导尿管接负压吸引。胸腔内仍常规放置引流管接水封瓶。

通常,肺大疱很大且压迫周围肺组织,但仅有轻度 COPD 者的手术效果较好。最近几年,随着手术方式的改进(VATS)、外科技术的提高(漏气的控制)及术后管理的进步(镇痛),扩大了肺大疱切除术的指征,但在伴有弥漫型肺气肿患者的选择方面目前仍有困难和争议。

四、护理诊断

(一)气体交换受损

与疼痛、胸部损伤、胸廓活动受限或肺萎陷有关。

(二)疼痛

与组织损伤有关。

(三)潜在并发症

肺部或胸腔感染。

五、护理措施

(一)术前护理

(1)戒烟:术前戒烟 2 周,减少气管分泌物,预防肺部并发症。

(2)营养:提供高蛋白、高热量、高维生素饮食,鼓励患者摄取足够的水分。

(3)呼吸功能锻炼:练习腹式呼吸与有效咳嗽。

(4)用药护理:遵医嘱准确用药。

(5)心理护理:与患者交流,减轻焦虑情绪和对手术的担心。

(6)术前准备:①术前 2~3 d 训练患者床上排尿、排便的适应能力。②术前清洁皮肤,常规备皮(备皮范围:上过肩,下过脐,前后过正中线,包括手术侧腋窝),做药物过敏试验。③术前一日晚给予开塞露或辉力纳肛,按医嘱给安眠药,术前 6~8 h 禁饮食。④手术日早晨穿病员服,戴手腕带,摘除眼镜、活动性义齿及饰物等。备好水封瓶、胸带、X 线片、病历等。

(二)术后护理

(1)全麻术后护理常规:麻醉未清醒前去枕平卧位,头偏向一侧,以防误吸而窒息,意识恢复血压平稳后取半卧位。

（2）生命体征监测：术后密切监测生命体征变化，特别是呼吸、血氧饱和度的变化，注意有无血容量不足和心功能不全的发生。

（3）呼吸道护理：①鼓励并协助深呼吸及咳嗽，协助叩背咳痰。②雾化吸入疗法。③必要时用鼻导管或支气管镜吸痰。

（4）胸腔闭式引流的护理：按胸腔闭式引流常规进行护理。

（5）上肢功能康复训练：早期手臂和肩关节的运动训练可防止患侧肩关节僵硬及手臂挛缩。

（6）疼痛的护理：给予心理护理，分散患者的注意力；给予安置舒适体位；咳嗽时协助患者按压手术切口减轻疼痛，必要时遵医嘱应用止痛药物。

六、健康教育

（一）休息与运动

适当活动，避免剧烈运动，防止并发症发生。

（二）饮食指导

加强营养，多食水果、蔬菜、忌食辛辣油腻，防止便秘。

（三）用药指导

遵医嘱准确用药。

（四）心理指导

了解患者思想状况，解除顾虑，增强战胜疾病信心。

康复指导：加强营养，预防感冒。

（五）康复指导

戒烟，注意口腔卫生，继续进行手术侧肩关节和手臂的锻炼。

（六）复诊须知

告知患者术后定期门诊随访。若出现胸痛、呼吸困难等症状应及时与医生联系。

第四节　骨与关节结核

骨与关节结核曾经是很常见的感染性疾病，常继发于肺结核（约 90％），少数继发于消化道或淋巴结结核。好发于儿童及青少年，30 岁以下患者占 80％以上。好发部位为脊柱，其次为膝、髋及肘关节。随着科技的进步、抗结核药物的出现，骨与关节结核的发病率明显下降。但是由于流动人口的大量增加以及耐药菌的出现，骨与关节结核的发病率又有所回升，应引起重视。

一、脊柱结核

在骨关节结核病中，脊柱受累占 50％左右，脊柱结核中，以椎体结核占绝大多数（约 99％），其中腰椎为最高，胸椎、胸腰段其次，颈椎及骶尾椎较少见，但颈椎结核致残率较高。男性比女性略多见；儿童、成人均可发生，应引起注意。

(一)病因与发病机制

人型结核分枝杆菌是主要病原菌。主要继发于肺或胃肠道结核。当机体抵抗力下降时,潜伏的结核菌引起感染。椎体承重大、骨松质多、肌肉附着少、血液供应容易被感染。

(二)病理变化

椎体被破坏以后出现脓肿并伴干酪样物质,因缺乏急性化脓性感染的红、热,形成寒性脓肿,有两种表现。①椎旁脓肿:脓液多汇集椎体两侧和前方。脓液可沿着韧带间隙向上下蔓延,使几个椎体的边缘都出现骨侵蚀,进入椎管内可压迫脊髓和神经根。②流注脓肿:椎旁脓液积聚至一定量后可穿破骨膜,向下方流动,在远离病灶的部位出现脓肿。下胸椎及腰椎病变所致的椎旁脓肿穿破骨膜后,形成腰大肌脓肿。浅层腰大肌脓肿向下流动积聚在髂窝内,成为髂窝脓肿。还可形成腹股沟深部脓肿。甚至脓液还可下流至膝上部位。

椎体结核可分为中心型和边缘型两种(图4-1)。①中心型椎体结核:多见于儿童,好发于胸椎。病变进展快,一般只侵犯一个椎体,椎体被压缩成楔形。可穿透椎间盘累及邻近椎体。②边缘型椎体结核:多见于成人,好发于腰椎。病变部位局限在椎体的上下缘,很快侵犯椎间盘和相邻的椎体。本病的特征是椎间盘破坏、椎间隙变窄。

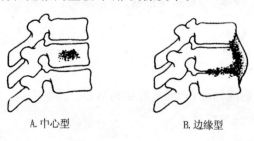

A. 中心型　　　　　B. 边缘型

图4-1　椎体结核

(三)临床表现

1.症状

起病缓慢,早期症状不明显,可有低热、自汗、消瘦、食欲缺乏、全身不适等。病变部位钝痛,休息时减轻,劳累时加重。

2.体征

局部肌痉挛和脊柱活动受限,患者可有姿势异常,如拾物试验阳性、托马斯试验阳性、颈椎结核时抬头困难。可伴有脊柱后凸、侧凸,腰椎生理前凸消失、胸椎后凸可引起驼背等畸形。

寒性脓肿和窦道的形成,脓肿破溃后出现窦道与体外相通,可有干酪样分泌物排出。结核的脓液、干酪样坏死、死骨、被破坏的椎体和椎间盘都可压迫脊髓,出现截瘫。其中以胸椎和颈椎结核截瘫发生率高。此外,颈椎结核还有上肢麻木等神经根受刺激的表现,有咽后壁脓肿者出现呼吸与吞咽困难,胸椎结核有背痛症状,而下胸椎病变引起的疼痛表现为腰骶部疼痛。

(四)实验室及其他检查

1.影像学检查

(1)X线检查:早期表现为骨质变薄。随着病情的发展,表现为骨质破坏和椎间隙变窄,与化脓性脊柱炎相似。前方椎体多个节段受累,椎体被侵蚀为扇贝状。中央型的病变与肿瘤类似,表现为椎体中央变薄和骨质破坏,接着出现椎体塌陷。偶见小死骨,椎体呈楔状改变。边缘型的骨质破坏集中在椎体上缘或下缘,椎间隙变窄或消失,脊柱各段结核可见寒性脓肿的阴影。

(2)CT 检查:清晰显示软组织病灶的界限、骨质破坏的程度以及小脓肿。

(3)MRI 检查:在多个切面水平上显示骨和软组织的病变,以及脊髓受压情况,另外增强的 MRI 可以区别脓肿与肉芽组织。

2.结核菌素试验

在机体免疫力严重低下时可为阴性。

3.血象检查

仅约 10%患者有血白细胞升高。血沉可检测病变是否静止和活动。活动期明显增快,静止期一般正常。

4.脓肿穿刺或病变部位的组织学检查

脓肿穿刺或病变部位的组织学检查是结核感染确诊的重要途径。通过培养或组织学检查,70%～90%的病例可以确诊,但混合性感染时结核杆菌培养阳性率极低。

(五)诊断要点

根据上述临床表现及影像学检查,结合患者血沉增快、结核菌素试验阳性,应考虑本病。确诊需要做椎体病灶或软组织的活检。CT 引导下的细针穿刺活检非常有诊断价值。皮下脓肿穿刺发现病原菌,可不必再做脊柱活检。

(六)治疗要点

脊柱结核治疗的目标是根除感染、恢复神经功能、防止脊柱畸形。抗结核药物化疗是治疗脊柱结核的重要部分。

1.非手术治疗

(1)一般处理:改善全身营养状况,加强休息。局部制动:适用于病变静止而脊柱尚不够稳定者,如颅骨牵引、石膏背心、腰围等。

(2)抗结核药物治疗:异烟肼、利福平、链霉素、对氨基水杨酸钠、乙胺丁醇等一线抗结核药物治疗。脊柱结核一般要用药 2 年左右。有窦道出现混合感染者,应结合药敏试验,应用敏感的抗生素。

2.手术治疗

手术适应证为死骨、脓肿较大不易吸收和窦道经久不愈;结核病灶压迫脊髓出现症状;晚期结核引起的迟发性瘫痪。

(1)病灶清除术:结核病灶的彻底清除是控制感染的关键。把死骨和干酪样坏死物完全清除,直至露出正常松质骨。

(2)脊柱功能重建:通过植骨或结合内固定。早期重建的效果主要通过内固定维持,后期(一般 1 年以后)主要依靠植骨融合完成。自体骨植骨可靠并且愈合率高。

(七)护理要点

1.术前及非手术治疗的护理

包括局部制动、遵医嘱抗结核、加强营养和休息。

(1)用药护理:可同时使用 2～3 种抗结核药物,密切观察用药反应,定期监测血象。

（2）体位的护理：严格平卧硬板床，选择适合石膏固定或牵引，石膏或牵引带内面加垫小毛巾，保证患者舒适，防止局部长期受压，产生压疮。为患者翻身时，注意要有2人以上合作，保证其颈、胸、腰椎的平直，预防脊柱的再损伤。

（3）术前训练：训练床上大小便、有效咳嗽、深呼吸，为手术后适应做好准备。

2.术后护理

（1）体位：术后6～8 h可翻身，翻身时应防止脊柱扭曲，3人协助患者轴式翻身。

（2）病情监测：脊柱结核患者椎管狭窄，椎管内神经易受压，术后24 h内应密切观察上下肢感觉、有无异常，运动、排尿有无障碍。

3.健康指导

（1）主动活动：腰椎结核患者术后第一天，可做双下肢直腿抬高训练，每天3～5次，每次10 min。可指导患者1周后做床上抬臀运动以锻炼腰背肌，预防神经根粘连。

（2）被动活动：颈椎结核截瘫患者，对四肢肌肉进行向心按摩，做上、下肢各关节的被动活动，以防肌肉萎缩。

（3）出院指导：出院在家仍需要卧硬板床，可平卧或侧卧；颈椎结核者，避免头颈用力转动；腰椎胸椎结核者，避免久坐，防止胸腰部屈曲或极度扭曲；行骨融合术者，在植骨融合时可下床活动，骨融合一般颈椎术后3个月，腰椎术后需4～5个月。

二、膝关节结核

膝关节结核发病率占全身骨与关节结核的第二位，仅次于脊柱结核。患者多为儿童及青壮年。

(一)病因与发病机制

膝关节病变以滑膜结核多见，滑膜结核发病缓慢，症状轻微，很多患者就诊时滑膜已完全被结核性肉芽组织破坏，关节面软骨、骨质受到不同程度的侵犯和破坏，发展为全关节结核。形成死骨、空洞。脓液可侵入髌上囊、腘窝或膝关节两侧，后期形成脓肿。若脓肿破溃，继发混合感染，可形成经久不愈的窦道。儿童膝关节结核骨骺遭到破坏后，影响下肢的发育，可引起明显肢体短缩畸形。病变累及关节韧带时，可出现膝关节病理性半脱位或脱位，病变静止后，可有膝关节挛缩畸形。

(二)临床表现

1.全身症状

起病缓慢，有低热、乏力、疲倦、食欲缺乏、消瘦、贫血、夜间自汗等全身症状。血沉可增快。

2.局部症状

（1）关节弥漫性肿胀是早期单纯滑膜结核的症状，局部疼痛多不明显。由于膝关节位置表浅，肿胀和积液通常很明显。检查可发现膝部肿胀饱满，浮髌试验阳性。

（2）单纯骨结核的局部症状轻微，仅有病灶周围肿胀和压痛，关节功能多不受限。

（3）全关节结核症状明显，肿胀、疼痛和关节功能受限都比较明显。脓肿破溃，继发混合感染，形成窦道。晚期股四头肌萎缩，关节肿胀、骨质破坏和韧带松弛，可发生膝外翻畸形。骨骺破坏后,骨生长受到影响,致使患肢发生短缩畸形。

(三)实验室及其他检查

1.X 线检查

(1)单纯性滑膜结核放射学表现常不典型。仅病程较长者可见软组织肿胀和骨组织疏松。

(2)在单纯骨结核中,中心型表现为骨质模糊,呈磨砂玻璃样,后期可形成死骨及空洞;边缘型则表现为边缘骨质被侵蚀破坏。

(3)在全关节结核,表现为骨质广泛疏松,骨质被侵蚀破坏,关节间隙变窄。窦道长期不愈可出现骨硬化。

2.CT、MRI 检查

可较早地发现局部小脓肿、软组织增厚、死骨块等,对关节内早期病变有诊断价值。

3.关节镜检查

对诊断早期膝关节滑膜结核有重要价值,可取关节液培养做组织活检,也可进行滑膜切除术。

(四)诊断要点

根据结核接触史、患病史,临床表现、X 线检查、关节镜及实验室检查可明确诊断。

(五)治疗要点

1.局部制动

十分重要,无论是手术或非手术治疗,固定时间一般不少于 3 个月。

2.抗结核治疗

单纯滑膜结核者,多可以通过应用全身抗结核药治愈,并能够保留基本正常的关节功能。

3.局部治疗

(1)抽出关节积液并注入抗结核药物。

(2)若治疗无效,可施行滑膜切除术。

(3)单纯骨结核当骨质破坏较重时,应施行病灶清除术,病灶清除后可用松质骨填充。术后管型石膏固定 3 个月。

(4)对全关节结核,15 岁以下的患者仅做病灶清除术;15 岁以上者在清除病灶后,可同时行膝关节加压融合术,术后 4 周拔除加压钢针,改用管型石膏固定 2 个月。

(六)护理要点

1.术前及非手术患者护理

(1)心理护理:因为病程长,患者心理负担重,医护人员要鼓励患者及家属正确认识疾病,增加战胜疾病的信心,积极配合治疗。

(2)局部制动:肿胀、疼痛明显者,可用石膏托固定。固定期间,石膏托可以每天解下 1～2 次,并适当活动膝关节,以防关节粘连,肌肉萎缩。可在伸膝位做股四头肌收缩训练。

2.术后护理

(1)制动:患者术后回病室时要注意平稳搬移,防止石膏变形或折断。

(2)伤口引流护理:观察伤口渗血及引流管的通畅情况,防止引流管脱落及管内引流液倒流,注意无菌操作。记录引流液的颜色、性质、量,发现异常及时通知医师并妥善处理。引流液正常为淡红色,每天引流液≤200 mL。引流管持续引流 24～48 h 后,引流液≤50 mL,可拔管。

(3)术后用软枕抬高患肢 20°～30°,以促进血液循环,减轻肿胀。密切观察患肢血液循环、皮肤温度、神经感觉情况,并与健侧进行比较。发现问题及时处理。

(4)行关节加压融合术者,应注意保持关节夹的松紧度,预防加压针眼感染。

3.健康指导

(1)预防深静脉血栓形成:手术第一天,可行健侧肢体和患侧踝关节的主动运动。

(2)指导肢体活动:滑膜切除术后,皮牵引 1～2 周后可在床上练习屈伸膝关节,1 个月后可下床拄双拐活动;单纯骨结核清除病灶松质骨填充术后,石膏固定 2～3 周,早期行股四头肌静力收缩,1 个月后拄双拐练习行走;全关节结核行关节加压融合术后,4 周可除去石膏和关节夹,在床上练习肢体抬高,35 d 后可拄双拐下地活动。

(3)出院后嘱患者继续加强患肢的功能锻炼,劳逸结合,避免过早负重。定期复查。

三、髋关节结核

髋关节结核发病率在骨与关节结核中居第三位,仅次于脊柱和膝关节。多为单侧发病,多见于儿童和青少年。

(一)病因与发病机制

早期髋关节结核以单纯滑膜结核和单纯骨结核多见。大多发展成全关节结核。单纯骨结核的病灶常位于髋臼上缘、股骨头和靠近骺板处的股骨颈。病灶处骨质破坏,出现死骨和空洞,易形成脓肿。随着病变发展,可穿破关节面软骨,进入关节腔,造成全关节感染。股骨头部分被破坏、吸收后可发生病理性脱位,多为后脱位。髋臼结核产生的脓液可向周围流注,向后常形成臀部脓肿。穿破骨盆内壁,形成盆腔内脓肿。

(二)临床表现

1.全身症状

起病缓慢,可有低热、自汗、食欲缺乏、消瘦、乏力、倦怠、贫血等。

2.局部症状

(1)典型的临床表现有跛行和放射至膝的患髋疼痛。

(2)早期仅表现为跛行和患髋不适感。患儿常有"夜啼",因为熟睡后髋部保护性肌痉挛消失,患髋移动时引起疼痛所致。髋关节活动因疼痛而受限,托马斯征阳性。

(3)可出现髋关节屈曲、内收、内旋畸形,患肢短缩,于腹股沟或臀部可出现肿胀或肿块,有压痛。患肢及臀部肌萎缩。

(三)实验室及其他检查

1.X 线检查

X 线片早期显示有局限性的骨质疏松,疾病后期,全关节结核可见关节间隙变宽,出现空洞和死骨。严重者股骨头几乎完全消失,可出现病理性脱位。

2.CT 与 MRI 检查

有助于早期诊断,可清楚显示髋关节内积液量和微小的骨破坏病灶。

(四)诊断要点

髋关节结核的早期诊断极为重要,根据病史、症状、体征和 X 线检查,不难诊断。骨盆正位片对两侧髋关节进行反复比较,仔细观察,关节间隙轻度狭窄应引起注意,以防漏诊。

(五)治疗要点

1.全身支持疗法

休息,增加营养以增强机体抵抗力,改善患者的全身状况。

2.局部处理

(1)单纯滑膜结核:早期行关节穿刺抽液并注入抗结核药物,对患肢进行皮牵引、石膏固定。无效者行滑膜切除术。术后用皮牵引和"丁字鞋"制动 3 周。

(2)单纯骨结核:有死骨或无效腔者,应尽早行病灶清除术,清除死骨、清理无效腔,遗留的空腔可用松质骨充填,术后皮牵引或髋人字石膏固定 4～6 周。

(3)全关节结核:早期及时进行病灶清除术,术后皮牵引 3～4 周。晚期则行病灶清除术,同时作关节植骨融合术,术后髋人字石膏固定 3～6 个月。病情稳定者可选择全髋关节置换术。

(六)护理要点

1.术前及非手术治疗的护理

(1)关节腔抽液、注入抗结核药物时,要严格执行无菌操作。

(2)关节疼痛皮牵引时,保持患肢外展 30°中立位。严格卧床休息,预防病理性骨折。

2.术后护理

(1)注意观察生命体征的变化,必要时进行心电监护。

(2)由于髋关节手术后出血较多,要注意观察伤口敷料渗血情况,保持引流管的通畅。

(3)对于石膏固定者,观察患肢血液循环情况,倾听患者主诉,如有肢体远端苍白、厥冷、疼痛、麻木等异常及时通知医师妥善处理。行石膏"人"字形固定者,注意保护石膏周围的皮肤,尤其是女患者会阴部皮肤的清洁干燥。

(4)定时翻身、按摩皮肤防治压疮。指导有效咳嗽,经常深呼吸,预防肺感染、肺不张。

3.健康指导

(1)术后第 1 d,上肢、健侧下肢的主动活动,以防深静脉血栓形成。术后 2～3 d 可进行股四头肌等长收缩,但要避免主动屈髋练习。

(2)皮牵引 3～4 周后可去除,患者可进行髋、膝关节的主动锻炼。石膏固定 6～8 周后,X线片复查,病变愈合,可拆除石膏,持双拐下床练习行走,但患肢不能负重。

(3)指导患者及家属正确用药、合理饮食、有计划的功能锻炼、定期复查。

第五节　髌骨骨折

髌骨古称连骸骨,俗称膝盖骨、镜面骨。《素问·骨空经》云:"膝解为骸关,侠膝之骨为连骸。"髌骨为人体最大的籽骨,位于膝关节之前。髌骨骨折占全部骨折损伤的 10%,多见成年人。

髌骨略呈三角形,尖端向下,被包埋在股四头肌腱部,其后方是软骨面,与股骨两髁之间软骨面相关节,即髌股关节。髌骨后方之软骨面有条纵嵴,与股骨髁滑车的凹陷相适应,并将髌骨后软骨面分为内外两部分,内侧者较厚,外侧者扁宽。髌骨下端通过髌韧带连于胫骨结节。

髌骨是膝关节的一个组成部分,切除髌骨后,在伸膝活动中可使股四头肌肌力减少30%左右。因此,髌骨有保护膝关节、增强股四头肌肌力、伸直膝关节最后10°~15°的作用,除不能复位的粉碎性骨折外,应尽量保留髌骨。髌骨后面是完整的关节面,其内外侧分别与股骨内外髁前面形成髌股关节,在治疗中应尽量使关节面恢复平整,减少髌骨关节炎的发生。横断骨折有移位者,均有股四头肌腱扩张部断裂,致使股四头肌失去正常伸膝功能,故治疗髌骨骨折时,应修复肌腱扩张部的连续性。

一、病因

骨折病因为直接暴力和肌肉强力收缩所致。直接暴力多因外力直接打击在髌骨上,如撞伤、踢伤等,骨折多为粉碎性,其髌前腱膜及髌骨两侧腱膜和关节囊多保持完好,骨折移位较小,亦可为横断骨折、边缘骨折或纵形劈裂骨折。肌肉强力收缩者,多由于股四头肌猛力收缩所形成的牵拉性损伤,如突然滑倒时,膝关节半屈曲位,股四头肌骤然收缩,牵拉髌骨向上,髌韧带则固定髌骨下部,而股骨髁部向前顶压髌骨形成支点,三种力量同时作用造成髌骨骨折。肌肉强力收缩多造成髌骨横断骨折,上下骨块有不同程度的分离移位,髌前筋膜及两侧扩张部撕裂严重。

二、诊断要点

有明显外伤史,伤后膝前方疼痛、肿胀,膝关节活动障碍。检查时在髌骨处有明显压痛,粉碎骨折可触及骨擦感,横断骨折有移位时可触及一凹沟。膝关节正侧位X线片可明确诊断。

X线检查时需注意:侧位片虽然对判明横断骨折以及骨折块分离最为有用,但不能了解有无纵形骨折以及粉碎骨折的情况。而斜位片可以避免髌骨与股骨髁重叠,既可显示其全貌,更有利于诊断纵形骨折、粉碎骨折及边缘骨折。斜位摄片时,若为髌骨外侧损伤可采用外旋45°位。如怀疑内侧有损伤时,则可取内旋45°。如临床高度怀疑有髌骨骨折而斜位及侧位X线片均未显示时,可再照髌骨切位X线片(图4-2)。

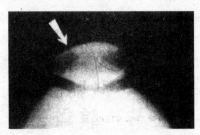

图4-2　髌骨切线位X线片

三、治疗方法

髌骨骨折属关节内骨折,在治疗时必须达到解剖复位标准并修复周围软组织损伤,才能恢复伸膝装置的完整,防止创伤性关节炎的发生。

(一)整复固定方法

1.手法整复外固定

(1)整复方法:复位时先将膝关节内积血抽吸干净,注入 1‰普鲁卡因 5～10 mL,起局部麻醉作用,而后患膝伸直,术者立于患侧,用两手拇示指分别捏住上下方骨块,向中心对挤即可合拢复位。

(2)固定方法。①石膏固定法:用长腿石膏固定患膝于伸直位。若以管型石膏固定,则应在石膏塑形前摸出髌骨轮廓,并适当向髌骨中央挤压使骨折块断面充分接触,这样固定作用可靠,可在早期进行股四头肌收缩锻炼,预防肌肉萎缩和粘连。外固定时间不宜过长,一般不要超过6周。髌骨纵形骨折一般移位较小,用长腿石膏夹固定 4 周即可。②抱膝圈固定法:可根据髌骨大小,用胶皮电线、纱布、棉花做成套圈,置于髌骨处,并将四条布带绕于托板后方收紧打结,托板的两端用绷带固定于大小腿上。固定 2 周后,开始进行股四头肌收缩锻炼,3 周后下床练习步行,4～6 周后去除外固定,做膝关节不负重活动。此方法简单易行,操作方便,但固定效果不够稳定,有再移位的可能,注意固定期间应定时检查纠正。同时注意布带有否压迫腓总神经,以免造成腓总神经损伤。③闭合穿针加压内固定:适用于髌骨横形骨折者。方法是:皮肤常规消毒、铺巾后,在无菌操作下,用骨钻在上下骨折块分别穿入一根钢针,注意进针方向须与髌骨骨折线平行,两根针亦应平行,穿针后整复。骨折对位后,将两针端靠拢拉紧,使两骨折块接触,稳定后再拧紧固定器螺钉,如无固定器亦可代之以不锈钢丝。然后用酒精纱布保护针孔,防止感染,术后用长木板或石膏托将膝关节固定于伸直位(图 4-3)。④抓髌器固定法:方法是患者取仰卧位,股神经麻醉,在无菌操作下抽净关节内积血,用双手拇、示指挤压髌骨使其对位。待复位准确后,先用抓髌器较窄的一侧钩刺入皮肤,钩住髌骨下极前缘和部分髌腱。如为粉碎性骨折,则钩住其主要的骨块和最大的骨块,然后再用抓髌器较宽的一侧,钩住近端髌骨上极前缘即张力带处。如为上极粉碎性骨折,则先钩住上极粉碎性骨块,再钩住远端骨块。注意抓髌器的双钩必须抓牢髌骨上下极的前侧缘,最后将加压螺旋稍加拧紧使髌骨相互紧密接触。固定后要反复伸屈膝关节以磨造关节面,达到最佳复位。骨折复位后应注意抓髌器螺旋盖压力的调整,因为其为加压固定的关键部位,松则不能有效地维持对位,紧则不能产生骨折自身磨造的效应(图 4-4)。⑤髌骨抱聚器固定法:电视 X 线透视下无菌操作,先抽尽膝关节腔内积血,利用胫骨结节髌骨外缘的关系,在胫骨结节偏内上部位,将抱聚器的下钩刺穿皮肤,进入髌骨下极非关节面的下方,并向上提拉,确定是否抓持牢固。并用拇指后推折块,让助手两手拇指在膝关节两旁推挤皮肤及皮下组织向后以矫正翻转移位。然后将上针板刺入皮肤,扎在近折块的前侧缘上,术者一手稳住上下针板,令助手拧动上下手柄,直至针板与内环靠近;术者另一手的拇指按压即将接触的折端,并扪压内外侧缘,以防侧方错位,并加压固定。再利用髌骨沿股间窝下滑及膝关节伸屈角度不同和髌股关节接触面的变化,伸屈膝关节,纠正残留成角和侧方移位。应用髌骨抱聚器治疗髌骨骨折具有骨折复位稳定、加速愈合、关节功能恢复理想的优点(图 4-5)。

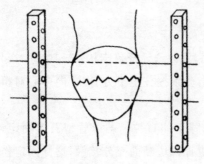

图 4-3　闭合穿针加压内固定

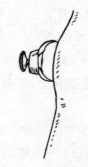

图 4-4　抓髌器固定法

2.切开复位内固定

适用于髌骨上下骨折块分离在 1.5 cm 以上、不易手法复位或其他固定方法失败者。方法是在硬膜外麻醉或股神经加坐骨神经阻滞麻醉下,取膝前横弧形切口,切开皮肤皮下组织后,即进入髌前及腱膜前区,此时可见到髌骨的折面及撕裂的支持带,同时有紫红色血液由裂隙涌出,吸净积血,止血,进行内固定。目前以双 10 号丝线、不锈钢丝、张力带钢丝固定为常用(图4-6)。

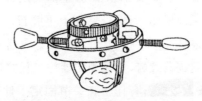

图 4-5　髌骨抱聚器固定法

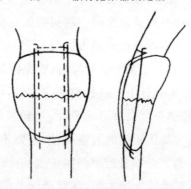

图 4-6　张力带钢丝内固定

(二)药物治疗

髌骨骨折多瘀肿严重,初期可用利水逐瘀法以祛瘀消肿,具体药方参照股骨髁间骨折。若采用穿针或外固定器治疗者,可用解毒饮加泽泻、车前子;肿胀消减后,可服接骨丹。后期关节疼痛活动受限者,可服养血止痛丸。外用药初期肿胀严重者,可外敷消肿散。无移位骨折,可外贴接骨止痛膏。去固定后,关节僵硬疼痛者,可按摩展筋丹或展筋酊,并可用活血通经舒筋利节的苏木煎外洗。

(三)功能康复

复位固定肿胀消退后,即可下床活动,让膝关节有小量的伸屈活动,使髌骨关节面得以在股骨滑车的磨造中愈合,有利于关节面的平复。第 2~3 周,有托板固定者应解除,有限度地增大膝关节的活动范围。6 周后骨折愈合去固定后,可用指推活髌法解除髌骨粘连,以后逐步加强膝关节屈伸活动锻炼,使膝关节功能早日恢复。

四、术后康复和护理

骨折固定稳定,可实施早期被动关节活动练习,用 CPM 或铰链型关节固定支具。24~48 小时后拔除关节腔内引管,疼痛消失后指导患者进行股四头肌等长收缩练习及踝、髋关节主动活动,直腿抬高练习可于术后 1~2 d 开始。股四头肌等长运动练习和早期关节活动练习可防止粘连并维持股四头肌的紧张度。X 线证实骨折愈合后 4~6 周,就应开始抗阻力运动。体育运动或充分的活动应该待持续康复完成后进行,这需要 3~6 个月的时间。在髌骨部分切除术后,功能的恢复主要依赖腱-骨交界面的愈合和修复情况。术后应对膝关节进行保护并制动 3~4 周,对于伸肌结构大范围的修复或者软组织缺陷的补救的病例来说,至少需要制动4~6 周。在这期间患者可在铰链型膝关节固定支具保护下进行有限的活动。这些患者需要几个月的功能锻炼、系统康复,才能获得最大的活动度和力量。

第六节　骨盆骨折

一、基础知识

在多发性损伤中,骨盆骨折多见。除颅脑损伤外,骨盆骨折也是常见的致死原因,其病死率可高达 20%。主要致死原因是由血管损伤引起的难以控制的大出血,以及并发的脂肪栓塞;或由于腹内脏器、泌尿生殖道损伤和腹膜血肿继发感染所产生的严重败血症和毒血症。骨盆骨折合并神经损伤,日后也可能影响患者的肢体、膀胱、直肠功能和性功能。故骨折脱位的早期复位固定,辅以正确的护理,不仅有助于控制出血,减少并发症,也有利于功能康复。

(一)解剖生理

1.骨盆

骨盆是由骶骨、尾骨和两侧髋骨(髂骨、耻骨和坐骨)连接而成的坚强骨环,形如漏斗。两髂骨与骶骨构成骶髂关节,髋臼与股骨头构成髋关节,两侧耻骨借纤维软骨构成耻骨联合,三者均有坚强的韧带附着。骨盆是躯干与下肢连接的桥梁,有承上启下、保护盆腔脏器和传递重力的功能。骨盆分为前后两部,后方有两个负重的主弓:一是在站立位时由两侧髋臼斜行向上通过髂骨增厚部到达骶髂关节与对侧相交而成,称骶股弓(图 4-7),此弓站立时支持体重;二是由两侧坐骨结节向上经髋骨后部至骶髂关节与对侧相交而成,称骶坐弓(图 4-8),在直立位或坐位时承受体重。此二弓较坚固,不易骨折。前方上下各有 1 个起约束稳定作用的副弓,称连接弓,由双侧耻骨相连合,上束弓经耻骨体及耻骨上支,防止骶股弓分离;下束弓经耻骨下支及坐骨下支,支持骶坐弓,防止骨盆向两侧分开。副弓远不如主弓坚强有力,受外伤时副弓必会先分离或骨折。当负重主弓骨折时,副弓大多同时骨折(耻骨联合分离时可无骨折)。

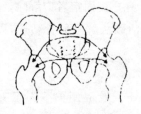

图 4-7 骶股弓

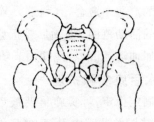

图 4-8 骶坐弓

2.骨盆外围

骨盆外围是上身与下肢诸肌的起止处,如后方有臀部肌肉附着(臀大、中、小肌);坐骨结节处有二头肌、半腱肌、半膜肌附着;缝匠肌起于髂前上棘,股直肌抵止于髂前下棘;在耻骨支、坐骨支及坐骨结节处有内收肌群附着;骨盆的上方,在前侧有腹直肌、腹内斜肌、腹横肌分别抵止于耻骨联合及耻骨结节和髂嵴上;在后侧有腰方肌抵止于髂嵴。这些肌肉的急骤收缩均可引起附着点的撕脱骨折,同时也是骨盆骨折发生移位的因素之一。

3.盆腔内

盆腔内的主要血管与骨盆的关系密切,耻骨上支前后方各有髂外动、静脉及闭孔动、静脉经过,耻骨下支、坐骨支内缘有阴部内动、静脉经过,当耻骨、坐骨骨折或耻骨联合分离时,上述血管由于贴近骨面易受损伤;髋臼窝处有闭孔动、静脉经过,髋臼骨折或中心型脱位时可伤及此血管;骨盆后段的骶髂关节周围有髂内动、静脉及其主要分支,如臀上动、静脉经坐骨切迹到髂骨后面,骶外侧动脉走在骶骨前面,髂腹动、静脉越过骶髂关节到髂骨前面,髂内动、静脉壁支紧靠盆壁行走,此段血管排列稠密,骨折时常引起损伤,若伴骶髂关节脱位则髂腰动、静脉的分支最易撕裂;骨盆对盆腔内的内脏器官和组织(如膀胱、直肠、输尿管、性器官、血管和神经)有保护作用,严重的骨盆骨折除影响负重功能外,常引起血管神经的损伤,尤其是大量出血会造成休克;盆腔脏器破裂可造成腹膜炎而危及生命。

(二)病因

骨盆骨折多由强大的外力所致,也可通过骨盆环传达暴力而发生他处骨折,如车轮碾轧碰撞、房屋倒塌、矿井塌方、机械挤压等外伤所造成。由于暴力的性质、大小和方向的不同,常可引起各种形式的骨折或骨折脱位。

(1)前后方向的暴力主要作用于骶骨和耻骨,在外力作用下,骨盆前倾,既增加了负重弓前份的宽度,又使骶髂关节接触面更加紧密,加之其后部有非常坚强的韧带,故常造成耻骨下支双侧骨折、耻骨联合分离,并发骶髂关节脱位、骶骨骨折和髂骨骨折等,引起膀胱和尿道损伤。

(2)侧方暴力挤压骨盆,可造成耻骨单侧上下支骨折或坐骨上下支骨折、耻骨联合分离、骶髂关节分离、骶骨纵形骨折、髂骨翼骨折。

(3)间接传导暴力经股骨头作用于髋臼时,还可引起髋臼骨折,甚至发生髋关节中心型脱位,与骶髂关节平行的剪式应力则可导致该关节的后上脱位。

(4)牵拉伤,如急剧的跑跳,肌肉强力收缩,则会引起肌肉附着点撕脱性骨折,常发生在髂前上棘和坐骨结节处。

(5)直接暴力,如由高处坠落,滑倒臀部着地,可引起尾骨骨折或脱位、骶骨横断骨折。

(三)分类

骨盆骨折的严重性,取决于骨盆环的破坏程度以及是否伴有盆腔内脏、血管、神经的损伤。因此,在临床上可将骨盆骨折分为两大类:即稳定型和不稳定型。

1.稳定型骨折

稳定型骨折指骨折线走向不影响负重,骨盆整个环形结构未遭破坏,其中包括不累及骨盆环的骨折如髂骨翼骨折,一侧耻骨支或坐骨支骨折,髂前上、下棘或坐骨结节处撕脱骨折,骶骨裂纹骨折或尾骨骨折脱位(图 4-9)。

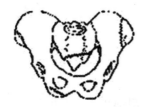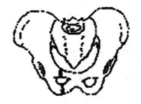

图 4-9　稳定性骨折

2.不稳定型骨折与脱位

不稳定型骨折与脱位指骨盆环的连接性遭到破坏,至少有前后两处骨折或骶髂关节松弛、脱位、骨折错位、骨盆变形,如耻骨或坐骨上、下支骨折伴耻骨联合分离,耻骨或坐骨上、下支骨折伴骶髂关节错位,耻骨联合分离并伴骶髂关节错位等(图 4-10)。上述骨折共同的特点是不稳定性。骨折同时发生在耻骨及髂骨部,将骨盆纵向分裂为两半,半侧骨盆连同下肢向后上移位,造成畸形和肢体短缩,导致晚期活动和负重功能严重障碍,而且常伴有其他骨折或内脏损伤,尤以尿道、膀胱损伤多见。也可发生盆腔大血管或肠道损伤,产生严重后果。治疗时需要针对不同情况进行处理。

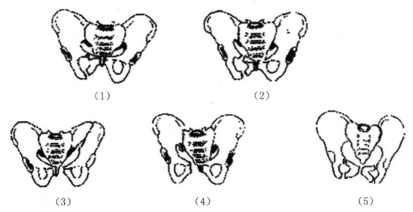

(1)

(2)

(3)　　　　　(4)　　　　　(5)

(1)一侧耻骨上下支骨折合并耻骨联合分离;(2)一侧耻骨上下支骨折合并同侧骶髂关节脱位;(3)髂骨翼骨折合并耻骨联合分离;(4)单侧骶髂关节脱位合并耻骨联合分离;(5)双侧耻骨上下支骨折合并骶髂关节脱位

图 4-10　骨盆不稳定型骨折与脱位

(四)临床表现

有明显的外伤史,伤后局部疼痛、肿胀、瘀斑。骨盆骨折多由强大暴力造成,可合并有膀胱、尿道、直肠及血管神经损伤而造成大出血。因此,常有不同程度的休克表现。单处骨折骨盆环保持完整者,除局部有压痛外,多无明显症状。其他较重的骨折,如骨盆环的完整性被破坏,患者多不能翻身、坐起或站立,下肢移动时疼痛加重,局部肿胀、皮下瘀斑及压痛明显。在骶髂关节脱位时,患侧髂后上棘较健侧明显凸起,并较健侧为高,与棘突侧间距离也较健侧缩短,从脐到内踝的长度也是患侧缩短。交叉量诊对比测量两侧肩峰至对侧髂前上棘之间的距离,可发现变短的一侧骶髂关节错位或耻骨联合分离,或骨折向上移位。骨盆挤压试验和分离试验时,在骨折处出现疼痛。尾骨骨折或脱位可有异常活动和纵向挤压痛,肛门指诊能摸到向前移位的尾骨。X线检查可显示骨折类型和移位情况,可摄左、右45°斜位片及标准前后位片,必要时做 CT 检查。

二、治疗原则

(一)稳定性骨盆骨折的治疗

1.单纯前环耻骨支、坐骨支骨折

不论单侧或双侧,除个别骨折块游离突出于会阴部皮下,需手法推挤到原位,以免影响坐骑之外,一般不需整复。卧硬板床休息,对症治疗,3~4 周即可下床活动。

2.撕脱性骨折

需改变体位,松弛牵拉骨折块的肌肉,有利于骨折块的稳定和愈合。如髂前上、下棘撕脱骨折,可在屈膝屈髋位休息,3~4 周即可下床活动。坐骨结节骨折,可在伸髋屈膝位休息,4~6 周下床锻炼。

3.尾骨骨折移位

可通过肛门内整复,如遗留疼痛或影响排便者,可进行切除术。

(二)不稳定性骨折的治疗

对不稳定性骨折的治疗,关键在于整复骶髂关节脱位和骨盆骨折的变位,最大限度地恢复骨盆环的原状。治疗方法应根据骨折脱位的不同类型,采取相应手法,配合单相或双相牵引,或用外固定架、石膏短裤、沙袋垫挤等综合措施来保证复位后的稳定和愈合。

(1)单纯耻骨联合分离,分离轻者用侧方对挤法使之复位,两侧髂骨翼外侧放置沙袋保持固定。分离宽者,用上法复位后再用布兜悬吊以维持对位,或用多头带固定即可。

(2)骶髂关节脱位合并骶骨骨折或髂骨翼骨折,半侧骨盆向上移位而无髂翼内、外翻者,可在牵拉下手法复位,并配合同侧髁上牵引或皮牵引,重量 10~15 kg。维持牵引重量不宜过早减轻,以免错位。8 周后拆除牵引,下床锻炼。

(3)骶髂关节脱位并伴髂翼骨折外翻变位者,手法复位后给单向下肢牵引即可。

(4)髂翼骨折外翻变位伴耻骨联合分离,骶髂关节往后上脱位者,可用骨盆夹固定;耻骨上、下支或坐骨上、下支骨折伴同侧骶髂关节错位,或耻骨联合分离并一侧骶髂关节错位者,复位后多不稳定,除用多头带固定外,患肢需用皮牵引或骨牵引,床尾抬高;如错位严重进行骨牵引者,健侧需用一长石膏裤做反牵引,一般牵引时间为 6~8 周。

(5)髋臼骨折伴股骨头中心型脱位,采用牵伸扳拉复位法和牵引复位法。牵引固定 6~8 周方可解除。

三、护理

(一)护理要点

(1)骨盆骨折一般出血较多,且多伴有休克征象。急诊入院时,病情急,变化快。接诊人员首先应迅速、敏捷、沉着冷静地配合抢救,及时测量血压、脉搏以判断病情,同时输氧、建立静脉通道,并备好手套、导尿包、穿刺针等,以便待病情稳定后配合医师检查腹部、尿道、会阴及肛门。若有膀胱、尿道、直肠、血管损伤需要紧急手术处理者,护士应迅速做好术前准备:备皮、留置尿管、配血、抗休克、补充血容量、做各种药物过敏试验。操作时动作要轻柔,以免加重损伤,同时要给患者以心理安慰,解除其紧张恐惧情绪。对病情较轻者,除密切观察生命体征的变化外,还要注意腹部、排尿、排便等情况,警惕隐匿性内脏损伤发生。

(2)牵引治疗期间,要观察患者的体位、牵引重量和肢体外展角度,保证牵引效果,要将患者躯干、骨盆、患肢的体位联系起来观察。要求躯干要放直,骨盆要摆正,脊柱与骨盆要垂直。同时要注意倾听患者的主诉,如牵引针眼疼痛、牵引肢体麻木、足部背伸无力等,警惕因循环障碍而导致的缺血性痉挛,或因腓总神经受压而致的足下垂发生。

(3)预防并发症:长期卧床患者要加强基础护理,预防褥疮及呼吸、泌尿系统并发症发生。尤其是年老体弱者,长期卧床,呼吸变浅,分泌物不易排出,容易引起坠积性肺炎及排尿不全、尿渣沉淀。因此要鼓励患者加强深呼吸,促进血液循环。病情允许者,可利用牵引架向上牵拉抬起上身,有助于排净膀胱中尿液。

(二)护理问题

(1)有腹胀、排便困难或便秘的可能。

(2)有发生卧床并发症的可能。

(3)活动受限,自理能力下降。

(4)有骨折再移位的可能。

(5)患者体质下降。

(6)不了解功能锻炼方法。

(三)护理措施

(1)由于腹膜后血肿的刺激,造成肠麻痹或自主神经功能紊乱,可导致腹胀、排便困难或便秘,加之患者长期卧床,肠蠕动减弱,也可引起便秘。具体措施:①鼓励患者多食富含粗纤维的蔬菜、水果,必要时服用麻仁润肠丸、果导片等缓泻剂。②在排除内出血情况下,可进行腹部热敷,并做环形按摩,以促进肠蠕动。按摩时动作要轻柔,不可用力过猛过重。③通过暂禁食,肛管排气,必要时进行胃肠减压以减轻肠胀气,逐步恢复胃肠功能。

(2)骨盆骨折后需要牵引、固定,故卧床时间长,易发生褥疮、肺部及泌尿系统感染等并发症,应予以积极预防。

(3)由于骨折的疼痛或因牵引固定,患者活动功能明显受到限制,给生活起居带来诸多不便。具体措施:①对于轻患者或有急躁情绪者,应讲明卧床制动的重要性和必要性,以及过早活动的危害,取得患者的配合。②主动关心患者,帮助患者解决饮食、生活起居所需,鼓励患者要安心养病。

(4)预防骨折再移位的发生。具体措施:①每天晨晚间护理时,检查患者的卧位与牵引装置,及时调整患者因重力牵引而滑动的体位、外展角度,保证脊柱放直,骨盆摆正,肢体符合牵引力线。②指导并教会患者床上排便的方法,避免因抬臀坐便盆而致骨折错位。③告知患者保持正确卧位的重要性,以及扭动、倾斜上身的危害,以取得配合。

(5)因出血量多,卧床时间长,气虚食少,营养不足而致患者体质下降。具体措施:①做好饮食指导,给高热量、高营养饮食,早期宜食清淡的牛奶、豆腐、大枣米汤,水果和蔬菜,后期给予鸡汤、排骨汤、牛羊肉、核桃、桂圆等。②每天做口腔护理2次,以增进食欲。③病情稳定后,可指导患者床上练功活动,如扩胸、举臂等上肢活动,以促进血液运行,增强心肺功能;每天清晨醒后做叩齿、鼓漱、咽津,以刺激胃肠蠕动。

(6)指导功能锻炼。①无移位骨折。单纯耻骨支或髂骨无移位骨折又无合并伤,仅需卧床休息者,取仰卧与侧卧交替(健侧在下)。早期可在床上做股四头肌舒缩和提肛训练以及患侧踝关节跖屈背伸活动。伤后1~2周可指导患者练习半坐位,做屈膝屈髋活动。三周后可根据患者情况下床站立、行走,并逐渐加大活动量。四周后经拍片证明临床愈合者可练习正常行走及下蹲。②对耻骨上、下支骨折合并骶髂关节脱位,髂骨翼骨折或骶髂关节脱位合并耻骨联合分离者,仰卧硬板床。早期可根据情况活动上肢,忌盘腿、侧卧,以防骨盆变形。2周后可进行股四头肌等长收缩及踝关节的跖屈背伸活动,每天2次推拿髌骨,以防关节强直。4周后可做膝、髋关节的被动伸屈活动,动作要缓慢,幅度由小到大,逐渐过渡到主动活动。6~8周去除固定后,可先试行扶拐不负重活动,经X线片显示骨折愈合后,可逐渐练习扶拐行走。

(四)出院指导

(1)轻症无移位骨折回家疗养者,要告知患者卧床休息的重要性,禁止早期下床活动,防止发生移位。

(2)对耻骨联合分离而要求回家休养的患者,要教会其家属正确使用骨盆兜,或掌握沙袋对挤的方法以及皮肤护理和会阴部清洁的方法,防止压疮和感染,禁止侧卧。

(3)临床愈合后出院的患者,要继续坚持功能锻炼。

(4)加强营养,以补虚弱之躯,促进早日康复。

第七节　颅内压增高

颅内压增高是由于颅内任何一种主要内容物(血液、脑脊液、脑组织)容积增加或者有占位性病变时,其所增加的容积超过代偿限度所致。正常人侧卧位时,测定颅内压(ICP)为0.8~1.8 kPa(6~13.5 mmHg),颅内压>2.0 kPa(15 mmHg)为颅内压增高,颅内压2.0~2.6 kPa(15~20 mmHg)为轻度增高,颅内压2.6~5.3 kPa(20~40 mmHg)为中度增高,颅内压>5.3 kPa(>40 mmHg)为重度增高。

一、病因与发病机制

引起颅内压增高的疾病很多,但发生颅内压增高的主要因素如下。

(一)脑脊液增多

(1)分泌过多,如脉络丛乳头状瘤。

(2)吸收减少:如交通性脑积水,蛛网膜下隙出血后引起蛛网膜粘连。

（3）循环交通受阻：如脑室及脑中线部位的肿瘤引起的梗阻性脑积水或先天性脑畸形。

（二）脑血液增多

（1）脑外伤后小于 24 h 的脑血管扩张、充血，以及呼吸道梗阻，呼吸中枢衰竭引起的二氧化碳蓄积，高碳酸血症和丘脑下部、鞍区或脑干部位手术，使自主神经中枢或血管运动中枢受刺激引起的脑血管扩张充血。

（2）颅内静脉回流受阻。

（3）出血。

（三）脑容积增加

正常情况下颅内容积除颅内容物体积外有 $8\%\sim10\%$ 的缓冲体积即代偿容积。因此颅内容积很大，但代偿调节作用很小。常见脑水肿：①血管源性脑水肿。多见于颅脑损伤、脑肿瘤、脑手术后。②细胞毒性脑水肿。多见于低氧血症，高碳酸血症，脑缺血和缺氧。③渗透性脑水肿。常见于严重电解质紊乱（Na^+ 丢失）渗透压降低，水中毒。

（四）颅内占位病变

常见于颅内血肿，颅内肿瘤，脑脓肿和脑寄生虫等。

二、临床表现

（一）头痛

是颅内压增高最常见的症状，有时是唯一的症状。可呈持续性或间歇性，当用力、咳嗽、负重，早晨清醒时和较剧烈活动时加重，其原因是颅内压增高使脑膜、血管或神经受挤压、牵扯或炎症变化的刺激所致。急性和重度的颅内压增高可引起剧烈的头痛并常伴喷射性呕吐。

（二）恶心呕吐

多数颅内压增高患者都伴有恶心、不思饮食，重度颅内压增高可引起喷射性呕吐，呕吐之后头痛随之缓解，小儿较成人多见，其原因是迷走神经中枢和神经受刺激所引起。

（三）视力障碍和眼底变化

长期颅内压增高，使视神经受压，眼底静脉回流受阻。引起视神经萎缩造成视力下降、模糊和复视，眼底视盘水肿，严重者出现失明和眼底出血。

头痛、恶心呕吐、视盘水肿为颅内压增高的三大主要症状。

（四）意识障碍

意识障碍是反映脑受压的可靠及敏感指标，当大脑皮质、脑干网状结构广泛受压和损害即可出现意识障碍。颅内压增高早期患者可出现烦躁、嗜睡和定向障碍等意识不清的表现，晚期则出现朦胧和昏迷。末期出现深昏迷。梗阻性脑积水所引起的颅内压增高一般无意识障碍。

（五）瞳孔变化

由于颅内压不断增高而引起脑移位，中脑和脑干移位压迫和牵拉动眼神经可引起瞳孔对光反射迟钝。瞳孔不圆，瞳孔忽大忽小，一侧瞳孔逐渐散大，光反射消失；末期出现双侧瞳孔散大、固定。

（六）生命体征变化

颅内压增高，早期一般不会出现生命体征变化，急性或重度的颅内压增高可引起血压增高，脉压增大，呼吸、脉搏减慢综合征。随时有呼吸骤停及生命危险。常见于急性脑损伤患者，而脑肿瘤患者则很少出现血压升高。

(七)癫痫发作

约有20%的颅内压增高患者发生癫痫,为局限性癫痫小发作,如:口角、单侧上、下肢抽搐,或癫痫大发作,大发作时可引起呼吸道梗阻,加重脑缺氧、脑水肿而加剧颅内压增高。

(八)颅内高压危象(脑疝形成)

1.颞叶钩回疝

即幕上肿瘤、水肿、血肿引起急剧的颅内压增高,挤压颞叶向小脑幕裂孔或下方移位,同时压迫动眼神经、大脑后动脉和中脑,使脑干移位,产生剧烈的头痛、呕吐、血压升高,呼吸、脉搏减慢、不规则。很快进入昏迷,一侧瞳孔散大,光反射消失,对侧肢体偏瘫,去脑强直。此时如未进行及时的降颅压处理则会出现呼吸停止,双侧瞳孔散大、固定、血压下降、心搏停止。

2.枕骨大孔疝

又称小脑扁桃体疝,主要是幕下肿瘤、血肿、水肿致颅内压力增高,挤压小脑扁桃体进入压力偏低的枕骨大孔,压迫延脑和颈1～2颈髓,患者出现剧烈头痛、呕吐、呼吸不规则、血压升高、心搏缓慢,随之很快出现昏迷、瞳孔缩小或散大、固定、呼吸停止。

三、护理

(一)护理目标

(1)了解引起颅内压增高的原因,及时对症处理。

(2)通过监测及早发现病情变化,避免意识障碍发生。

(3)颅内压得到控制,脑疝危象得以解除。

(4)患者主诉头痛减轻,自觉舒适,头脑清醒,睡眠改善。

(5)体液恢复平衡,尿比重在正常范围,无脱水症状和体征。

(二)护理措施

(1)观察神志、瞳孔变化1次/小时。如出现神志不清及瞳孔改变,预示颅内压力增高,需及时报告医师进行降颅内压处理。

(2)观察头痛的程度,有无伴随呕吐对剧烈头痛应及时对症降颅压处理。

(3)监测血压、脉搏、呼吸1次/(1～2 h),观察有无呼吸、脉搏慢,血压高,即"两慢一高"征。

(4)保持呼吸道通畅:呼吸道梗阻时,因患者呼吸困难,可致胸腔内压力增高、$PaCO_2$增高致脑血管扩张、脑血流量增多进而使颅内压增高。护理时应及时清除呼吸道分泌物和呕吐物。抬高床头15°～30°,持续或间断吸氧,改善脑缺氧,减轻脑水肿。

(5)如脱水治疗的护理:应用高渗性脱水剂,使脑组织间的水分通过渗透作用进入血循环再由肾脏排出,可达到降低颅内压的目的。常用20%甘露醇250 mL,15～30 min滴完,2～4次/d;呋塞米20～40 mg,静脉或肌内注射,2～4次/d。脱水治疗期间,应准确记录24 h出入液量,观察尿量、色,监测尿素氮和肌酐含量,注意有无水、电解质紊乱和肝肾功能损害。脱水药物应严格按医嘱执行,并根据病情及时调整脱水药物的用量。

(6)激素治疗的护理:肾上腺皮质激素通过稳定血脑屏障,预防和缓解脑水肿,改善患者症状。常用地塞米松 5～10 mg,静脉注射;或氢化可的松 100 mg 静脉注射,1～2 次/d;由于激素有引起消化道应激性溃疡出血、增加感染机会等不良反应,故用药的同时应加强观察,预防感染,避免发生并发症。

(7)颅内压监护。①监护方法:颅内压监护有植入法和导管法两种。植入法:将微型传感器植入颅内,传感器直接与颅内组织(硬脑膜外、硬脑膜下、蛛网膜下隙、脑实质等)接触而测压。导管法:以引流出的脑脊液或生理盐水充填导管,将传感器(体外传感器)与导管相连接,借导管内的液体与传感器接触而测压。两种方法的测压原理均是利用压力传感器将压力转换为与颅内压力大小成正比的电信号,再经信号处理装置将信号放大后记录下来。植入法中的硬脑膜外法及导管法中的脑室法优点较多,使用较广泛。②颅内压监护的注意事项:监护的零点参照点一般位于外耳道的位置,患者需平卧或头抬高 10°～15°;监护前注意记录仪与传感器的零点校正,并注意大气压改变而引起的"零点飘移";脑室法时在脑脊液引流期间每 4～6 h 关闭引流管测压,了解颅内压真实情况;避免非颅内情况而引起的颅内压增高,如出现呼吸不畅、躁动、高热或体位不舒适、尿潴留时应及时对症处理;监护过程严格无菌操作,监护时间以 72～96 h 为宜,防止颅内感染。③颅内压监护的优点:颅内压增高早期,由于颅内容积代偿作用,患者无明显颅内压增高的临床表现,而颅内压监护时可发现颅内压提高和基线不平稳;较重的颅内压升高(＞40 mmHg)时,颅内压监护基线水平与临床症状出现及其严重程度一致;有些患者临床症状好转,但颅内压逐渐上升,预示迟发性(继发性)颅内血肿的形成;根据颅内压监护使用脱水剂,可以避免盲目使用脱水剂及减少脱水剂的用量,减少急性肾衰竭及电解质紊乱等并发症的发生。

(8)降低耗氧量:对严重脑挫裂伤、轴索损伤、脑干损伤的患者进行头部降温,降低脑耗氧量。有条件者行冬眠低温治疗。①冬眠低温的目的:降低脑耗氧量,维持脑血流和脑细胞能量代谢,减轻乳酸堆积,降低颅内压;保护血脑屏障功能,抑制白三烯 B_4 生成及内源性有害因子的生成,减轻脑水肿反应;调节脑损伤后钙调蛋白酶 Ⅱ 活性和蛋白激酶活力,保护脑功能;当体温降至30 ℃,脑的耗氧量约为正常的 55％,颅内压较降温前低 56％。②降温方法:根据医嘱首先给予足量冬眠药物,如冬眠 Ⅰ 号合剂(包括氯丙嗪、异丙嗪及哌替啶)或冬眠 Ⅱ 号合剂(哌替啶、异丙嗪、双氢麦角碱),待自主神经充分阻滞,御寒反应消失,进入昏睡状态后,方可加用物理降温措施。物理降温方法可采用头部戴冰帽,在颈动脉、腋动脉、肱动脉、股动脉等主干动脉表浅部放置冰袋,此外还可采用降低室温、减少被盖、体表覆盖冰毯等方法。降温速度以每小时下降 1 ℃为宜,体温降至肛温 33～34 ℃,腋温31～33 ℃较为理想。体温过低易诱发心律失常、低血压、凝血障碍等并发症;体温＞35 ℃,则疗效不佳。③缓慢复温:冬眠低温治疗一般为 3～5 d,复温应先停物理降温,再逐步减少药物剂量或延长相同剂量的药物维持时间直至停用;加盖被毯,必要时用热水袋复温,严防烫伤;复温不可过快,以免出现颅内压"反跳"、体温过高或中毒等。④预防并发症:定时翻身拍背、吸痰,雾化吸入,防止肺部感染;低温使心排出量减少,冬眠药物使外周血管阻力降低,在搬动患者或为其翻身时,动作应轻稳,以防发生直立性低血压;观察皮肤及肢体末端,冰袋外加用布套,并定时更换部位,定时局部按摩,以防冻伤。

(9)防止颅内压骤然升高：对烦躁不安的患者查明原因，对症处理，必要时给予镇静剂，避免剧烈咳嗽和用力排便；控制液体摄入量，成人每天补液量<2000 mL，输液速度应控制在30～40 滴/min 钟；保持病室安静，避免情绪紧张，以免血压骤升而增加颅内压。

第八节　颅脑损伤

颅脑损伤是暴力直接或间接作用于头部引起颅骨及脑组织的损伤。可分为开放性颅脑损伤和闭合性颅脑损伤。颅底骨折可出现脑脊液耳漏、鼻漏。脑干损伤时可出现意识障碍、去大脑强直，严重时发生脑疝危及生命。颅脑损伤的临床表现为意识障碍、头痛、恶心、呕吐、癫痫发作、肢体瘫痪、感觉障碍、失语及偏盲等。重度颅脑损伤以紧急抢救、纠正休克、清创、抗感染及手术为主要治疗方法。

一、颅脑损伤的分型

目前国际上通用的是格拉斯哥昏迷分级（glasgow coma scale，简称 GCS）方法。是 1974年英国 Glasgow 市一些学者设计的一种脑外伤昏迷评分法，经改进后被推广，现成为国际上公认评判脑外伤严重程度的准绳，统一了对脑外伤严重程度的目标标准（表 4-1）。根据 GCS对昏迷患者检查睁眼、言语和运动反应进行综合评分。正常总分为 15 分，病情越重，积分越低，最低 3 分。总分越低表明意识障碍越重，伤情越重。总分在 8 分以下表明已达昏迷阶段。

表 4-1　脑外伤严重程度目标标准

项　目	记　分	项　目	记　分	项　目	记　分
睁眼反应		言语反应		运动反应	
正常睁眼	4	回答正确	5	按吩咐动作	6
呼唤睁眼	3	回答错乱	4	刺痛时能定位	5
刺痛时睁眼	2	词句不清	3	刺痛时躲避	4
无反应	1	只能发音	2	刺痛时肢体屈曲	3
		无反应	1	刺痛时肢体伸直	2
				无反应	1

我国的颅脑损伤分型大致划分为：轻型、中型、重型（其中包括特重型）。轻型 13～15 分，意识障碍时间在 30 min 内；中型 9～12 分，意识模糊至浅昏迷状态，意识障碍时间在 12 h 以内；重型5～8 分，意识呈昏迷状态，意识障碍时间>12 h；特重型 3～5 分，伤后持续深昏迷。

(一)轻型(单纯脑震荡)

(1)原发意识障碍时间在 30 min 以内。

(2)只有轻度头痛、头晕等自觉症状。

(3)神经系统和脑脊液检查无明显改变。

(4)可无或有颅骨骨折。

(二)中型(轻度脑挫裂伤)

(1)原发意识障碍时间不超过 12 h。

(2)生命体征可有轻度改变。

(3)有轻度神经系统阳性体征,可有或无颅骨骨折。

(三)重型(广泛脑挫伤和颅内血肿)

(1)昏迷时间在 12 h 以上,意识障碍逐渐加重或有再昏迷的表现。

(2)生命体征有明显变化,即出现急性颅内压增高症状。

(3)有明显神经系统阳性体征。

(4)可有广泛颅骨骨折。

(四)特重型(有严重脑干损伤和脑干衰竭现象者)

(1)伤后持续深昏迷。

(2)生命体征严重紊乱或呼吸已停止者。

(3)出现去大脑强直,双侧瞳孔散大等体征者。

二、重型颅脑损伤的护理

(一)卧位

依患者伤情取不同卧位。

(1)低颅压患者适取平卧,如头高位时则头痛加重。

(2)颅内压增高时,宜取头高位,以利颈静脉回流,减轻颅内压。

(3)脑脊液漏时,取平卧位或头高位。

(4)重伤昏迷患者取平卧、侧卧与侧俯卧位,以利口腔与呼吸道分泌物向外引流,保持呼吸道通畅。

(5)休克时取平卧或头低卧位,时间不宜过长,避免增加颅内淤血。

(二)营养的维持与补液

重型颅脑损伤的患者由于创伤修复、感染和高热等原因,机体消耗量增加,维持营养及水、电解质平衡极为重要。

(1)伤后 2～3 d 一般予以禁食,每天静脉输液量 1500～2000 mL,不宜过多或过快,以免加重脑水肿与肺水肿。

(2)应用脱水剂甘露醇时应快速输入。

(3)出血性休克的患者宜先输血。严重脑水肿患者先用脱水剂后酌情输液,补液须缓慢限制入液量,以免脑水肿加重。

(4)脑损伤患者输浓缩人血清蛋白与血浆,既能增高血浆蛋白,也有利于减轻脑水肿。

(5)长期昏迷,营养与水分摄入不足,可输氨基酸、脂肪乳剂、间断小量输血。

(6)准确记录出入量。

(7)颅脑伤可致消化吸收功能减退,肠鸣音恢复后,可用鼻饲给予高蛋白、高热量、高维生素和易于消化的流质,常用混合奶(每 1000 mL 所含热量约 4.6 kJ)或要素饮食用输液泵维持。

(8)患者吞咽反射恢复后,即可试行喂食,开始少量饮水,确定吞咽功能正常后,可喂少量流质饮食,逐渐增加,使胃肠功能逐渐适应,防止发生消化不良或腹泻。

(三)呼吸系统护理

(1)保持呼吸道通畅,防止缺氧、窒息及预防肺部感染。

(2)氧疗:术后(或入监护室后)常规持续吸氧 3~7 d,中等浓度吸氧(氧流量 2~4 L/min)。

(3)观察呼吸音和呼吸频率、节律并准确描述记录。

(4)深昏迷或长期昏迷、舌后坠影响呼吸道通畅者,早期行气管切开术。

(5)做好切开后护理,监护室做好空气消毒隔离,保持一定温度和湿度(温度 22~25 ℃,相对湿度约 60%)。

(6)吸痰要及时,按无菌操作,吸痰要充分和有效,动作要轻,防止损伤支气管黏膜,一次性吸痰管可防止交叉感染。一人一盘,每吸 1 次戴无菌手套,气管内滴入稀释的糜蛋白酶+生理盐水+庆大霉素有利于黏稠痰液的排出。

(7)做好给氧,辅助呼吸:呼吸异常,可给氧或进行辅助呼吸,呼吸频率每分钟少于 9 次或超过 30 次,血气分析氧分压过低,二氧化碳分压过高,呼吸无力,及呼吸不整等都是呼吸异常之征象。通过吸氧及浓度调整,使 PaO_2 维持在 1.3 kPa 以上,$PaCO_2$ 保持在 3.3~4 kPa 代谢性酸中毒者静脉补充碳酸氢钠,代谢性碱中毒者可用静脉补生理盐水给予纠正。

(四)颅内伤情监护

重点是防治继发病理变化,在颅内血肿清除后脑水肿是颅脑损伤后最突出的继发变化,伤后48~72 h达到高峰,采用甘露醇或呋塞米+清蛋白每 10 min 交替使用。

(1)意识的判断。①清醒:回答问题正确,判断力和定向力正确。②模糊:意识蒙眬,可回答简单话但不一定确切,判断力和定向力差,伤员呈嗜睡状。③浅昏迷:意识丧失,对痛刺激尚有反应、角膜、吞咽反射和病理反射均尚存在。④深昏迷:对痛的刺激已无反应,生理反射和病理反射均消失,可出现去脑强直、尿潴留或充溢性失禁。如发现伤员由清醒转为嗜睡或躁动不安,或有进行性意识障碍重时,可考虑有颅内压增高表现,可能有颅内血肿形成,要及时采取措施。应早行 CT 扫描确定是否颅内血肿。对原发损伤的程度和继发性损伤的发生、发展均是最可靠的指标。避免过度刺激和连续护理操作,以免引起颅内压持续升高。

(2)严密观察瞳孔(大小、对称、对光反射)变化,病情变化往往在瞳孔细微变化中发现:如瞳孔对称性缩小并有颈项强直、头剧痛等脑膜刺激征,常为伤后出现的蛛网膜下腔出血,可做腰椎穿刺放出 1~2 mL 脑脊液证实。如双侧瞳孔针尖样缩小、光反应迟钝,伴有中枢性高热,深昏迷则多为脑桥损害。如瞳孔光反应消失、眼球固定,伴深昏迷和颈项强直,多为原发性脑干伤。伤后伤侧瞳孔先短暂缩小继之散大,伴对侧肢体运动障碍,则往往提示伤侧颅内血肿。如一侧瞳孔进行性散大,光反射逐渐消失,伴意识障碍加重、生命体征紊乱和对侧肢体瘫痪,是脑疝的典型改变。如瞳孔对称性扩大、对光反射消失则伤员已濒危。

(3)生命体征对颅内继发伤的反映,以呼吸变化最为敏感和多变。颅脑损伤对呼吸功能的影响主要有:①脑损伤直接导致中枢性呼吸障碍。②间接影响呼吸道发生支气管黏膜下水肿出血、意识障碍者,呼吸道分泌物不能主动排出、咳嗽和吞咽功能降低,引起呼吸道梗阻性通气障碍。③可引起肺部充血、淤血、水肿和神经源性肺水肿致换气障碍,伤后脑细胞脆弱,血氧供给不足将加重脑细胞损害,呼吸功能障碍是颅脑外伤最常见的死亡原因,加强呼吸功能的监护对脑保护是至关重要的。

(4)护理操作时避免引起颅内压变化,头部抬高 30°,保持中位,避免前屈、过伸、侧转(均影响脑部静脉回流),避免胸腹腔压升高,如咳嗽、吸痰、抽搐(胸腹腔内压增高可致脑血流量增高)。

(5)掌握和准确执行脱水治疗,颅脑外伤的病员在抢救治疗中,常用的脱水剂有甘露醇,该药静脉快速注射后,血中浓度迅速增高,产生一时性血中高渗压,将组织间隙中水分吸入血管中,由于脱水剂在体内不易代谢,仍以原形经肾脏排泄而利尿能使组织脱水。颅脑外伤使用脱水剂后,可明显降低颅内压力,一般注射后 10 min 可产生利尿,2~3 h 血中达到高峰,维持 4~6 h。甘露醇脱水静脉滴注时要求 15~30 min 滴完,必要时进行静脉推注,及时准确收集记录尿量。

(五)消化系统护理

重型颅脑损伤对消化系统的影响,一般认为可能有两个方面:一是由于交感神经麻痹使胃肠血管扩张、淤血,同时又由于迷走神经兴奋使胃酸分泌增加,损害胃黏膜屏障,导致黏膜缺血,局部糜烂。二是重型颅脑损伤均有不同程度缺氧,胃肠道黏膜也受累,缺氧水肿,影响胃肠道正常消化功能。对消化道功能监护主要是观察和防治胃肠道出血和腹泻,尤其是亚低温状态下,伤员胃肠道蠕动恢复慢。伤后几天内应放置胃管,待肠鸣音恢复后给予胃肠道营养。

重型颅脑损伤,特别是丘脑下部损伤的患者,可并发神经原性应激性胃肠道出血。出血之前患者多有呼吸异常、缺氧或并发肺炎、呃逆,随之出现咖啡色胃液及柏油样便,多次大量柏油便,可导致休克和衰竭。在处理上,要改善缺氧,稳定生命体征,记录出血情况,禁食,药物止血,如给予西咪替丁、酚磺乙胺、氨甲苯酸、云南白药等。必要时胃内注入少量肾上腺素稀释液,对止血有帮助。同时采取抗休克措施、输血或血浆,注意水、电解质平衡,对于便秘 3 d 以上者可给缓泻剂,润肠剂或开塞露,必要时戴手套掏出干结大便块。

(六)五官护理

(1)注意保护角膜,由于外伤造成眼睑闭合不全,故要防止角膜干燥坏死。一般可戴眼罩,眼部涂眼药膏,必要时暂时缝合上下眼睑。

(2)脑脊液漏及耳漏,宜将鼻、耳血迹擦净,禁用水冲洗、禁加纱条、棉球填塞。患者取半卧位或平卧位多能自愈。

(3)及时做好口腔护理,清除鼻咽与口腔内分泌物与血液。用 3% 过氧化氢溶液或生理盐水或0.1% 呋喃西林清洗口腔 4 次/d,长期应用多种抗生素者,可并发口腔霉菌,发现后宜用制霉菌素液每天清洗 3~4 次。

(七)皮肤护理

昏迷及长期卧床,尤其是衰竭患者易发生压疮,预防要点如下。

(1)勤翻身,至少 1 次/2 h 翻身,避免皮肤连续受压,采用气垫床、海绵垫床。

(2)保持皮肤清洁干燥,床单平整,大小便浸湿后随时更换。

(3)交接班时,要检查患者皮肤,如发现皮肤发红,只要避免再受压即可消退。

(4)昏迷患者如需应用热水袋,一定按常规温度 50 ℃,避免烫伤。

(八)泌尿系统护理

(1)留置导尿管,每天冲洗膀胱 1~2 次,每周更换导尿管。

(2)注意会阴护理,防止泌尿系统感染,观察有无尿液含血,重型颅脑伤者每天记尿量。

(九)血糖监测

高血糖在脑损伤 24 h 后发生较为常见,它可进一步破坏脑细胞功能,因此对高血糖的监测防治也是必需的。监测方法应每天采血查血糖,应用床边血糖监测仪和尿糖试纸监测血糖和尿糖4 次/天,脑外伤术后预防性应用胰岛素 12~24 U 静脉滴注,每天 1 次。

护理要点:①正确掌握血糖、尿糖测量方法。②掌握胰岛素静脉点滴的浓度,每 500 mL 液体中不超过 12 U,滴速<60 滴/min 钟。

(十)伤口观察与护理

(1)开放伤或开颅术后,观察敷料有无血性浸透情况,及时更换,头下垫无菌巾。

(2)注意是否有脑脊液漏。

(3)避免伤口患侧受压。

(十一)躁动护理

颅脑伤急性期因颅内出血,血肿形成,颅内压急剧增高,常引起躁动。此外,缺氧、休克兴奋期、尿潴留、膀胱过度膨胀、脑外伤恢复期也可有躁动。对患者躁动应适当将四肢加以约束,防止自伤、防止坠床,分析躁动原因针对原因加以处理。

(十二)高热护理

颅脑损伤患者出现高热时,急性期体温可达 38~39 ℃,经过 5~7 d 逐渐下降。

(1)如体温持续不退或下降后又高热,要考虑伤口、颅内、肺部或泌尿系统并发感染。

(2)颅内出血,尤其脑室出血也常引起高热。

(3)因丘脑下部损伤发生的高热可以持续较长时间,体温可高达 41 ℃以上,部分患者因高热不退而死亡。

高热处理:①一般头部枕冰袋或冰帽,酌用冬眠药。②小儿及老年人应着重预防肺部并发症。③长期高热要注意补液。④冬眠低温是治疗重型颅脑伤、防治脑水肿的措施,也用于高热时。⑤目前我们采用亚低温,使患者体温降至 34 ℃左右,一般 3~5 d 可自然复温。⑥冰袋降温时要外加包布,避免发生局部冻伤。⑦在降温时,观察患者需注意区别药物的作用与伤情变化引起的昏迷。

(十三)癫痫护理

颅骨凹陷骨折、急性脑水肿、蛛网膜下隙出血、颅内血肿、颅内压增高、高热等均可引起癫痫发作,应注意以下。

(1)防止误吸与窒息,有专人守护,将患者头转向一侧,上下牙之间加牙垫以防舌咬伤。

(2)自动呼吸停止时,应即行辅助呼吸。

(3)大发作频繁,连续不止,称为癫痫持续状态,可造成脑缺氧而加重脑损伤,一旦发现应及时通知医师作有效的处理。

(4)详细记录癫痫发作的形式与频度以及用药剂量。

(5)癫痫持续状态用药,常用地西泮、冬眠药、苯妥英钠。

(6)癫痫发作和发作后不安的患者,要倍加防范,避免坠床而发生意外。

(十四)亚低温治疗的护理

亚低温治疗重型颅脑伤是近几年临床开展的有效新方法。大量动物实验研究和临床应用结果都表明,亚低温对脑缺血和脑外伤具有肯定的治疗效果,但亚低温保护的确切机制尚不十分清楚,可能包括以下几个方面。

(1)降低脑组织氧耗量,减少脑组织乳酸堆积。

(2)保护血脑屏障,减轻脑水肿。

(3)抑制内源性毒性产物对脑细胞的损害作用。

(4)减少钙离子内流,阻断钙对神经元的毒性作用。

(5)减少脑细胞结构蛋白破坏,促进脑细胞结构和功能修复。

(6)减轻弥漫性轴索损伤,弥漫性轴索损伤是导致颅脑伤死残的主要病理基础,尤其是脑干网状上行激活系统轴索损伤是导致长期昏迷的确切因素。

亚低温能显著地控制脑水肿,降低颅内压,减少脑组织细胞耗能,减轻神经毒性产物过度释放等。目前临床常用半导体冰毯制冷与药物降温相结合方法,使患者肛温一般维持在 30~34 ℃,持续 3~10 d。

亚低温治疗状态下护理要点如下。①生命体征监测:亚低温状态下会引起血压降低和心率缓慢,护理工作中应该严密观察伤员心率、心律、血压等,尤其是儿童和老年患者以及心脏病、高血压伤员应该重视,采用床边监护仪连续监测。②降温毯置于患者躯干部,背部和臀部皮肤温度较低,血循环减慢,容易发生压疮,每小时翻身 1 次,避免长时间压迫,血运减慢而发生压疮。③防治肺部感染。亚低温状态下,伤员自身抵抗力降低,气管切开后较易发生肺部感染。加强翻身叩背、吸痰,呼吸道冲洗时将冲洗液吸净是关键护理措施。

(十五)精神与心理护理

不论伤情轻重,患者都可能对脑损伤存在一定的忧虑,担心今后的工作能否适应、生活是否受影响。护士对患者从机体的代偿功能和可逆性多做解释,给患者安慰和鼓励,以增强自信心。对饮食、看书、学习等不宜过分限制,早期锻炼有利康复。因器质性损伤引起失语、瘫痪者,宜早期进行训练与功能锻炼。

(十六)康复催醒治疗的护理

目前认为颅脑伤患者伤后持续昏迷 1 个月以上为长期昏迷。长期昏迷催醒治疗应包括:预防各种并发症、使用催醒药物,减少或停用苯妥英钠和巴比妥类药物,交通性脑积水外科治疗等。

高压氧是目前用于长期昏迷患者催醒的行之有效的方法之一,颅脑伤昏迷患者一旦伤情平稳,应该尽早接受高压氧治疗,疗程通常过 30 d 左右。对于高热、高血压、心脏病和活动性出血的昏迷患者应该慎用此类治疗以防发生意外。

长期昏迷的正规康复治疗包括早期和后期康复治疗。早期康复治疗是指患者在伤后住院期间由医护人员所进行的康复治疗;后期康复治疗指是患者出院后转至康复中心,在康复体疗、心理等方面的医护人员指导下进行的康复训练和治疗。康复治疗的原则包括以下。

(1)从简单基本功能训练开始循序渐进。

(2)放大效应:例如收录机音量适当放大,选用大屏幕电视机、放大康复训练器材和生活用具,选择患者喜爱的音像带等。

(3)反馈效应:在整个训练康复过程中,医护人员要经常给患者鼓励、称赞和指导性批评。有条件时将患者整个康复治疗过程进行录像定期放给患者看,使其感到康复的过程中,神经功能较前逐渐恢复,增强自信心。

(4)替代方法:若患者不能行走则教会患者如何使用各种辅助工具行走。

(5)重复训练,是在相当长的康复训练过程中,既要让患者反复训练以促进运动功能重建,又要不断改进训练方法和器材,才能不使患者产生厌倦情绪。迄今已经有大量随机双盲前瞻性临床观察结果表明,正规康复治疗对重型颅脑伤患者运动神经功能恢复较未接受正规康复治疗患者明显。早期(<35 d)较晚期(>35 d)开始正规康复治疗的患者神经功能恢复快1倍以上。对正规康复治疗伤后7 d内开始与7 d以上开始者进行评分,前者明显高于后者。一般情况下,早期康复治疗疗程1~3个月,重残颅脑伤患者需要1~2年。

目前临床治疗颅脑伤患者智能障碍的主要药物包括3大类:儿茶酚胺类、胆碱能类和智能增强剂。近年来发现神经节苷脂和促甲状腺释放激素对颅脑伤患者智能的恢复也有促进作用。

颅脑伤患者伤后智能障碍主要临床表现为:记忆力障碍、语言障碍和计数能力障碍。记忆力障碍主要包括:视觉记忆力障碍、听觉记忆力障碍、空间记忆力障碍和颞叶定向障碍,语言障碍主要包括:阅读理解障碍、失认症、失写症、语言理解障碍、发音和拼音障碍等。近年来采用智能训练和药物结合治疗颅脑伤患者智能障碍已受到人们重视。智能康复训练加药物治疗有助于颅脑伤患者的智能恢复。然而,智能康复训练应与体能康复训练同期进行。目前我们的智能康复训练主要包括:仪器工具训练、反复操作程度训练以及帮助记忆力的技巧训练等。

康复期伤病员需加强心理护理:对于轻型伤员应鼓励尽早自理生活、防止过度依赖医护人员。要鼓励他们树立战胜伤病的信心,清除"脑外伤后综合征"的顾虑。脑外伤后综合征是指脑外伤后患者所出现的临床精神神经症或主诉,主要包括头痛、眩晕、记忆力减退、软弱无力、四肢麻木、恶心、复视和听力障碍等。应该向伤员作适当解释,让伤员知道有些症状属于功能性的,可以恢复。对于遗留神经功能残疾伤员的今后生活工作问题,偏瘫失语的锻炼等问题,应该积极向伤员及家属提出合理建议和正确指导,帮助伤员恢复,鼓励伤员面对现实、树立争取完全康复的信心。

第九节 脑出血

脑出血是指原发于脑实质内的出血,主要发生于高血压和动脉硬化的患者。脑出血多发生于55岁以上的老年人,多数患者有高血压史。常在情绪激动或活动用力时突然发病,出现头痛、呕吐、偏瘫及不同程度昏迷等。

一、护理措施

(一)术前护理

(1)密切监测病情变化,包括意识、瞳孔、生命体征变化及肢体活动情况,定时监测呼吸、体温、脉搏、血压等,发现异常(瞳孔不等大、呼吸不规则、血压高、脉搏缓慢),及时报告医师立即抢救。

(2)绝对卧床休息,取头高位,15°~30°,头置冰袋可控制脑水肿,降低颅内压,利于静脉回流。吸氧可改善脑缺氧,减轻脑水肿。翻身时动作要轻,尽量减少搬动,加床挡以防坠床。

(3)神志清楚的患者谢绝探视,以免情绪激动。

(4)脑出血昏迷的患者24~48 h禁食,以防止呕吐物反流至气管造成窒息或吸入性肺炎,以后按医嘱进行鼻饲。

(5)加强排泄护理:若患者有尿潴留或不能自行排尿,应进行导尿,并留置尿管,定时更换尿袋,注意无菌操作,每天会阴冲洗1~2次,便秘时定期给予通便药或食用一些粗纤维的食物,嘱患者排便时勿用力过猛,以防再出血。

(6)遵医嘱静脉快速输注脱水药物,降低颅内压,适当使用降压药,使血压保持在正常水平,防止高血压引起再出血。

(7)预防并发症。①加强皮肤护理,每天擦澡1~2次,定时翻身,每2 h翻身1次,床铺干净平整,对骨隆突处的皮肤要经常检查和按摩,防止发生压力性损伤。②加强呼吸道管理,保持口腔清洁,口腔护理每天1~2次;患者有咳痰困难,要勤吸痰,保持呼吸道通畅;若患者呕吐,应使其头偏向一侧,以防发生误吸。③急性期应保持偏瘫肢体的生理功能位。恢复期应鼓励患者早期进行被动活动和按摩,每天2~3次,防止瘫痪肢体的挛缩畸形和关节的强直疼痛,以促进神经功能的恢复,对失语的患者应进行语言方面的锻炼。

(二)术后护理

1.卧位

患者清醒后抬高床头15°~30°,以利于静脉回流,减轻脑水肿,降低颅内压。

2.病情观察

严密监测生命体征,特别是意识及瞳孔的变化。术后24 h内易再次脑出血,如患者意识障碍继续加重、同时脉搏缓慢、血压升高,要考虑再次脑出血可能,应及时通知医师。

3.应用脱水剂的注意事项

临床常用的脱水剂一般是20%甘露醇,滴注时注意速度,一般20%甘露醇250 mL应在20~30 min内输完,防止药液渗漏于血管外,以免造成皮下组织坏死;不可与其他药液混用;血压过低时禁止使用。

4.血肿腔引流的护理

注意引流液量的变化,若引流量突然增多,应考虑再次脑出血。

5.保持出入量平衡

术后注意补液速度不宜过快,根据出量补充入量,以免入量过多,加重脑水肿。

6.功能锻炼

术后患者常出现偏瘫和失语,加强患者的肢体功能锻炼和语言训练。协助患者进行肢体的被动活动,进行肌肉按摩,防止肌肉萎缩。

(三)健康指导

1.清醒患者

(1)应避免情绪激动,去除不安、恐惧、愤怒、忧虑等不利因素,保持心情舒畅。

(2)饮食清淡,多吃含水分、含纤维素多的食物;多食蔬菜、水果。忌烟、酒及辛辣、刺激性强的食物。

(3)定期测量血压,复查病情,及时治疗可能并存的动脉粥样硬化、高脂血症、冠心病等。

(4)康复活动。①应规律生活,避免劳累、熬夜、暴饮暴食等不利因素,保持心情舒畅,注意劳逸结合。②坚持适当锻炼。康复训练过程艰苦而漫长(一般为 1~3 年,长者需终生训练),需要信心、耐心、恒心,在康复医师指导下,循序渐进、持之以恒。

2.昏迷患者

(1)昏迷患者注意保持皮肤清洁、干燥,每天床上擦浴,定时翻身,防止压力性损伤形成。

(2)每天坚持被动活动,保持肢体功能位置。

(3)防止气管切开患者出现呼吸道感染。

(4)不能经口进食者,应注意营养液的温度、保质期以及每天的出入量是否平衡。

(5)保持大小便通畅。

(6)定期高压氧治疗。

二、主要护理问题

(1)疼痛:与颅内血肿压迫有关。

(2)生活自理能力缺陷:与长期卧床有关。

(3)脑组织灌注异常:与术后脑水肿有关。

(4)有皮肤完整性受损的危险:与昏迷、术后长期卧床有关。

(5)躯体移动障碍:与出血所致脑损伤有关。

(6)清理呼吸道无效:与长期卧床所致的机体抵抗力下降有关。

(7)有受伤的危险:与术后癫痫发作有关。

第十节　面神经炎

面神经炎又称贝尔(Bell)麻痹,系面神经在茎乳孔以上面神经管内段的急性非化脓性炎症。

一、病因

面神经炎病因不明,一般认为是面部受冷风吹袭、病毒感染、自主神经功能紊乱造成面神经的营养微血管痉挛,引起局部组织缺血、缺氧所致。近年来也有学者认为可能是一种免疫反应。

二、临床表现

面神经炎无年龄和性别差异,多为单侧,偶见双侧,多为格林—巴利综合征。发病与季节无关,通常急性起病,数小时至 3 d 达到高峰。病前 1~3 d 患侧乳突区可有疼痛。患者同侧额纹消失,眼裂增大,闭眼时,眼睑闭合不全,眼球向外上方转动并露出白色巩膜,称贝尔现象。病侧鼻唇沟变浅,口角下垂。不能做噘嘴和吹口哨动作,鼓腮时病侧口角漏气,食物常滞留于齿颊之间。

若病变波及鼓索神经,则可有同侧舌前 2/3 味觉减退或消失。镫骨肌支以上部位受累时,出现同侧听觉过敏。膝状神经节受累时除面瘫、味觉障碍和听觉过敏外,还有同侧唾液、泪腺分泌障碍,耳内及耳后疼痛,外耳道及耳郭部位带状疱疹,称膝状神经节综合征。本病一般预后良好,患者通常于起病 1～2 周开始恢复,2～3 个月痊愈。发病时伴有乳突疼痛,老年、患有糖尿病和动脉硬化者预后差。可遗有面肌痉挛或面肌抽搐。患者可根据肌电图检查及面神经传导功能测定判断患者面神经受损的程度和预后。

三、诊断与鉴别诊断

面神经炎根据急性起病的周围性面瘫即可诊断。但需与以下疾病鉴别。

(1)格林—巴利综合征:可有周围面瘫,多为双侧性,并伴有对称性肢体瘫痪和脑脊液蛋白细胞分离。

(2)中耳炎、迷路炎、乳突炎等并发的耳源性面神经麻痹,及腮腺、肿瘤、下颌化脓性淋巴结炎等导致面神经炎者多有原发病的特殊症状及病史。

(3)颅后窝肿瘤或脑膜炎引起的周围性面瘫:起病较慢,且有原发病及其他脑神经受损表现。

四、治疗

(一)急性期治疗

急性期治疗以改善局部血液循环,消除面神经的炎症和水肿为主。如系带状疱疹所致的 Hunt 综合征,可口服阿昔洛韦 5 mg/(kg·d),每天 3 次,连服 7～10 d;类固醇皮质激素泼尼松(20～30 mg)每天 1 次,口服,连续 7～10 d;改善微循环,减轻水肿可使用 706 代血浆(羟乙基淀粉)或低分子右旋糖酐 250～500 mL,静脉滴注每天 1 次,连续 7～10 d,也可加用脱水利尿药;神经营养代谢药物应用维生素 B_1 50～100 mg,维生素 B_{12} 500 μg,胞磷胆碱 250 mg,辅酶 Q_{10} 5～10 mg 等,肌内注射,每天 1 次;理疗法如茎乳孔附近超短波透热疗法,红外线照射。

(二)恢复期治疗

恢复期治疗以促进神经功能恢复为主。①口服维生素 B_1、维生素 B_{12} 各 1～2 片,每天 3 次,地巴唑 10～20 mg,每天 3 次;亦可用加兰他敏 2.5～5.0 mg,肌内注射,每天 1 次;②中药、针灸、理疗;③采用戴眼罩、滴眼药水、涂眼药膏等方法保护暴露的角膜;④病后 2 年仍不恢复者,可考虑行神经移植治疗。

五、护理

(一)一般护理

(1)病后两周内应注意休息,减少外出。

(2)面神经炎一般预后良好,约 80 % 患者可在 3～6 周痊愈,因此应向患者说明病情,使其积极配合治疗,解除心理压力,尤其年轻患者,应保持健康心态。

(3)给予易消化、高热能的半流饮食,保证机体足够营养代谢,增加身体抵抗力。

(二)观察要点

面神经炎是神经科常见病之一,在护理观察中主要注意以下两方面的鉴别。

1. 分清面瘫属中枢性还是周围性瘫痪

中枢性面瘫系对侧皮质延髓束受损引起,故只产生对侧下部面肌瘫痪,表现为鼻唇沟浅、口角下坠、露齿、鼓腮,吹口哨时出现肌肉瘫痪,而皱额、闭眼仍正常或稍差,进行哭、笑等情感运动时,面肌仍能收缩。周围性面瘫所有表情肌均瘫痪,不论何种情感活动,肌肉均无收缩。

2. 正确判断患病一侧

面肌挛缩时病侧鼻唇沟加深,眼裂缩小,易误认健侧为病侧。如让患者露齿时可见挛缩,侧面肌不收缩,而健侧面肌收缩正常。

(三)保护暴露的角膜及防止结膜炎

患者不能闭眼,因此必须注意眼的清洁卫生。①外出必须戴眼罩,避免尘沙进入眼内;②每日抗生素眼药水滴眼,入睡前用眼药膏,以防止患角膜炎或暴露性角膜炎;③擦拭眼泪的正确方向是向上,以防止外翻加重;④注意用眼卫生,养成良好习惯,不能用脏手、脏手帕擦泪。

(四)保持口腔清洁,防止牙周炎

患者患侧面肌瘫痪,进食时食物残渣常停留于患侧颊齿间,故应注意口腔卫生。①经常漱口,必要时使用消毒漱口液;②使用正确刷牙方法,应采用"短横法"或"竖转动法"两种方法,以去除菌斑及食物残片;③牙齿的邻面与间隙容易堆积菌斑,发生牙周炎,可用牙线紧贴牙齿颈部,然后在邻面作上下移动,每个牙齿4~6次,直至刮净;④牙龈乳头萎缩和齿间空隙大的情况下可用牙签沿着牙龈的形态线平行插入,不宜垂直插入,以免影响牙齿美观和功能。

(五)家庭护理

1. 注意面部保暖

夏天避免在窗下睡觉,冬天迎风乘车要戴口罩,在野外作业时注意面部及耳后的保护。耳后及病侧面部给予温热敷。

2. 平时加强身体锻炼

增强抗风寒侵袭的能力,积极治疗其他炎性疾病。

3. 瘫痪面肌锻炼

因面肌瘫痪后常松弛无力,患者自己可对着镜用手掌贴于瘫痪的面肌上做环形按摩,每天3~4次,每次15 min,以促进血液循环,并可减轻患者健侧面肌对病侧面肌的过度牵拉。当神经功能开始恢复时,鼓励患者练习病侧的各单个面肌的随意运动,以促进瘫痪肌的早日康复。

第五章　妇产科疾病的护理

第一节　痛　经

痛经(dysmenorrhea)是指在行经前、后或月经期出现下腹疼痛、坠胀伴腰酸及其他不适,严重影响生活和工作质量者。痛经分为原发性痛经与继发性痛经两类。前者指生殖器官无器质性病变的痛经,称功能性痛经;后者指盆腔器质性病变引起的痛经,如子宫内膜异位症等。本节仅叙述原发性痛经。

一、护理评估

(一)健康史

原发性痛经常见于青少年,多发生在有排卵的月经周期,精神紧张、恐惧、寒冷刺激及经期剧烈运动可加重疼痛。评估时需了解患者的年龄和月经史、疼痛特点及与月经的关系、伴随症状和缓解疼痛的方法等。

(二)身体状况

1.痛经

痛经是主要症状,多自月经来潮后开始,最早出现在月经来潮前 12 h,月经第 1 d 疼痛最剧烈,持续2～3 d后逐渐缓解。疼痛呈痉挛性,多位于下腹正中,常放射至腰骶部、外阴与肛门,少数人的疼痛可放射至大脚内侧。可伴面色苍白、出冷汗、恶心、呕吐、腹泻、头晕、乏力等。痛经多于月经初潮后1～2 年发病。

2.妇科检查

生殖器官无器质性病变。

(三)心理-社会状况

患者缺乏痛经的相关知识,担心痛经可能影响健康及婚后的生育能力,表现为情绪低落、烦躁、焦虑;伴随着月经的疼痛,常常使患者抱怨自己是女性。

(四)辅助检查

B超检查生殖器官有无器质性病变。

(五)处理要点

以解痉、镇痛等对症治疗为主,并注意对患者的心理治疗。

二、护理问题

(一)急性疼痛

与经期宫缩有关

(二)焦虑

与反复疼痛及缺乏相关知识有关。

三、护理措施

(一)一般护理

(1)下腹部局部可用热水袋热敷。

(2)鼓励患者多饮热茶、热汤。

(3)注意休息,避免紧张。

(二)病情观察

(1)观察疼痛的发生时间、性质、程度。

(2)观察疼痛时的伴随症状,如恶心、呕吐、腹泻。

(3)了解引起疼痛的精神因素。

(三)用药护理

遵医嘱给予解痉、镇痛药,常用药物有前列腺素合成酶抑制剂如吲哚美辛(消炎痛)、布洛芬等,亦可选用避孕药或中药治疗。

(四)心理护理

讲解有关痛经的知识及缓解疼痛的方法,使患者了解经期下腹坠胀、腰酸、头痛等轻度不适是生理反应。原发性痛经不影响生育,生育后痛经可缓解或消失,从而消除患者紧张、焦虑的情绪。

(五)健康指导

进行经期保健的教育,包括注意经期清洁卫生,保持精神愉快,加强经期保护,避免剧烈运动及过度劳累,防寒保暖等。疼痛难忍时一般选择非麻醉性镇痛药治疗。

第二节 闭 经

闭经(amenorrhea)是妇科常见症状,分为原发性闭经和继发性闭经两类。原发性闭经指年龄超过16岁,第二性征已发育,或年龄超过14岁,第二性征尚未发育,且无月经来潮者;继发性闭经指正常月经建立后,因病理性原因月经停止6个月,或按自身原来月经周期计算停经3个周期以上者。青春期以前、妊娠期、哺乳期以及绝经后的无月经均属生理现象。

一、护理评估

(一)健康史

原发性闭经较少见,常由于遗传性因素或先天性发育缺陷所致,评估时应注意患者生殖器官和第二性征发育情况及家族史。继发性闭经发病率高,病因复杂,评估时应详细询问患者月经史,已婚者应注意有无产后大出血、不孕及流产史。根据控制正常月经周期的四个环节,按病变部位将闭经分为下丘脑性闭经、垂体性闭经、卵巢性闭经及子宫性闭经。

1.下丘脑性闭经

最常见,以功能性原因为主。

(1)精神因素:精神创伤、紧张忧虑、环境改变、过度劳累、盼子心切或畏惧妊娠等可使内分泌调节功能紊乱而发生闭经。闭经多为一时性,可自行恢复。

(2)剧烈运动、体重下降和神经性厌食:均可诱发闭经。因初潮发生和月经维持有赖于一定比例(17%～20%)的机体脂肪,中枢神经对体重下降极为敏感。

(3)药物:一般在停药后 3～6 个月月经恢复。

2.垂体性闭经

垂体器质性病变或功能失调可影响卵巢功能而引起闭经。

(1)垂体梗死:常见于产后出血使垂体缺血坏死,出现闭经、性欲减退、毛发脱落、第二性征衰退等席汉综合征。

(2)垂体肿瘤:可引起闭经溢乳综合征。

3.卵巢性闭经

因性激素水平低落,子宫内膜不发生周期性变化而导致闭经。

(1)卵巢功能早衰:40 岁前绝经者称卵巢功能早衰,常伴有围绝经期综合征的表现。

(2)卵巢功能性肿瘤、卵巢切除或组织破坏。

(3)多囊卵巢综合征:表现为闭经、不孕、多毛、肥胖、双侧卵巢增大。

4.子宫性闭经

月经调节功能及第二性征发育正常,但子宫内膜受到破坏或对卵巢激素不能产生正常的反应而引起闭经。

(1)先天性子宫发育不良或子宫切除术后者。

(2)子宫内膜损伤:子宫腔放射治疗后、结核性子宫内膜炎、子宫腔粘连综合征,后者因人工流产刮宫过度,使子宫内膜损伤粘连而无月经产生。

5.其他内分泌功能异常

甲状腺功能减退或亢进、肾上腺皮质功能亢进、糖尿病等可引起闭经。

(二)身体状况

了解患者的闭经类型、时间及伴随症状。注意观察患者精神状态、智力发育、营养与健康状况;检查全身发育状况,测量身高、体重、四肢与躯干比例;第二性征如音调、毛发分布、乳房发育状况,挤压乳腺有无乳汁分泌;妇科检查生殖器官有无发育异常和肿瘤等。

(三)心理-社会状况

患者担心闭经对自己的健康、性生活及生育能力有影响,病程过长及治疗效果不佳会加重患者及其家属的心理压力,产生情绪低落、焦虑,反过来又加重闭经。

(四)辅助检查

1.子宫功能检查

(1)诊断性刮宫:适用于已婚妇女,必要时可在宫腔镜直视下检查。

(2)子宫输卵管碘油造影:了解子宫腔及输卵管情况。

(3)药物撤退试验:①孕激素试验可评估内源性雌激素水平;②雌、孕激素序贯疗法。

2.卵巢功能检查

通过 B 超检查、基础体温测定、宫颈黏液结晶检查、阴道脱落细胞检查、血清激素测定、诊断性刮宫,了解排卵情况及体内性激素水平。

3.垂体功能检查

如垂体兴奋试验等。

4.其他检查

B超检查、染色体检查及内分泌检查等。

(五)处理要点

(1)全身治疗积极治疗全身性疾病,增强体质,加强营养,保持正常体重。

(2)心理治疗精神因素所致闭经,应行心理疏导。

(3)病因治疗子宫腔粘连、先天畸形、卵巢及垂体肿瘤等采取相应手术治疗。

(4)性激素替代疗法:根据病变部位及病因,给予相应激素治疗,常用雌激素替代疗法,雌、孕激素序贯疗法和雌、孕激素合并疗法。

(5)诱发排卵常用氯米芬、人绒毛膜促性腺激素(hCG)。

二、护理问题

(一)焦虑

与担心闭经对健康、性生活及生育的影响有关。

(二)功能障碍性悲哀

与长期闭经及治疗效果不佳,担心丧失女性形象有关。

三、护理措施

(一)一般护理

1.鼓励患者增加营养

营养不良引起的闭经者,应供给足够的营养。

2.保证睡眠

工作紧张引起的闭经者,鼓励患者加强锻炼,增强体质,注意劳逸结合。如为肥胖引起的闭经,指导患者进低热量饮食,但需要富有维生素和矿物质,嘱咐患者适当增加运动量。

(二)病情观察

(1)观察患者情绪变化,有无引起闭经的精神因素,如工作、家庭、生活等情况。

(2)对有人工流产、剖宫产史的闭经患者,应监测阴道流血情况及月经变化。

(3)注意患者体重增加或减少的数据和时间,与闭经前、后的关系。

(4)观察患者甲状腺有无肿大、有无糖尿病症状。

(三)用药护理

指导患者合理使用性激素,说明性激素的作用、副作用、用药方法及注意事项。

(四)心理护理

讲解月经的生理知识,使患者了解闭经与女性特征、生育及健康的关系,减轻心理压力,避免闭经加重。对原发性闭经者,特别是生殖器官畸形者进行心理疏导,保持心情舒畅,正确对待疾病,提高对自我形象的认识。

（五）健康指导

（1）告知患者要耐心坚持规范治疗,在医生的指导下接受全身系统检查。

（2）短期治疗效果可能不明显,要有心理准备,不要放弃治疗,树立战胜疾病的信心。

第三节　子宫颈炎

子宫颈炎是指子宫颈发生的急性/慢性炎症。子宫颈炎是妇科常见疾病之一,包括宫颈阴道部炎症及宫颈管黏膜炎症。临床上分为急性子宫颈炎和慢性子宫颈炎。临床多见的子宫颈炎是急性子宫颈管黏膜炎,若急性子宫颈炎未经及时诊治或病原体持续存在,可导致慢性子宫颈炎症。

由于宫颈管黏膜上皮为单层柱状上皮,抗感染能力较差,当遇到多种病原体侵袭、物理化学因素刺激、机械性子宫颈损伤、子宫颈异物等,引起子宫颈局部充血、水肿,上皮变性、坏死,黏膜、黏膜下组织、腺体周围大量中性粒细胞浸润,或子宫颈间质内有大量淋巴细胞、浆细胞等慢性炎细胞浸润,可伴有子宫颈腺上皮及间质增生和鳞状上皮化生。因子宫颈阴道部鳞状上皮与阴道鳞状上皮相延续,亦可由阴道炎症引起宫颈阴道部炎症。

病原体种类。①性传播疾病的病原体:主要是淋病奈瑟菌及沙眼衣原体。②内源性病原体:与细菌性阴道病病原体、生殖道支原体感染有关。

一、护理评估

（一）健康史

1.一般资料

年龄、月经史、婚育史,是否处在妊娠期。

2.既往疾病史

详细了解有无阴道炎、性传播疾病及子宫颈炎症的病史,包括发病时间、病程经过、治疗方法及效果。

3.既往手术史

详细询问分娩手术史,了解阴道分娩时有无宫颈裂伤;是否做过妇科阴道手术操作及有无宫颈损伤、感染史。

4.个人生活史

了解个人卫生习惯,分析可能的感染途径。

（二）生理状况

1.症状

（1）急性子宫颈炎:阴道分泌物增多,呈黏液脓性,阴道分泌物的刺激可引起外阴瘙痒及灼热感;可出现月经间期出血、性交后出血等症状;常伴有尿道症状,如尿急、尿频、尿痛。

（2）慢性子宫颈炎:患者多无症状,少数患者可有阴道分泌物增多,呈淡黄色或脓性,偶有接触性出血、月经间期出血,偶有分泌物刺激引起外阴瘙痒或不适。

2.体征

（1）急性子宫颈炎:检查见脓性或黏液性分泌物从子宫颈管流出;用棉拭子擦拭子宫颈管

时,容易诱发子宫颈管内出血。

(2)慢性子宫颈炎:检查可见宫颈呈糜烂样改变,或有黄色分泌物覆盖子宫颈口或从宫颈管流出,也可见子宫颈息肉或子宫颈肥大。

3.辅助检查

(1)实验室检查:分泌物涂片做革兰染色,中性粒细胞＞30/高倍视野;阴道分泌物湿片检查白细胞＞10/高倍视野;做淋菌奈瑟菌及沙眼衣原体检测,以明确病原体。

(2)宫腔镜检查:镜下可见血管充血,宫颈黏膜及黏膜下组织、腺体周围大量中性粒细胞浸润,腺腔内可见脓性分泌物。

(3)宫颈细胞学检查:宫颈刮片、宫颈管吸片,与宫颈上皮瘤样病变或早期宫颈癌相鉴别。

(4)阴道镜及活组织检查:必要时进行,以明确诊断。

(三)高危因素

(1)性传播疾病,年龄小于25岁,多位性伴侣或新性伴侣且为无保护性交。

(2)细菌性阴道病。

(3)分娩、流产或手术致子宫颈损伤。

(4)卫生不良或雌激素缺乏,局部抗感染能力差。

(四)心理-社会因素

1.对健康问题的感受

是否存在因无明显症状,而不重视或延误治疗。

2.对疾病的反应

是否因病变在宫颈,又涉及生殖器官与性,而不愿及时就诊;或因阴道分泌物增多引起不适;或治疗效果不明显而烦躁不安;或遇有白带带血或接触性出血时,担心疾病的严重程度,疑有癌变而恐惧、焦虑。

3.家庭、社会及经济状况

家人对患者是否关心;家庭经济状况及是否有医疗保险。

二、护理诊断

(一)皮肤完整性受损

其与宫颈上皮糜烂及炎性刺激有关。

(二)舒适的改变

其与白带增多有关。

(三)焦虑

其与害怕宫颈癌有关。

三、护理措施

(一)症状护理

1.阴道分泌物增多

观察阴道分泌物颜色、性状、气味及量,选择合适的药液进行阴道冲洗。在不清楚种类时,不可滥用冲洗液,指导患者勤换会阴垫及内裤,保持外阴清洁干燥。

2.外阴瘙痒与灼痛

嘱患者尽量避免搔抓,防止外阴部皮肤破损,减少活动,避免摩擦外阴。

(二)用药护理

药物治疗主要用于急性子宫颈炎。

1.遵医嘱用药

(1)经验性抗生素治疗:在未获得病原体检测结果前,采用针对衣原体的经验性抗生素治疗,阿奇霉素 1g,单次顿服,或多西环素 100 mg,每天 2 次,连服 7 d。

(2)针对病原体的抗生素治疗:临床上除选用抗淋病奈瑟菌的药物外,同时应用抗衣原体感染的药物。对于单纯急性淋病奈瑟菌性子宫颈炎,常用药物有头孢菌素,如头孢曲松钠 250 mg,单次肌内注射,或头孢克肟 400 mg,单次口服等;对沙眼衣原体所致子宫颈炎,治疗药物有四环素类,如多西环素 100 mg,每天 2 次,连服 7 d。

2.用药观察

注意观察药物的不良反应,若出现不良反应,立即停药并通知医师。

3.用药注意事项

注意药物的半衰期及有效作用时间;注意药物的配伍禁忌;抗生素应现配现用。

4.用药指导

若病原体为沙眼衣原体及淋病奈瑟菌,应对性伴侣进行相应的检查和治疗。

(三)物理治疗及手术治疗的护理

1.宫颈糜烂样改变

若为无症状的生理性柱状上皮异位,无需处理;对伴有分泌物增多、乳头状增生或接触性出血,可给予局部物理治疗,包括激光、冷冻、微波等,也可以给予中药作为物理治疗前后的辅助治疗。

2.慢性子宫颈黏膜炎

针对病因给予治疗,若病原体不清可试用物理治疗,方法同上。

3.子宫颈息肉

配合医师行息肉摘除术。

4.子宫颈肥大

一般无需治疗。

(四)心理护理

(1)加强疾病知识宣传,引导患者正确认识疾病,及时就诊,接受规范治疗。

(2)向患者解释疾病与健康的问题,鼓励患者表达自己的想法。对病程长、迁延不愈的患者,给予关心和耐心解说,告知疾病的过程及防治措施;对病理检查发现宫颈上皮有异常增生的病例,告知通过密切监测,坚持治疗,可阻断癌变途径,以缓解焦虑心理,增加治疗的信心。

(3)与家属沟通,让其多关心患者,支持患者,坚持治疗,促进康复。

四、健康指导

(一)讲解疾病知识

向患者讲解子宫颈炎的疾病知识,告知及时就诊和规范治疗的重要性。

(二)个人卫生指导

嘱患者保持外阴清洁,每天清洗外阴 2 次,养成良好的卫生习惯,尤其是经期、孕产期及产褥期卫生,避免感染发生。

(三)随访指导

告知患者,物理治疗后有分泌物增多,甚至有多量水样排液,在术后1～2周脱痂时可有少量出血,是创面愈合的过程,不必应诊;如出血量多于月经量则需到医院就诊处理;在物理治疗后2个月内禁止性生活、盆浴和阴道冲洗;治疗后经过2个月经周期,于月经干净后3～7 d来院复查,评价治疗效果,效果欠佳者可进行第二次治疗。

(四)体检指导

坚持每1～2年做1次体检,及早发现异常,及早治疗。

五、注意事项

(1)治疗前,应常规做宫颈刮片行细胞学检查。

(2)在急性生殖器炎症期不做物理治疗。

(3)治疗时间应选在月经干净后3～7 d进行。

(4)物理治疗后可出现阴道分泌物增多,甚至有大量水样排液,在术后1～2周脱痂时可有少许出血。

(5)应告知患者,创面完全愈合时间为4～8周,期间禁盆浴、性交和阴道冲洗。

(6)物理治疗有引起术后出血、宫颈管狭窄、感染的可能,应定期复查,观察创面愈合情况直到痊愈,同时检查有无宫颈管狭窄。

第四节　子宫肌瘤

子宫平滑肌瘤简称子宫肌瘤,是女性生殖器官中最常见的一种良性肿瘤。主要由子宫平滑肌组织增生而成,其间还有少量的纤维结缔组织。多见于30～50岁女性。由于肌瘤生长速度慢,对机体影响不大。所以,子宫肌瘤的临床报道发病率远比真实的要低。

一、病因

确切病因仍不清楚。好发于生育年龄女性,而且绝经后肌瘤停止生长,甚至萎缩、消失,发生子宫肌瘤的女性常伴发子宫内膜的增生。所以,绝大多数的人认为子宫肌瘤的发生与女性激素有关,特别是雌激素。雌激素可以使子宫内膜增生,使子宫肌纤维增生肥大,肌层变厚,子宫增大,而且肌瘤组织经过检验,其中雌激素受体和雌二醇的含量比正常子宫肌组织高。所以,目前认为子宫肌瘤与长期和大量的雌激素刺激有关。

二、病理

(一)巨检

肌瘤为实质性球形结节,表面光滑,与周围肌组织有明显界限。外无包膜,但是肌瘤周围的肌层受压可形成假包膜。肌瘤切开后,切面呈漩涡状结构,颜色和质地与肌瘤成分有关,若含平滑肌较多,则肌瘤质地较软,颜色略红;若纤维结缔组织多,则质地较硬、颜色发白。

(二)镜检

肌瘤由皱纹状排列的平滑肌纤维相互交叉组成,切面呈漩涡状,其间掺有不等量的纤维结缔组织。细胞大小均匀,呈卵圆形或杆状,核染色质较深。

三、分类

(一)按肌瘤生长部位分类

子宫体肌瘤(90%)与子宫颈肌瘤(10%)。

(二)按肌瘤生长方向与子宫肌壁的关系分类

1.肌壁间肌瘤

最多见,占总数的60%~70%。肌瘤全部位于肌层内,四周均被肌层包围。

2.浆膜下肌瘤

占总数的20%。肌瘤向子宫浆膜面生长,突起于子宫表面,外面仅有一层浆膜包裹。这种肌瘤还可以继续向浆膜面生长,仅留一细蒂与子宫相连,成为带蒂的浆膜下肌瘤,活动度大。蒂内有供应肌瘤生长的血管,若因供血不足,肌瘤易变性、坏死;若发生蒂扭转,可出现急腹痛。若因扭转而造成断裂,肌瘤脱落至腹腔或盆腔,可形成游离性肌瘤。有些浆膜下肌瘤生长在宫体侧壁,突入阔韧带,形成阔韧带肌瘤。

3.黏膜下肌瘤

占总数的10%~15%。肌瘤向宫腔内生长,并突出于宫腔,仅由黏膜层覆盖,称黏膜下肌瘤。黏膜下肌瘤使宫腔变形、增大,易形成蒂。在宫腔内就好像长了异物一样,可刺激子宫收缩,在宫缩的作用下,黏膜下肌瘤可被挤压出宫颈口外,或堵于宫颈口处,或脱垂于阴道。

各种类型的肌瘤可发生在同一子宫,称为多发性子宫肌瘤(图 5-1)。

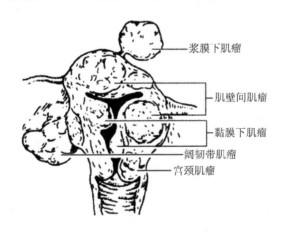

图 5-1　各型子宫肌瘤示意图

四、临床表现

(一)症状

多数患者无明显症状,只是偶尔在进行盆腔检查时发现。肌瘤临床表现的出现与肌瘤的部位、生长速度及是否发生变性有关。而与其数量及大小关系不大。

1.月经改变

最常见的症状。主要表现为月经周期缩短,经期延长,经量过多,不规则阴道出血。其中以黏膜下肌瘤最常见。其次是肌壁间肌瘤。浆膜下肌瘤及小的肌壁间肌瘤对月经影响不明显。若肌瘤发生坏死、溃疡、感染,则可出现持续或不规则阴道流血或脓血性白带。

2.腹部包块

常为患者就诊的主诉。当肌瘤增大超过妊娠 3 个月子宫大小时,可在下腹部扪及肿块,质硬,无压痛,清晨膀胱充盈将子宫推向上方时更加清楚。

3.白带增多

子宫肌瘤使宫腔面积增大,内膜腺体分泌增多,加之盆腔充血,所以患者白带增多。若为黏膜下肌瘤脱垂于阴道,则表面易感染、坏死,产生大量脓血性排液及腐肉样组织排出,伴臭味。

4.腰酸、腹痛、下腹坠胀

常为腰酸或下腹坠胀,经期加重。通常无腹痛,只是在发生一些意外情况时才会出现:如浆膜下肌瘤蒂扭转时,可出现急性腹痛;妊娠期肌瘤发生红色变性时,可出现腹痛剧烈伴发热、恶心,黏膜下肌瘤被挤出宫腔时,可因宫缩引起痉挛性疼痛。

5.压迫症状

大的子宫肌瘤使子宫体积增大,可对周围的组织器官产生一定的压迫症状。如前壁肌瘤压迫膀胱可出现尿频、尿急;宫颈肌瘤可引起排尿困难、尿潴留,后壁肌瘤可压迫直肠引起便秘、里急后重;较大的阔韧带肌瘤压迫输尿管可致肾盂积水。

6.不孕或流产

肌瘤压迫输卵管使其扭曲管腔不通,或使宫腔变形,影响受精或受精卵着床,导致不孕、流产。

7.继发性贫血

长期月经过多、不规则出血,部分患者可出现继发性贫血,严重时全身乏力,面色苍白、气短、心悸。

(二)体征

肌瘤较大时,可在腹部触及质硬。表面不规则,结节状物质。妇科检查时,肌壁间肌瘤子宫增大,表面不规则,有单个或多个结节状突起。浆膜下肌瘤外面仅包裹一层浆膜,所以质地坚硬,呈球形块状物,与子宫有细蒂相连,可活动;黏膜下肌瘤突出于宫腔,像孕卵一样,所以整个子宫均匀增大,有时宫口扩张,肌瘤位于宫口内或脱出于阴道,呈红色、实质、表面光滑,若感染则表面有渗出液覆盖或溃疡形成,排液有臭味。

五、治疗原则

根据患者的年龄、症状、有无生育要求及肌瘤的大小等情况综合考虑。

(一)随访观察

若肌瘤小(子宫<孕 2 月):且无症状,通常不需治疗,尤其近绝经年龄患者,雌激素水平低落,肌瘤可自然萎缩或消失,每 3~6 个月随访 1 次;随访期间若发现肌瘤增大或症状明显时,再考虑进一步治疗。

(二)药物治疗(保守治疗)

肌瘤在 2 个月妊娠子宫大小以内,症状不明显或较轻,近绝经年龄及全身情况不能手术者,均可给予药物对症治疗。

1.雄性激素

常用药物有丙酸睾酮。可对抗雌激素,使子宫内膜萎缩,直接作用于平滑肌,使其收缩而减少出血,并使近绝经期的患者提早绝经。

2.促性腺激素释放激素类似物(GnRH-a)

常用药物有亮丙瑞林或戈舍瑞林。可抑制垂体及卵巢的功能,降低雌激素水平,使肌瘤缩小或消失。适用于肌瘤较小、经量增多或周期缩短、围绝经期患者。不宜长期使用,以免因雌激素缺乏导致骨质疏松。

3.其他药物

常用药物有米非司酮。作为术前用药或提前绝经使用。但不宜长期使,以防其拮抗糖皮质激素的不良反应。

(三)手术治疗

为子宫肌瘤的主要治疗方法。若肌瘤≥2.5个月妊娠子宫大小或症状明显出现贫血者,应手术治疗。

1.肌瘤切除术

适用于年轻要求保留生育功能的患者,可经腹或腹腔镜切除肌瘤,突出宫内或脱出于阴道内的带蒂的黏膜下肌瘤也可经阴道或经宫腔镜下摘除。

2.子宫切除术

肌瘤较大,多发,症状明显,年龄较大,无生育要求或已有恶变者可行子宫全切。50岁以下,卵巢外观正常者,可保留卵巢。

六、护理评估

(一)健康史

了解患者一般情况,评估月经史、婚育史,是否有不孕、流产史;询问有无长期使用雌激素类药物。如果接受过治疗,还应了解治疗的方法及所用药物的名称、剂量、用法及用药后的反应等。

(二)身体状况

1.症状

了解有无月经异常、腹部肿块、白带增多或贫血、腹痛等临床表现,了解出现症状的时间及具体表现。

2.体征

了解妇科检查结果,子宫是否均匀或不规则增大、变硬,阴道有无子宫肌瘤脱出等情况。了解 B 超检查所示结果中肌瘤的大小、个数及部位等。

(三)心理社会状况

患者及家属对子宫肌瘤缺乏认识,担心肿瘤为恶性,对治疗方案的选择犹豫不决,对需要手术治疗而焦虑不安,担心手术切除子宫可能会影响其女性特征,影响夫妻生活。

七、护理诊断

(1)营养失调:低于机体需要量,与月经改变、长期出血导致贫血有关。

(2)知识缺乏:缺乏子宫肌瘤疾病发生、发展、治疗及护理知识。

(3)焦虑:与月经异常,影响正常生活有关。

(4)自我形象紊乱:与手术切除子宫有关。

八、护理目标

(1)患者获得子宫肌瘤及其健康保健知识。

(2)患者贫血得到纠正,营养状况改善。

(3)患者出院时,不适症状缓解。

九、护理措施

(一)心理护理

评估患者对疾病的认知程度,尊重患者,耐心解答患者提出的问题,告知患者和家属子宫肌瘤是妇科最常见的良性肿瘤,手术或药物治疗都不会影响今后日常生活和工作,让患者消除顾虑,纠正错误认识,配合治疗。

(二)缓解症状

对出血多需住院的患者,护士应严密观察并记录其生命体征变化情况,协助医生完成血常规及凝血功能检查、备血、核对血型、交叉配血等。注意收集会阴垫,评估出血量。按医嘱给予止血药和子宫收缩剂,必要时输血、补液、抗感染或刮宫止血。巨大子宫肌瘤者常出现局部压迫症状,如排尿不畅者应予以导尿;便秘者可用缓泻剂缓解不适症状。带蒂的浆膜下肌瘤发生扭转或肌瘤红色变性时应评估腹痛的程度、部位、性质,有无恶心、呕吐、体温升高征象。需剖腹探查时,护士应迅速做好急诊手术前准备和术中术后护理。保持患者的外阴清洁干燥,如黏膜下肌瘤脱出宫颈口者,应保持其局部清洁,预防感染,为经阴道摘取肌瘤者做好术前准备。

(三)手术护理

经腹或腹腔镜下行肌瘤切除或子宫切除术的患者按腹部手术患者的一般护理,并要特别注意观察术后阴道流血情况。经阴道黏膜下肌瘤摘除术常在蒂部留置止血钳24～48 h,取出止血钳后需继续观察阴道流血情况,按阴道手术患者进行护理。

(四)健康教育

1.保守治疗的患者

需定期随访,护士要告知患者随访的目的、意义和随访时间。应3～6个月定期复查,期间监测肌瘤生长状况、了解患者症状的变化,如有异常及时和医生联系,修正治疗方案。对应用激素治疗的患者,护士要向患者讲解用药的相关知识,使患者了解药物的治疗作用、使用剂量、服用时间、方法、不良反应及应对措施,避免擅自停药和服药过量引起撤退性出血和男性化。

2.手术后的患者

出院后1个月门诊复查,了解患者术后康复情况,并给予术后性生活、自我保健、日常工作恢复等健康指导。任何时候出现不适或异常症状,需及时随诊。

十、结果评价

(1)患者能叙述子宫肌瘤保守治疗的注意事项或术后自我护理措施。

(2)患者面色红润,无疲倦感。

(3)患者出院时,能列举康复期随访时间及注意问题。

第五节 子宫颈癌

子宫颈癌又称宫颈浸润癌,是除乳腺癌以外最常见的妇科恶性肿瘤。虽然它的发病率很高,但是宫颈癌有较长的癌前病变阶段,加上近40年来国内外已经普遍开展宫颈细胞防癌普查,使宫颈癌和癌前病变得以早期诊断和早期治疗,宫颈癌的发病率和病死率也随之不断下降。

一、分类及病理

宫颈癌的好发部位是位于宫颈外口处的鳞-柱状上皮交界区。根据发生癌变的组织不同,宫颈癌可分为:鳞状细胞浸润癌,占宫颈癌的80%~85%;腺癌,占宫颈癌的15%~20%;鳞腺癌,由鳞癌和腺癌混合构成,占宫颈癌的3%~5%,少见,但恶性度最高,预后最差。

本节原位癌、浸润癌指的都是鳞癌。

鳞癌与腺癌在外观上并无特殊差别,因为鳞状细胞与柱状细胞都可侵入对方领域,所以,两者均可发生在宫颈阴道部或宫颈管内。

(一)巨检

在发展为浸润癌以前,鳞癌肉眼观察无特殊异常,类似一般的宫颈糜烂(主要是环绕宫颈外口有较粗糙的颗粒状糜烂区,或有不规则的溃破面,触之易出血),随着浸润癌的出现,子宫颈可以表现为以下4种不同类型(图5-2)。

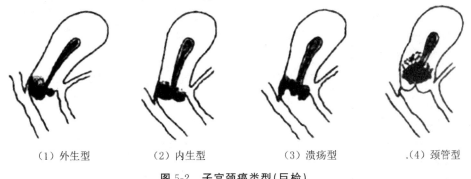

  (1)外生型   (2)内生型   (3)溃疡型   .(4)颈管型

图5-2 子宫颈癌类型(巨检)

1.外生型

外生型又称增生型或菜花型,癌组织开始向外生长,最初呈息肉样或乳头状隆起,继而又发展为向阴道内突出的大小不等的菜花状赘生物,质地脆,易出血。

2.内生型

内生型又称浸润型,癌组织向宫颈深部组织浸润,宫颈变得肥大而硬,甚至整个宫颈段膨大像直筒一样。但宫颈表面还比较光滑或是仅有浅表溃疡。

3.溃疡型

不论外生型还是内生型,当癌进一步发展时,肿瘤组织发生坏死脱落,可形成凹陷性溃疡,有时整个子宫颈都为空洞所代替,形如火山口样。

4.颈管型

癌灶发生在宫颈外口内,隐蔽在宫颈管,侵入宫颈及子宫峡部供血层以及转移到盆壁的淋巴结。不同于内生型,后者是由特殊的浸润性生长扩散到宫颈管。

(二)显微镜检

1.宫颈上皮内瘤样病变(CIN)

在移行带区形成过程中,未分化的化生鳞状上皮代谢活跃,在一些物质(精子、精液组蛋白、人乳头瘤病毒等)的刺激下,可发生细胞分化不良、排列紊乱,细胞核异常、有丝分裂增加,形成宫颈上皮内瘤样病变,包括宫颈不典型增生和宫颈原位癌。这两种病变是宫颈浸润癌的癌前病变。

通过显微镜下的观察,宫颈癌的进展可分为以下几个阶段(图 5-3):

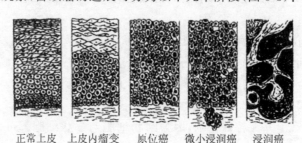

| 正常上皮 | 上皮内瘤变 | 原位癌 | 微小浸润癌 | 浸润癌 |

图 5-3　宫颈正常上皮-上皮内瘤变-浸润癌

(1)宫颈不典型增生:指上皮底层细胞增生活跃、分化不良,从正常的 1～2 层增生至多层,甚至占据了大部分上皮组织,而且细胞排列紊乱,细胞核增大、染色加深、染色质分布不均,出现很多核异质改变,称为不典型增生。又可分为轻、中、重 3 种不同程度。重度时与原位癌不易区别。

(2)宫颈原位癌:鳞状上皮全层发生癌变,但是基底膜仍然保持完整,称原位癌。不典型增生和原位癌均局限于上皮内,所以合称子宫颈上皮内瘤样病变(CIN)。

2.宫颈早期浸润癌

原位癌继续发展,已有癌细胞穿过鳞状上皮基底层进入间质,但浸润不深<5 mm,并未侵犯血管及淋巴管,癌灶之间孤立存在未出现融合。

3.宫颈浸润癌

癌继续发展,浸润深度>5 mm,且侵犯血管及淋巴管,癌灶之间呈网状或团块状融合。

二、转移途径

以直接蔓延和淋巴转移为主,血行转移极少见。

(一)直接蔓延

最常见。癌组织直接侵犯邻近组织和器官,向下蔓延至阴道壁。向上累及到子宫腔;向两侧扩散至主韧带、阴道旁组织直至骨盆壁;向前、后可侵犯膀胱、直肠、盆壁等。

(二)淋巴转移

癌组织局部浸润后侵入淋巴管形成瘤栓,随淋巴液引流进入局部淋巴结,在淋巴管内扩散。淋巴转移一级组包括宫旁、宫颈旁、闭孔、髂内、髂外、髂总、骶前淋巴结;二级组包括腹股沟深浅淋巴结、腹主动脉旁淋巴结。

(三)血行转移

极少见,晚期可转移至肺、肝或骨骼等。

三、临床分期

采用国际妇产科联盟(FIGO,2000 年)修订的宫颈癌临床分期,大体分为 5 期(表 5-1,图 5-4)。

表 5-1　子宫颈癌的临床分期(FIGO,2000 年)

期别	肿瘤累及范围
0 期	原位癌(浸润前癌)
Ⅰ期	癌灶局限于宫颈(包括累及宫体)
Ⅰa 期	肉眼未见癌灶,仅在显微镜下可见浸润癌。
Ⅰa1 期	间质浸润深度≤3 mm,宽度≤7 mm
Ⅰa2 期	间质浸润深度>3 至≤5 mm,宽度≤7 mm
Ⅰb 期	肉眼可见癌灶局限于宫颈,或显微镜下可见病变>Ⅰa2 期
Ⅰb1 期	肉眼可见癌灶最大直径≤4 cm
Ⅰb2 期	肉眼可见癌灶最大直径>4 cm
Ⅱ期	癌灶已超出宫颈,但未达盆壁。癌累及阴道,但未达阴道下 1/3。
Ⅱa 期	无宫旁浸润
Ⅱb 期	有宫旁浸润
Ⅲ期	癌肿扩散至盆壁和(或)累及阴道下 1/3,导致肾盂积水或无功能肾
Ⅲa 期	癌累及阴道下 1/3,但未达盆壁
Ⅲb 期	癌已达盆壁,或有肾盂积水或无功能肾
Ⅳ期	癌播散超出真骨盆,或癌浸润膀胱黏膜及直肠黏膜
Ⅳa 期	癌播散超出真骨盆或癌浸润膀胱黏膜或直肠黏膜
Ⅳb 期	远处转移

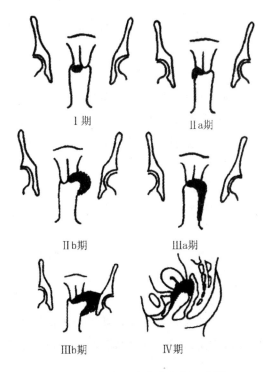

Ⅰ期　　　　　Ⅱa期

Ⅱb期　　　　　Ⅲa期

Ⅲb期　　　　　Ⅳ期

图 5-4　子宫颈癌临床分期示意图

四、临床表现

(一)症状

早期,可无症状;随着癌细胞的进展,可出现以下表现。

1.阴道流血

由癌灶浸润间质内血管所致,出血量根据病灶大小、受累间质内血管的情况而定。年轻患者常表现为接触性出血,即性生活后或妇科检查后少量出血。也有表现为经期延长、周期缩短、经量增多等。年老患者常表现为绝经后不规则阴道流血。

一般外生型癌出血较早,量多;内生型癌出血较晚,量少。一旦侵犯较大血管可引起致命大出血。

2.阴道排液

一般发生在阴道出血之后,白色或血性,稀薄如水样或米泔样。初期量不多、有腥臭;晚期,癌组织坏死、破溃,继发感染则出现大量脓性或米汤样恶臭白带。

3.疼痛

为癌晚期症状。当宫旁组织明显浸润,并已累及盆壁、神经,可引起严重的腰骶部或坐骨神经痛。盆腔病变严重时,可以导致下肢静脉回流受阻,引起下肢肿胀和疼痛。

4.其他

(1)邻近器官受累症状:①压迫或侵犯膀胱、尿道及输尿管:排尿困难、尿痛、尿频、血尿、尿闭、膀胱阴道瘘、肾盂积水、尿毒症等。②累及直肠:里急后重、便血、排便困难、便秘或肠梗阻、直肠阴道瘘。③宫旁组织受侵:组织增厚、变硬、弹性消失,可直达盆壁,子宫固定不动,可形成"冰冻盆腔"。

(2)恶病质:晚期癌症,长期消耗,出现身心交瘁、贫血、低热、消瘦、虚弱等全身衰竭表现。

(二)体征

早期宫颈癌局部无明显病灶,宫颈光滑或轻度糜烂与一般宫颈炎肉眼难以区别。随着病变的发展,类型不同,体征也不同。外生型宫颈上有赘生物呈菜花状、乳头状,质脆易出血。内生型宫颈肥大、质硬、如桶状,表面可光滑。晚期癌组织坏死脱落可形成溃疡或空洞。阴道受累时,阴道壁变硬弹性减退,有赘生物生长。若侵犯宫旁组织,三合诊检查可扪及宫颈旁组织增厚、变硬、呈结节状,甚至形成冰冻骨盆。

五、治疗原则

以手术治疗为主,配合放疗和化疗。

(一)手术治疗

适用于Ⅰa期~Ⅱa期无手术禁忌证患者。根据临床分期不同,可选择全子宫切除术、子宫根治术和盆腔淋巴结清扫术。年轻患者可保留卵巢及阴道。

(二)放射治疗

适用于各期患者,主要是年老、严重并发症或Ⅲ期以上不能手术的患者。分为腔内和体外照射两种方法。早期以腔内放射为主、体外照射为辅;晚期则以体外照射为主、腔内放射为辅。

(三)手术加放射治疗

适用于癌灶较大,先行放疗局限病灶后再行手术治疗;或手术后疑有淋巴或宫旁组织转移者,放疗作为手术的补充治疗。

(四)化疗

用于晚期或有复发转移的患者,也可用于手术或放疗的辅助治疗,目前多主张联合化疗方案。

六、护理评估

(一)健康史

详细了解年轻患者有无接触性出血、年老患者绝经后阴道不规则流血情况。评估患者有无患病的高危因素存在,如慢性宫颈炎的病史及是否有 HPV、巨细胞病毒等的感染;婚育史、性生活史、高危男子性接触史等。

(二)身体状况

1.症状

详细了解患者阴道流血的时间、量、质、色等,有无妇科检查或性生活后的接触性出血;阴道排液的性状、气味;有无邻近器官受累的症状;有无疼痛,疼痛的部位、性质、持续时间等。全身有无贫血、消瘦、乏力等恶病质的表现。

2.体征

评估妇科检查的结果,如宫颈有无异常、有无糜烂和赘生物,宫颈是否出血、肥大、质硬、宫颈管外形呈桶状等。

(三)心理社会状况

子宫颈癌确诊早期,患者常因无症状或症状轻微,往往对诊断表示怀疑和震惊而四处求医,希望否定癌症诊断;当诊断明确,患者会感到恐惧和绝望,害怕疼痛和死亡,迫切要求治疗,以减轻痛苦、延长寿命。另外,恶性肿瘤对患者身体的折磨会给患者带来巨大的心理应激,而且手术范围大,留置尿管的时间长,疾病和手术对身体的损伤大,恢复时间长,患者很长时间不能正常地生活、工作。

(四)辅助检查

宫颈癌发展过程长尤其是癌前病变阶段,所以应该积极开展防癌普查,提倡"早发现、早诊断,早治疗"。早期宫颈癌因无明显症状和体征,需采用以下辅助检查。

1.宫颈刮片细胞学检查

普查宫颈癌的主要方法,也是早期发现宫颈癌的主要方法之一。注意在宫颈外口鳞-柱上皮交界处取材,防癌涂片用巴氏染色。结果分 5 级:Ⅰ级正常、Ⅱ级炎症、Ⅲ级可疑癌、Ⅳ级高度可疑癌、Ⅴ级癌。巴氏Ⅲ级及以上细胞,需行活组织检查。

2.碘试验

将碘溶液涂于宫颈和阴道壁,观察其着色情况。正常宫颈阴道部和阴道鳞状上皮含糖原丰富,被碘溶液染成棕色或深赤褐色。若不染色为阳性,说明鳞状上皮不含糖原。瘢痕、囊肿、宫颈炎或宫颈癌等鳞状上皮不含糖原或缺乏糖原,均不染色,所以本试验对癌无特异性。碘试验主要识别宫颈病变危险区,以便确定活检取材部位,提高诊断率。

3.阴道镜检查

宫颈刮片细胞学检查Ⅲ级或以上者,应行阴道镜检查,观察宫颈表面上皮及血管变化,发现病变部位,指导活检取材,提高诊断率。

4.宫颈和宫颈管活组织检查

确诊宫颈癌和癌前病变的金标准。

可在宫颈外口鳞-柱上皮交界处3、6、9、12点4处取材或碘试验不着色区、阴道镜病变可疑区取材做病理检查。宫颈活检阴性时,可用小刮匙刮取宫颈管组织送病理检查。

七、护理诊断

(1)排尿异常:与宫颈癌根治术后对膀胱功能影响有关。

(2)营养失调:与长期的阴道流血造成的贫血及癌症的消耗有关。

(3)焦虑:与子宫颈癌确诊带来的心理应激有关。

(4)恐惧:与宫颈癌的不良预后有关。

(5)自我形象紊乱:与阴道流恶臭液体及较长时间留置尿管有关。

八、护理目标

(1)患者能接受诊断,配合各种检查、治疗。

(2)出院时,患者排尿功能恢复良好。

(3)患者能接受现实,适应术后生活方式。

九、护理措施

(一)心理护理

多陪伴患者,经常与患者沟通,了解其心理特点,与患者、家属一起寻找引起不良心理反应的原因,教会患者缓解心里应激的措施,学会用积极的应对方法,如寻求别人的支持和帮助、向别人倾诉内心的感受等,使患者能以最佳的心态接受并积极配合治疗。

(二)饮食与营养

根据患者的营养状况、饮食习惯协助制订营养食谱,鼓励患者进食高能量、富含维生素及营养素全面的饮食,以满足机体的需要。

(三)阴道、肠道准备

术前3 d需每天行阴道冲洗2次,冲洗时动作应轻柔,以免损伤子宫颈脆性癌组织引起阴道大出血。肠道按清洁灌肠来准备。另外,术前教会患者进行肛门、阴道肌肉的缩紧与舒张练习,掌握锻炼盆底肌肉的方法。

(四)术后帮助膀胱功能恢复

由于手术范围大,可能损伤支配膀胱的神经,膀胱功能恢复缓慢,所以,一般留置尿管7～14 d,甚至21 d。

1.盆底肌肉的锻炼

术前教会患者进行盆底肌肉的缩紧与舒张练习,术后第2 d开始锻炼,术后第4 d开始锻炼腹部肌肉,如抬腿、仰卧起坐等。有资料还报道改变体位的肌肉锻炼有利排尿功能的恢复,锻炼的强度应逐渐增加。

2.膀胱肌肉的锻炼

在拔除尿管前3 d开始定时开放尿管,每2～3 h放尿1次,锻炼膀胱功能,促进排尿功能的恢复。

3.导残余尿

在膀胱充盈的情况下拔除尿管,让患者立即排尿,排尿后,导残余尿,每天 1 次。如残余尿连续 3 次在 100 mL 以下,证明膀胱功能恢复尚可,不需再留置尿管;如残余尿超过 100 mL,应及时给患者再留置尿管,保留 3～5 d 后,再行拔管,导残余尿,直至低于 100 mL 以下。

(五)保持负压引流管的通畅

手术创面大,渗出多,同时淋巴回流受阻,术后常在盆腔放置引流管,应密切注意引流管是否通畅,引流液的量、色、质,一般引流管于 48～72 h 后拔除。

(六)出院指导

(1)定期随访:护士应向出院患者和家属说明随访的重要性及随访要求。第 1 年内,出院后 1 个月首次随访,以后每 2～3 个月随访 1 次;第 2 年每 3～6 个月随访 1 次;第 3～5 年,每半年随访 1 次;第 6 年开始每年随访 1 次。如有不适随时就诊。

(2)少数患者出院时尿管未拔,应教会患者留置尿管的护理,强调多饮水、外阴清洁的重要性,勿将尿袋高于膀胱口,避免尿液倒流,继续锻炼盆底肌肉、膀胱功能,及时到医院拔尿管、导残余尿。

(3)康复后应逐步增加活动强度,适当参加社交活动及正常的工作等,以便恢复原来的角色功能。

十、结果评价

(1)患者住院期间能以积极态度配合诊治全过程。

(2)出院时,患者无尿路感染症状,拔管后已经恢复正常排尿功能。

(3)患者能正常与人交往,正确树立自我形象。

第六节　子宫内膜癌

子宫内膜癌发生于子宫体的内膜层,又称子宫体癌。绝大多数为腺癌,故亦称子宫内膜腺癌。多见于老年妇女,是女性生殖器三大恶性肿瘤之一,仅次于子宫颈癌,居第 2 位,近年来我国该病的发病率有上升趋势。腺癌是一种生长缓慢,发生转移也较晚的恶性肿瘤。但是,一旦蔓延至子宫颈,侵犯子宫肌层或子宫外,其预后极差。

一、病因

确切病因尚不清楚,可能与下列因素相关。

(一)体质因素

易发生于肥胖、高血压、糖尿病、绝经延迟、未孕或不育的妇女。这些因素是子宫内膜癌的高危因素。

(二)长期持续的雌激素刺激

在长期持续雌激素刺激而又无孕激素拮抗的情况下,可发生子宫内膜增生症(单纯型或复杂型,伴有或不伴不典型增生),子宫内膜癌发病的危险性增高。临床常见于无排卵性疾病、卵巢女性化肿瘤等。

(三)遗传因素

约 20％的癌患者有家族史。

二、病理

(一)巨检

病变多发生于子宫底部内膜,尤其是两侧宫角。根据病变形态及范围分为两种类型。

1.局限型

肿瘤局限于部分子宫内膜,常发生在宫底部或宫角部,呈息肉状或菜花状,表面有溃疡,容易出血,易侵犯肌层。

2.弥漫型

癌肿累及大部分或全部子宫内膜,呈菜花状,可充满宫腔或脱出子宫颈口外。癌组织表面灰白色或淡黄色。质脆,易出血、坏死或有溃疡形成,侵入肌层少。晚期癌灶可侵入深肌层或宫颈,若阻塞宫颈管引起宫腔积脓。

(二)镜检

1.内膜样腺癌

最常见,占子宫内膜癌的 80％～90％,腺体异常增生,癌细胞大而不规则,核大深染。分裂活跃。

2.腺癌伴鳞状上皮分化

腺癌中含成团的分化良好的良性鳞状上皮称为腺角化癌,恶性为鳞腺癌,介于两者之间为腺癌伴鳞状上皮不典型增生。

3.浆液性腺癌

占有 10％。复杂乳头样结构、裂隙样腺体、明显的细胞复层、芽状结构形成和核异型。恶性程度很高,常见于年老的晚期患者。

4.透明细胞癌

肿瘤呈管状结构,镜下见多量大小不等、背靠背排列的小管,内衬透明的鞋钉状细胞。

三、转移途径

多数生长缓慢:局限于内膜或宫腔内时间较长,也有极少数发展较快,短期内出现转移。

(一)直接蔓延

癌灶沿子宫内膜向上蔓延生长,经子宫角达输卵管,向下蔓延累及宫颈、阴道;向肌层浸润,可穿透浆膜而延及输卵管、卵巢,并广泛种植于盆腔腹膜、子宫直肠陷凹及大网膜。

(二)淋巴转移

为内膜癌的主要转移途径。其转移途径与肿瘤生长的部位有关。宫底部的癌灶可沿阔韧带上部的淋巴管网转移到卵巢,再向上到腹主动脉旁淋巴结。子宫角及前壁的病灶可经圆韧带转移到腹股沟淋巴结。子宫后壁的病灶可沿骶韧带至直肠淋巴结。子宫下段及宫颈管的病灶与宫颈癌的淋巴转移途径相同。

(三)血行转移

少见,出现较晚,主要转移到肺、肝、骨等处。

四、临床分期

现广泛采用国际妇产科联盟(FIGO,2000)规定的手术病理分期(表5-2)。

表 5-2　子宫内膜癌临床分期(FIGO,2000)

期别	肿瘤累及范围
0 期	原位癌(浸润前癌)
Ⅰ期	癌局限于宫体
Ⅰa	癌局限于子宫内膜
Ⅰb	癌侵犯肌层≤1/2
Ⅰc	癌侵犯肌层>1/2
Ⅱ期	癌累及宫颈,无子宫外病变
Ⅱa	仅宫颈黏膜腺体受累
Ⅱb	宫颈间质受累
Ⅲ期	癌扩散于子宫外的盆腔内,但未累及膀胱、直肠
Ⅲa	癌累及浆膜和(或)附件和(或)腹腔细胞学检查阳性
Ⅲb	阴道转移
Ⅲc	盆腔淋巴结和(或)腹主动脉淋巴结转移
Ⅳ期	癌累及膀胱及直肠(黏膜明显受累),或有盆腔外远处转移
Ⅳa	癌累及膀胱和(或)直肠黏膜
Ⅳb	远处转移,包括腹腔内转移和(或)腹股沟淋巴结转移

五、临床表现

(一)症状

极早期的患者无明显症状,随着病程进展后出现下列症状:

1.阴道流血

不规则阴道流血为最常见的症状,量一般不多。绝经后患者主要表现为间歇性或持续性出血,量不多;未绝经者则表现为月经紊乱:经量增多,经期延长,或经间期出血。

2.阴道排液

少数患者述阴道排液增多,为癌肿渗出液或感染坏死所致。早期多为浆液性或浆液血性白带,晚期合并感染则为脓性或脓血性,有恶臭。

3.疼痛

通常不引起疼痛。晚期癌肿侵犯盆腔或压迫神经,可引起下腹部及腰骶部疼痛,并向下肢放射。若癌肿累及宫颈,堵塞宫颈管致使宫腔积脓时,可出现下腹胀痛或痉挛样疼痛。

4.全身症状

晚期可出现贫血、消瘦、乏力、发热、恶病质、全身衰竭等症状。

(二)体征

早期妇科检查无明显异常。随着病情发展,可有子宫增大、质地变软。有时可见癌组织自宫颈口脱出,质脆,易出血。若并发宫腔积脓,子宫明显增大、有压痛。若周围有浸润,子宫常固定,宫旁、盆腔内可触及不规则结节状物。

六、治疗原则

主要治疗方法为手术、放疗及药物治疗。早期以手术为主,晚期则采用放射、药物等综合治疗。

七、护理评估

(一)健康史

了解患者一般情况,评估高危因素,如老年、肥胖、高血压、糖尿病、不孕不育、绝经期推迟及用雌激素替代治疗等,了解有无家族肿瘤史;了解患者疾病诊疗过程及用药情况。

(二)身体状况

1.症状

评估阴道流血、排液、疼痛及有无肿瘤转移的临床表现。

2.体征

了解妇科检查的结果,如有子宫增大、变软,是否可以触及转移性结节或肿块,有无明显触痛等情况。

(三)心理-社会状况

子宫内膜癌多发生于绝经后妇女,因子女工作忙,疏于对患者的关心,使患者在精神上有较强的失落感;或因未婚、婚后不孕等易产生孤独感;加上恶性肿瘤的发生,更增加了患者的恐惧心理。

(四)辅助检查

根据病史、临床表现及辅助检查做出诊断。

1.分段刮宫

确诊子宫内膜癌最可靠的方法。先刮宫颈管,再刮宫腔,刮出物分瓶标记送病理检查。刮宫时操作要轻柔,特别是刮出豆渣样组织时,应立即停止操作,以免子宫穿孔或癌肿扩散。

2.B超检查

子宫增大,宫腔内可见实质不均的回声区,形态不规则,宫腔线消失。若肌层中有不规则回声紊乱区,则提示肌层有浸润。

3.宫腔镜检查

可直接观察病变大小、形态,并取活组织病理检查。

4.细胞学检查

用宫腔吸管或宫腔刷取宫腔分泌物找癌细胞,阳性率可达 90%。

5.其他检查

CT、MRI、淋巴造影检查及血清 CA125 检查等。

八、护理诊断

(一)焦虑

与住院及手术有关。

(二)知识缺乏

缺乏了宫内膜癌相关的治疗、护理知识。

九、护理目标

（1）患者获得有关子宫内膜癌的治疗、护理知识。

（2）患者焦虑减轻，主动参与诊治过程。

十、护理措施

（一）心理护理

帮助患者熟悉医院环境，为患者提供安静、舒适的休息环境。告知患者子宫内膜癌的病程发展慢，是女性生殖系统恶性肿瘤预后较好的一种，以缓解或消除心理压力，增强治病的信心。

（二）生活护理

（1）卧床休息，注意保暖。鼓励患者进食高蛋白、高热量、富含维生素、易消化饮食。进食不足或营养状况极差者，遵医嘱静脉补充营养。

（2）严密观察生命体征、腹痛、手术切口、血象变化；保持会阴清洁，每天用 0.1％苯扎溴铵溶液会阴冲洗，正确使用消毒会阴垫，发现感染征象及时报告医生，并遵医嘱及时使用抗生素和其他药物。

（三）治疗配合

对于采用不同治疗方法的患者，实施相应的护理措施。手术患者注意术后病情观察，记录阴道残端出血的情况，指导患者适度地活动。孕激素治疗过程中注意药物的不良反应，指导患者坚持用药。化疗患者要注意骨髓抑制现象，做好支持护理。

（四）健康教育

1.普及防癌知识

大力宣传定期防癌普查的重要性，定期进行防癌检查；正确掌握使用雌激素的指征；绝经过渡期妇女月经紊乱或不规则流血者，应先除外子宫内膜癌；绝经后妇女出现阴道流血者警惕子宫内膜癌的可能；注意高危因素，重视高危患者。

2.定期随访

手术、放疗、化疗患者应定期随访。随访时间：术后 2 年内，每 3～6 个月 1 次；术后 3～5 年内，每 6～12 个月 1 次。随访中注意有无复发病灶，并根据患者康复情况调整随访时间。随访内容：盆腔检查、阴道脱落细胞学检查、胸片（6 个月至 1 年）。

十一、结果评价

（1）患者能叙述子宫内膜癌治疗和护理的有关知识。

（2）患者睡眠良好，焦虑缓解。

第七节　功能失调性子宫出血

功能失调性子宫出血（dysfunctional uterine bleeding，DUB）简称功血，为妇科常见病。它是由于调节生殖系统的神经内分泌机制失常引起的异常子宫出血，而全身及内、外生殖器官无器质性病变存在。常表现为月经周期长短不一、经期延长、经量过多或不规则阴道出血。功血可分为排卵性功血和无排卵性功血两类，约 85％病例属无排卵性功血。功血可发生于月经初潮至绝经期间的任何年龄,约 50% 患者发生于绝经前期,育龄期约占 30%,青春期约占 20%。

一、护理评估

(一)健康史

1.无排卵性功血

(1)青春期:与下丘脑-垂体-卵巢轴调节功能未健全有关,过度劳累、精神紧张、恐惧、忧伤、环境及气候改变等应激刺激,及肥胖、营养不良等因素易导致下丘脑-垂体-卵巢轴调节功能紊乱,卵巢不能排卵。

(2)绝经过渡期:因卵巢功能衰退,卵巢对促性腺激素敏感性降低,卵泡在发育过程中因退行性变而不能排卵。

(3)生育期:可因内、外环境改变,如劳累、应激、流产、手术或疾病等引起短暂无排卵。亦可因肥胖、多囊卵巢综合征、高泌乳素血症等因素长期存在,引起持续无排卵。

2.排卵性功血

黄体功能不足原因在于神经内分泌调节功能紊乱,导致卵泡期卵泡刺激素(FSH)缺乏,卵泡发育缓慢,雌激素分泌减少,正反馈作用不足,黄体生成素(LH)峰值不高,使黄体发育不全、功能不足。子宫内膜不规则脱落者,由于下丘脑-垂体-卵巢轴调节功能紊乱或黄体机制异常引起萎缩过程延长。

评估时注意了解患者的发病年龄、月经史、婚育史及发病诱因,有无性激素治疗不当及全身性出血性疾病史。

(二)身体状况

1.月经紊乱

(1)无排卵性功血:最常见的症状是子宫不规则性出血,特点是月经周期紊乱,经期长短不一,经量多少不定。可先有数周或数月停经,然后阴道流血,量较多,持续 2~3 周或更长时间,不易自止,无腹痛或其他不适。

(2)排卵性功血:黄体功能不足者月经周期缩短,月经频发(月经周期短于 21 d),不易受孕或怀孕早期易流产;子宫内膜不规则脱落者月经周期正常,但经期延长,长达 9~10 d,多发生于产后或流产后。

2.贫血

因出血多或时间长,患者出现头晕、乏力、面色苍白等贫血征象。

3.体格检查

体格检查包括全身检查和妇科检查,排除全身性疾病及生殖器官器质性病变。

(三)心理-社会状况

青春期患者常因害羞而影响及时诊治,生育期患者担心影响生育而焦虑,围绝经期患者因治疗效果不佳或怀疑为恶性肿瘤而焦虑、紧张、恐惧。

(四)辅助检查

1.诊断性刮宫

诊断性刮宫可了解子宫内膜反应、子宫内膜病变,达到止血的目的。不规则流血者可随时刮宫,用以止血。确定有无排卵或黄体功能,于月经前一天或者月经来潮 6 h 内做诊断性刮宫,无排卵性功血的子宫内膜呈增生期改变,黄体功能不足显示子宫内膜分泌不良。子宫内膜不规则脱落,于月经周期第5～6 d进行诊断性刮宫,增生期与分泌期子宫内膜共存。

2.B超检查

了解子宫内膜厚度及生殖器官有无器质性改变。

3.血常规及凝血功能检查

了解有无贫血、感染及凝血功能障碍。

4.宫腔镜检查

直接观察子宫内膜,选择病变区进行活组织检查。

5.卵巢功能检查

判断卵巢有无排卵或黄体功能。

(五)处理要点

1.无排卵性功血

青春期和生育期患者以止血、调整周期、促排卵为原则。围绝经期患者以止血、防止子宫内膜癌变为原则。

2.排卵性功血

黄体功能不足的治疗原则是促进卵泡发育,刺激黄体功能及黄体功能替代,分别应用氯米芬、人绒毛膜促性腺激素(hCG)和孕酮;子宫内膜不规则脱落的治疗原则是促使黄体及时萎缩,子宫内膜及时完整脱落,常用药物有孕激素和 hCG。

二、护理问题

(一)潜在并发症

贫血。

(二)知识缺乏

缺乏性激素治疗的知识。

(三)有感染的危险

与经期延长、机体抵抗力下降有关。

(四)焦虑

与性激素使用及药物不良反应有关。

三、护理措施

(一)一般护理

患者体质往往较差,应加强营养,改善全身情况,可补充铁剂、维生素 C 和蛋白质。成人体内大约每100 mL 血中含 50 mg 铁,行经期妇女,每天从食物中吸收铁 0.7～2.0 mg,经量多者应额外补充铁。向患者推荐含铁较多的食物如猪肝、胡萝卜、葡萄干等。按照患者的饮食习惯,为患者制订适合于个人的饮食计划,保证患者获得足够的营养。

(二)病情观察

观察并记录患者的生命体征、出量及入量,嘱患者保留出血期间使用的会阴垫及内裤,以便更准确地估计出血量,出血较多者,督促其卧床休息,避免过度疲劳和剧烈活动,贫血严重者,遵医嘱做好配血、输血、止血措施,执行治疗方案,维持患者正常血容量。

(三)对症护理

1.无排卵性功血

(1)止血:对大量出血患者,要求在性激素治疗 8 h 内见效,24～48 h 内出血基本停止,若 96 h 以上仍不止血者,应考虑有器质性病变存在。

性激素止血:①雌激素:应用大剂量雌激素可迅速提高血内雌激素浓度,促使子宫内膜生长,短期内修复创面而止血,主要用于青春期功血。目前多选用妊马雌酮 2.5 mg 或己烯雌酚 1～2 mg。②孕激素:适用于体内已有一定水平雌激素的患者。常用药物如甲羟孕酮或炔诺酮,用药原则同雌激素。③雄激素:拮抗雌激素、增加子宫平滑肌及子宫血管张力而减少出血,主要用于围绝经期功血患者的辅助治疗,可随时停用。④联合用药:止血效果优于单一药物,可用三合激素或口服短效避孕药,血止后逐渐减量。

刮宫术:止血及排除子宫内膜癌变,适用于年龄大于 35 岁、药物治疗无效或存在子宫内膜癌高危因素的患者。

其他止血药:安络血和止血敏可减少微血管的通透性,氨基己酸、氨甲苯酸、氨甲环酸等可抑制纤维蛋白溶酶,有减少出血量的辅助作用,但不能赖以止血。

(2)调整月经周期:一般连续用药 3 个周期。在此过程中务必积极纠正贫血,加强营养,以改善体质。

雌、孕激素序贯疗法:人工周期,通过模拟自然月经周期中卵巢的内分泌变化,将雌、孕激素序贯应用,使子宫内膜发生相应变化,引起周期性脱落。适用于青春期功血或生育期功血者,可诱发卵巢自然排卵。雌激素自月经来潮第 5 d 开始用药,妊马雌酮 1.25 mg 或己烯雌酚 1 mg,每晚 1 次,连服 20 d,于服雌激素最后 10 d 加用甲羟孕酮每天 10 mg,两药同时用完,停药后 3～7 d 出血。出血第 5 d 重复用药,一般连续使用 3 个周期。用药 2～3 个周期后,患者常能自发排卵。

雌、孕激素联合疗法:可周期性口服短效避孕药,适用于生育期功血、内源性雌激素水平较高者或绝经过渡期功血者。

后半周期疗法:于月经周期的后半周期开始(撤药性出血的第 16 d)服用甲羟孕酮,每天 10 mg,连服 10 d 为 1 个周期,共 3 个周期为一个疗程。适用于青春期或绝经过渡期功血者。

(3)促排卵:适用于育龄期功血者。常用药物如氯米芬、人绒毛膜促性腺激素(hCG)等。于月经第 5 d 开始每天口服氯米芬 50 mg,连续 5 d,以促进卵泡发育。B 超监测卵泡发育接近成熟时,可大剂量肌内注射 hCG 5000 U 以诱发排卵。青春期不提倡使用。

(4)手术治疗:以刮宫术最常用,既能明确诊断,又能迅速止血。绝经过渡期出血患者激素治疗前宜常规刮宫,最好在子宫镜下行分段诊断性刮宫,以排除子宫内细微器质性病变。对青春期功血刮宫应持慎重态度。必要时行子宫次全切除或子宫切除术。

2.排卵性功血

(1)黄体功能不足:药物治疗如下。①黄体功能替代疗法:自排卵后开始每天肌内注射孕酮 10 mg,共 10～14 d,用以补充黄体分泌孕酮的不足。②黄体功能刺激疗法:通常应用 hCG 以促进及支持黄体功能。于基础体温上升后开始,隔日肌内注射 hCG 1000～2000 U,共 5 次,可使血浆孕酮明显上升,随之正常月经周期恢复。③促进卵泡发育:于月经第 5 d 开始,每晚口服氯米芬 50 mg,共 5 d。

(2)子宫内膜不规则脱落:药物治疗如下。①孕激素:自排卵后第 1～2 d 或下次月经前 10～14 d 开始,每天口服甲羟孕酮 10 mg,连续 10 d,有生育要求可肌内注射孕酮。②hCG:用法同黄体功能不足。

3.性激素治疗的注意事项

(1)严格遵医嘱正确用药,不得随意停服或漏服,以免使用不当引起子宫出血。

(2)药物减量必须按规定在血止后开始,每 3 d 减量 1 次,每次减量不超过原剂量的 1/3,直至维持量,持续用至血止后 20 d 停药。

(3)雌激素口服可能引起恶心、呕吐等胃肠道反应,可饭后或睡前服用;对存在血液高凝倾向或血栓性疾病史者禁忌使用。

(4)雄激素用量过大可能出现男性化不良反应。

(四)预防感染

(1)测体温、脉搏。

(2)指导患者保持会阴部清洁,出血期间禁止盆浴及性生活。

(3)注意有无腹痛等生殖器官感染征象。

(4)按医嘱使用抗生素。

(五)心理护理

注意情绪调节,避免过度紧张与精神刺激。特别是青春期少女,父母们不仅要关注女孩的学习状况与膳食状况,还要重视女孩的情绪变化,与其多沟通,了解其内心世界的变化,帮助其释放不良情绪,以使其保持相对稳定的精神-心理状态,避免情绪上的大起大落。

(六)健康指导

(1)宜清淡饮食,多食富含维生素 C 的新鲜瓜果、蔬菜。注意休息,保持心情舒畅。

(2)强调严格掌握雌激素的适应证,并合理使用,对更年期及绝经后妇女更应慎用,应用时间不宜过长,量不宜大,并应严密观察反应。

(3)月经期避免剧烈运动,禁止盆浴及性生活,保持会阴部清洁。

第八节　自然流产

流产是指妊娠不足 28 周、胎儿体重不足 1000 g 而终止者。流产发生于妊娠 12 周前者称早期流产,发生在妊娠 12 周至不足 28 周者称晚期流产。流产又分为自然流产和人工流产,本节内容仅限于自然流产。自然流产的发生率占全部妊娠的 15％ 左右,多数为早期流产,是育龄妇女的常见病,严重影响了妇女生殖健康。

一、病因和发病机制

导致自然流产的原因很多,可分为胚胎因素和母体因素。早期流产常见的原因是胚胎染色体异常、孕妇内分泌异常、生殖器官畸形、生殖道感染、血栓前状态、免疫因素异常等;晚期流产多由宫颈功能不全等因素引起。

（一）胚胎因素

胚胎染色体异常是自然流产最常见的原因。据文献报道，46%～54%的自然流产与胚胎染色体异常有关。流产发生越早，胚胎染色体异常的频率越高，早期流产中染色体异常的发生率为53%，晚期流产为36%。

胚胎染色体异常包括数量异常和结构异常。在数量异常中第一位的是染色三体，占52%，除1号染色三体未见报道外，各种染色三体均有发现，其中以13、16、18、21及22号染色体最常见，18-三体约占1/3；第二位的是45，X单体，约占19%；其他依次为三倍体占16%，四倍体占5.6%。染色体结构异常主要是染色体易位，占3.8%，嵌合体占1.5%，染色体倒置、缺失和重叠也见有报道。

多数三体胚胎是以流产或死胎告终，但也有少数能成活，如21-三体、13-三体、18-三体等。单体是减数分裂不分离所致，以X单体最为多见，少数胚胎如能存活，足月分娩后即形成特纳综合征。三倍体常与胎盘的水泡样变性共存，不完全水泡状胎块的胎儿可发育成三倍体或第16号染色体的三体，流产较早，少数存活，继续发育后伴有多发畸形，未见活婴。四倍体活婴极少，绝大多数极早期流产。在染色体结构异常方面，不平衡易位可导致部分三体或单体，易发生流产或死胎。总之，染色体异常的胚胎多数结局为流产，极少数可能继续发育成胎儿，但出生后也会发生某些功能异常或合并畸形。若已流产，妊娠产物有时仅为一空孕囊或已退化的胚胎。

（二）母体因素

1.夫妇染色体异常

习惯性流产与夫妇染色体异常有关，习惯性流产者夫妇染色体异常发生频率为3.2%，其中多见的是染色体相互易位，占2%，罗伯逊易位占0.6%。着床前配子在女性生殖道时间过长，配子发生老化，流产的机会也会增加。在促排卵及体外受精等辅助生殖技术中，是否存在配子老化问题目前尚不清楚。

2.内分泌因素

（1）黄体功能不良（luteal phase defect，LPD）：黄体中期孕酮峰值低于正常标准值，或子宫内膜活检与月经时间同步差2 d以上即可诊断为LPD。高浓度孕酮可阻止子宫收缩，使妊娠子宫保持相对静止状态；孕酮分泌不足，可引起妊娠蜕膜反应不良，影响孕卵着床和发育，导致流产。孕期孕酮的来源有两条途径：一是由卵巢黄体产生，二是胎盘滋养细胞分泌。孕6～8周后卵巢黄体产生孕酮逐渐减少，之后由胎盘产生孕酮替代，如果两者衔接失调则易发生流产。在习惯性流产中有23%～60%的病例存在黄体功能不全。

（2）多囊卵巢综合征（polycystic ovarian syndrome，PCOS）：有人发现在习惯性流产中多囊卵巢的发生率可高达58%，而且其中有56%的患者LH呈高分泌状态。现认为PCOS患者高浓度的LH可能导致卵细胞第二次减数分裂过早完成，从而影响受精和着床过程。

（3）高泌乳素血症：高水平的泌乳素可直接抑制黄体颗粒细胞增生及其分泌功能。高泌乳素血症的临床主要表现为闭经和泌乳，当泌乳素水平高于正常值时，则可表现为黄体功能不全。

（4）糖尿病：血糖控制不良者流产发生率可高达15%～30%，妊娠早期高血糖还可能造成胚胎畸形的危险因素。

(5)甲状腺功能:目前认为甲状腺功能减退或亢进与流产有着密切的关系,妊娠前期和早孕期进行合理的药物治疗,可明显降低流产的发生率。有学者报道,甲状腺自身抗体阳性者流产发生率显著升高。

3.生殖器官解剖因素

(1)子宫畸形:米勒管先天性发育异常导致子宫畸形,如单角子宫、双角子宫、双子宫、子宫纵隔等。子宫畸形可影响子宫血供和宫腔内环境造成流产。母体在孕早期使用或接触已烯雌酚可影响女胎子宫发育。

(2)Asherman 综合征:由宫腔创伤(如刮宫过深)、感染或胎盘残留等引起宫腔粘连和纤维化。宫腔镜下行子宫内膜切除或黏膜下肌瘤切除手术也可造成宫腔粘连。子宫内膜受损伤可影响胚胎种植,导致流产发生。

(3)宫颈功能不全:是导致中晚期流产的主要原因。宫颈功能不全在解剖上表现为宫颈管过短或宫颈内口松弛。由于存在解剖上的缺陷,随着妊娠的进程子宫增大,宫腔压力升高,多数患者在中、晚期妊娠出现无痛性的宫颈管消退、宫口扩张、羊膜囊突出、胎膜破裂,最终发生流产。宫颈功能不全主要由于宫颈局部创伤(分娩、手术助产、刮宫、宫颈锥形切除、Manchester 手术等)引起,先天性宫颈发育异常较少见;另外,胚胎时期接触已烯雌酚也可引起宫颈发育异常。

(4)其他:子宫肿瘤可影响子宫内环境,导致流产。

4.生殖道感染

有一些生殖道慢性感染被认为是早期流产的原因之一。能引起反复流产的病原体往往是持续存在于生殖道而母体很少产生症状,而且此病原体能直接或间接导致胚胎死亡。生殖道逆行感染一般发生在妊娠 12 周以前,过此时期,胎盘与蜕膜融合,构成机械屏障,而且随着妊娠进程,羊水抗感染力也逐步增强,感染的机会减少。

(1)细菌感染:布鲁菌属和弧菌属感染可导致动物(牛、猪、羊等)流产,但在人类还不肯定。

(2)沙眼衣原体:文献报道,妊娠期沙眼衣原体感染率为 3%～30%,但是否直接导致流产尚无定论。

(3)支原体:流产患者宫颈及流产物中支原体的阳性率均较高,血清学上也支持人支原体和解脲支原体与流产有关。

(4)弓形虫:弓形虫感染引起的流产是散发的,与习惯性流产的关系尚未完全证明。

(5)病毒感染:巨细胞病毒经胎盘可累及胎儿,引起心血管系统和神经系统畸形,致死或流产。妊娠前半期单纯疱疹感染流产发生率可高达 70%,即使不发生流产,也易累及胎儿、新生儿。妊娠初期风疹病毒感染者流产的发生率较高。人免疫缺陷病毒感染与流产密切相关,Temmerman 等报道,HIV-1 抗体阳性是流产的独立相关因素。

5.血栓前状态

系凝血因子浓度升高,或凝血抑制物浓度降低而产生的血液易凝状态,尚未达到生成血栓的程度,或者形成的少量血栓正处于溶解状态。

血栓前状态与习惯性流产的发生有一定的关系,临床上包括先天性和获得性血栓前状态,前者是由于凝血和纤溶有关的基因突变造成,如凝血因子 V 突变、凝血酶原基因突变、蛋白 C

缺陷症、蛋白 S 缺陷症等;后者主要是抗磷脂抗体综合征、获得性高半胱氨酸血症以及机体存在各种引起血液高凝状态的疾病等。

各种先天性血栓形成倾向引起自然流产的具体机制尚未阐明,目前研究得比较多的是抗磷脂抗体综合征,并已肯定它与早、中期胎儿丢失有关。普遍的观点认为高凝状态使子宫胎盘部位血流状态改变,易形成局部微血栓,甚至胎盘梗死,使胎盘血供下降,胚胎或胎儿缺血缺氧,引起胚胎或胎儿发育不良而流产。

6.免疫因素

免疫因素引起的习惯性流产,可分自身免疫型和同种免疫型。

(1)自身免疫型:主要与患者体内抗磷脂抗体有关,部分患者同时可伴有血小板减少症和血栓栓塞现象,这类患者可称为早期抗磷脂抗体综合征。在习惯性流产中,抗磷脂抗体阳性率约为 21.8%。另外,自身免疫型习惯性流产还与其他自身抗体有关。

在正常情况下,各种带负电荷的磷脂位于细胞膜脂质双层的内层,不被免疫系统识别;一旦暴露于机体免疫系统,即可产生各种抗磷脂抗体。抗磷脂抗体不仅是一种强烈的凝血活性物质,激活血小板和促进凝血,导致血小板聚集,血栓形成;同时可直接造成血管内皮细胞损伤,加剧血栓形成,使胎盘循环发生局部血栓栓塞,胎盘梗死,胎死宫内,导致流产。近来的研究还发现,抗磷脂抗体可能直接与滋养细胞结合,从而抑制滋养细胞功能,影响胎盘着床过程。

(2)同种免疫型:现代生殖免疫学认为,妊娠是成功的半同种异体移植现象,孕妇由于自身免疫系统产生一系列的适应性变化,从而对宫内胚胎移植物表现出免疫耐受,不发生排斥反应,妊娠得以继续。

在正常妊娠的母体血清中,存在一种或几种能够抑制免疫识别和免疫反应的封闭因子,也称封闭抗体,以及免疫抑制因子,而习惯性流产患者体内则缺乏这些因子。因此,使得胚胎遭受母体的免疫打击而排斥。封闭因子既可直接作用于母体淋巴细胞,又可与滋养细胞表面特异性抗原结合,从而阻断母儿之间的免疫识别和免疫反应,封闭母体淋巴细胞对滋养细胞的细胞毒作用。还有认为封闭因子可能是一种抗独特型抗体,直接针对 T 淋巴细胞或 B 淋巴细胞表面特异性抗原受体(BCR/TCR),从而防止母体淋巴细胞与胚胎靶细胞起反应。

几十年来,同种免疫型习惯性流产与 HLA 抗原相容性的关系一直存有争议。有学者提出习惯性流产可能与夫妇 HLA 抗原的相容性有关,在正常妊娠过程中夫妇或母胎间 HLA 抗原是不相容的,胚胎所带的父源性 HLA 抗原可以刺激母体免疫系统,产生封闭因子。同时,滋养细胞表达的 HLA-G 抗原能够引起抑制性免疫反应,这种反应对胎儿具有保护性作用,能够抑制母体免疫系统对胎儿胎盘的攻击。

7.其他因素

(1)慢性消耗性疾病:结核和恶性肿瘤常导致早期流产,并威胁孕妇的生命;高热可导致子宫收缩;贫血和心脏病可引起胎儿胎盘单位缺氧;慢性肾炎、高血压可使胎盘发生梗死。

(2)营养不良:严重营养不良直接可导致流产。现在更强调各种营养素的平衡,如维生素 E 缺乏也可造成流产。

(3)精神、心理因素:焦虑、紧张、恐吓等严重精神刺激均可导致流产。近来还发现,噪音和振动对人类生殖也有一定的影响。

(4)吸烟、饮酒等：近年来育龄妇女吸烟、饮酒，甚至吸毒的人数有所增加，这些因素都是流产的高危因素。孕期过多饮用咖啡也增加流产的危险性。

(5)环境毒性物质：影响生殖功能的外界不良环境因素很多，可以直接或间接对胚胎造成损害。过多接触某些有害的化学物质(如砷、铅、苯、甲醛、氯丁二烯、氧化乙烯等)和物理因素(如放射线、噪音及高温等)，均可引起流产。

尚无确切的依据证明使用避孕药物与流产有关，然而，有报道宫内节育器避孕失败者，感染性流产发生率有所升高。

二、病理

早期流产时胚胎多数先死亡，随后发生底蜕膜出血，造成胚胎的绒毛与蜕膜层分离，已分离的胚胎组织如同异物，引起子宫收缩而被排出。有时也可能蜕膜海绵层先出血坏死或有血栓形成，使胎儿死亡，然后排出。8周以内妊娠时，胎盘绒毛发育尚不成熟，与子宫蜕膜联系还不牢固，此时流产妊娠产物多数可以完整地从子宫壁分离而排出，出血不多。妊娠8～12周时，胎盘绒毛发育茂盛，与蜕膜联系较牢固。此时若发生流产，妊娠产物往往不易完整分离排出，常有部分组织残留宫腔内影响子宫收缩，致使出血较多。妊娠12周后，胎盘已完全形成，流产时往往先有腹痛，然后排出胎儿、胎盘。有时由于底蜕膜反复出血，凝固的血块包绕胎块，形成血样胎块稽留于宫腔内。血红蛋白因时间长久被吸收形成肉样胎块，或纤维化与子宫壁粘连。偶有胎儿被挤压，形成纸样胎儿，或钙化后形成石胎。

三、临床表现

(一)停经

多数流产患者有明显的停经史，根据停经时间的长短可将流产分为早期流产和晚期流产。

(二)阴道流血

发生在妊娠12周以内流产者，开始时绒毛与蜕膜分离，血窦开放，即开始出血。当胚胎完全分离排出后，由于子宫收缩，出血停止。早期流产的全过程均伴有阴道流血，而且出血量往往较多。晚期流产者，胎盘已形成，流产过程与早产相似，胎盘继胎儿分娩后排出，一般出血量不多。

(三)腹痛

早期流产开始阴道流血后宫腔内存有血液，特别是血块，刺激子宫收缩，呈阵发性下腹痛，特点是阴道流血往往出现在腹痛之前。晚期流产则先有阵发性的子宫收缩，然后胎儿胎盘排出，特点是往往先有腹痛，然后出现阴道流血。

四、临床类型

根据临床发展过程和特点的不同，流产可以分为7种类型。

(一)先兆流产

先兆流产指妊娠28周前，先出现少量阴道流血，继之常出现阵发性下腹痛或腰背痛。

妇科检查：宫颈口未开，胎膜未破，妊娠产物未排出，子宫大小与停经周数相符。妊娠有希望继续者，经休息及治疗后，若流血停止及下腹痛消失，妊娠可以继续；若阴道流血量增多或下腹痛加剧，则可能发展为难免流产。

（二）难免流产

难免流产是先兆流产的继续，妊娠难以持续，有流产的临床过程，阴道出血时间较长，出血量较多，而且有血块排出，阵发性下腹痛，或有羊水流出。

妇科检查：宫颈口已扩张，羊膜囊突出或已破裂，有时可见胚胎组织或胎囊堵塞于宫颈管中，甚至露见于宫颈外口，子宫大小与停经周数相符或略小。

（三）不全流产

不全流产指妊娠产物已部分排出体外，尚有部分残留于宫腔内，由难免流产发展而来。妊娠 8 周前发生流产，胎儿胎盘成分多能同时排出；妊娠 8～12 周时，胎盘结构已形成并密切连接于子宫蜕膜，流产物不易从子宫壁完全剥离，往往发生不全流产。由于宫腔内有胚胎组织残留，影响子宫收缩，以致阴道出血较多，时间较长，易引起宫内感染，甚至因流血过多而发生失血性休克。

妇科检查：宫颈口已扩张，不断有血液自宫颈口内流出，有时尚可见胎盘组织堵塞于宫颈口或部分妊娠产物已排出于阴道内，而部分仍留在宫腔内。一般子宫小于停经周数。

（四）完全流产

完全流产指妊娠产物已全部排出，阴道流血逐渐停止，腹痛逐渐消失。

妇科检查：宫颈口已关闭，子宫接近正常大小。常常发生于妊娠 8 周以前。

（五）稽留流产

稽留流产又称过期流产，指胚胎或胎儿已死亡滞留在宫腔内尚未自然排出者。患者有停经史和（或）早孕反应，按妊娠时间计算已达到中期妊娠但未感到腹部增大，病程中可有少量断续的阴道流血，早孕反应消失。尿妊娠试验由阳性转为阴性，血清 β-hCG 值下降，甚至降至非孕水平。B 超检查子宫小于相应孕周，无胎动及心管搏动，子宫内回声紊乱，难以分辨胎盘和胎儿组织。

妇科检查：阴道内可少量血性分泌物，宫颈口未开，子宫较停经周数小，由于胚胎组织机化，子宫失去正常组织的柔韧性，质地不软，或已孕 4 个月尚未听见胎心，触不到胎动。

（六）习惯性流产

习惯性流产指自然流产连续发生 3 次或 3 次以上者。每次流产多发生于同一妊娠月份，其临床经过与一般流产相同。早期流产的原因常为黄体功能不足、多囊卵巢综合征、高泌乳素血症、甲状腺功能低下、染色体异常、生殖道感染及免疫因素等。晚期流产最常见的原因为宫颈内口松弛、子宫畸形、子宫肌瘤等。宫颈内口松弛者于妊娠后，常于妊娠中期，胎儿长大，羊水增多，宫腔内压力增加，胎囊向宫颈内口突出，宫颈管逐渐短缩、扩张。患者多无自觉症状，一旦胎膜破裂，胎儿迅即排出。

（七）感染性流产

感染性流产是指流产合并生殖系统感染。各种类型的流产均可并发感染，包括选择性或治疗性的人工流产，但以不全流产、过期流产和非法堕胎为常见。感染性流产的病原菌常常是阴道或肠道的寄生菌（条件致病菌），有时为混合性感染。厌氧菌感染占 60% 以上，需氧菌中以大肠杆菌和假芽孢杆菌为多见，也见有 β-溶血链球菌及肠球菌感染。患者除了有各种类型流产的临床表现和非法堕胎史外，还出现一系列感染相关的症状和体征。

妇科检查:宫口可见脓性分泌物流出,宫颈举痛明显,子宫体压痛,附件区增厚或有痛性包块。严重时感染可扩展到盆腔、腹腔乃至全身,并发盆腔炎、腹膜炎、败血症及感染性休克等。

五、病因筛查及诊断

诊断流产一般并不困难。根据病史及临床表现多能确诊,仅少数需进行辅助检查。确诊流产后,还应确定流产的临床类型,同时还要对流产的病因进行筛查,这对决定流产的处理方法很重要。

(一)病史

应询问患者有无停经史和反复流产史,有无早孕反应、阴道流血,应询问阴道流血量及其持续时间,有无腹痛,腹痛的部位、性质及程度,还应了解阴道有无水样排液,阴道排液的色、量及有无臭味,有无妊娠产物排出等。

(二)体格检查

观察患者全身状况,有无贫血,并测量体温、血压及脉搏等。在消毒条件下进行妇科检查,注意宫颈口是否扩张,羊膜囊是否膨出,有无妊娠产物堵塞于宫颈口内;宫颈阴道部是否较短,甚至消退,内外口松弛,可容一指通过,有时可触及羊膜囊或见有羊膜囊突出于宫颈外口。子宫大小与停经周数是否相符,有无压痛等。并应检查双侧附件有无肿块、增厚及压痛。检查时操作应轻柔,尤其对疑为先兆流产者。

(三)辅助检查

对诊断有困难者,可采用必要的辅助检查。

1.B 型超声显像

目前应用较广,对鉴别诊断与确定流产类型有实际价值。对疑为先兆流产者,可根据妊娠囊的形态、有无胎心反射及胎动来确定胚胎或胎儿是否存活,以指导正确的治疗方法。一般妊娠 5 周后宫腔内即可见到孕囊光环,为圆形或椭圆形的无回声区,有时由于着床过程中的少量出血,孕囊周围可见环形暗区,此为早孕双环征。孕 6 周后可见胚芽声像,并出现心管搏动。孕 8 周可见胎体活动,孕囊约占宫腔一半。孕 9 周可见胎儿轮廓。孕 10 周孕囊几乎占满整个宫腔。孕 12 周胎儿出现完整形态。不同类型的流产及其超声图像特征有所差别,可帮助鉴别诊断。

(1)先兆流产声像图特征:子宫大小与妊娠月份相符,少量出血者孕囊一侧见无回声区包绕,出血多者宫腔有较大量的积血,有时可见胎膜与宫腔分离,胎膜后有回声区,孕 6 周后可见到正常的心管搏动。

(2)难免流产声像图特征:孕囊变形或塌陷,宫颈内口开大,并见有胚胎组织阻塞于宫颈管内,羊膜囊未破者可见到羊膜囊突入宫颈管内或突出宫颈外口,心管搏动多已消失。

(3)不全流产声像图特征:子宫较正常妊娠月份小,宫腔内无完整的孕囊结构,代之以不规则的光团或小暗区,心管搏动消失。

(4)完全流产声像图特征:子宫大小正常或接近正常,宫腔内空虚,见有规则的宫腔线,无不规则光团。

B超检查在确诊宫颈机能不全引起的晚期流产中也很有价值。通过 B 超可以观察宫颈长度、内口宽度、羊膜囊突出等情况,能够客观地评价妊娠期宫颈结构,且具有无创伤可重复等优点,近年来临床应用较多。可作为宫颈功能评价的超声指标较多,如宫颈长度、宫颈内口宽度、宫颈漏斗宽度、羊膜囊楔度等。一般认为,宫颈结构随着妊娠进程有所变化,故动态观察妊娠期宫颈结构变化的意义更大。目前国内规定:孕 12 周时如 3 条径线中有一异常即提示宫颈功能不全,这包括宫颈长度<25 mm、宽度>32 mm 和内径>5 mm。

另外,以超声多普勒血流频谱显示孕妇子宫动脉和胎儿脐动脉,可判断宫内胎儿健康状况及母体并发症。目前常用动脉血流频谱的收缩期速度峰值与舒张期速度最低值的比值,估计动脉血管的阻力,早孕期动脉阻力高者,胎儿血供和营养不足,可诱发胚胎发育停止。

2.妊娠试验

用免疫学方法,近年临床多用试纸法,对诊断妊娠有意义。为进一步了解流产的预后,多选用血清 β-hCG 的定量测定。一般妊娠后 8~9 d 在母血中即可测出 β-hCG,随着妊娠的进程,β-hCG 逐渐升高,早孕期 β-hCG 倍增时间为 48 h 左右,孕 8~10 周达高峰。血清 β-hCG 值低或呈下降趋势,提示可能发生流产。

3.其他激素测定

其他激素主要有血孕酮的测定,可以协助判断先兆流产的预后。甲状腺功能低下和亢进均易发生流产,测定游离 T_3 和 T_4 有助于孕期甲状腺功能的判断。人胎盘泌乳素(hPL)的分泌与胎盘功能密切相关,妊娠 6~7 周时血清 hPL 正常值为 0.02 mg/L,8~9 周为 0.04 mg/L。hPL 低水平常常是流产的先兆。正常空腹血糖值为 5.9 mmol/L,异常时应进一步做糖耐量试验,排除糖尿病。

4.血栓前状态测定

血栓前状态的妇女可能没有明显的临床表现,但母体的高凝状态使子宫胎盘部位血流状态改变,形成局部微血栓,甚至胎盘梗死,使胎盘血供下降,胚胎或胎儿缺血缺氧,引起胚胎或胎儿发育不良而流产。如下诊断可供参考:D-二聚体、FDP 数值增加表示已经产生轻度凝血-纤溶反应的病理变化;而对虽有危险因子参与,但尚未发生凝血-纤溶反应的患者,却只能用血浆凝血机能亢进动态评价,如血液流变学和红细胞形态检测;另外凝血和纤溶有关的基因突变造成凝血因子Ⅴ突变、凝血酶原基因突变、蛋白 C 缺陷症、蛋白 S 缺陷症,抗磷脂抗体综合征、获得性高半胱氨酸血症以及机体存在各种引起血液高凝状态的疾病等均需引起重视。

(四)病因筛查

引发流产发生的病因众多,特别是针对习惯性流产者,进行系统的病因筛查,明确诊断,及时干预治疗,为避免流产的再次发生是必要的。筛查内容包括胚胎染色体及夫妇外周血染色体核型分析、生殖道微生物检测、内分泌激素测定、生殖器官解剖结构检查、凝血功能测定、自身抗体检测等。

六、处理

流产为妇产科常见病,一旦发生流产症状,应根据流产的不同类型,及时进行恰当的处理。

(一)先兆流产处理原则

(1)休息镇静:患者应卧床休息,禁止性生活,阴道检查操作应轻柔,精神过分紧张者可使用对胎儿无害的镇静剂,如苯巴比妥(鲁米那)0.03～0.06 g,每天 3 次。加强营养,保持大便通畅。

(2)应用黄体酮或 hCG:黄体功能不足者,可用黄体酮 20 mg,每天或隔日肌内注射 1 次,也可使用 hCG 以促进孕酮合成,维持黄体功能,用法为 1000 U,每天肌内注射 1 次,或 2000 U,隔日肌内注射 1 次。

(3)其他药物:维生素 E 为抗氧化剂,有利孕卵发育,每天 100 mg 口服。基础代谢率低者可以服用甲状腺素片,每天 1 次,每次 40 mg。

(4)出血时间较长者,可选用无胎毒作用的抗生素,预防感染,如青霉素等。

(5)心理治疗:要使先兆流产患者的情绪安定,增强其信心。

(6)经治疗两周症状不见缓解或反而加重者,提示可能胚胎发育异常,进行 B 型超声检查及 β-hCG 测定,确定胚胎状况,给以相应处理,包括终止妊娠。

(二)难免流产处理原则

(1)孕 12 周内可行刮宫术或吸宫术,术前肌内注射催产素 10 U。

(2)孕 12 周以上可先催产素 5～10 U 加于 5％葡萄糖液 500 mL 内静脉滴注,促使胚胎组织排出,出血多者可行刮宫术。

(3)出血多伴休克者,应在纠正休克的同时清宫。

(4)清宫术后应详细检查刮出物,注意胚胎组织是否完整,必要时做病理检查或胚胎染色体分析。

(5)术后应用抗生素预防感染。出血多者可使用肌内注射催产素以减少出血。

(三)不全流产处理原则

(1)一旦确诊,无合并感染者应立即清宫,以清除宫腔内残留组织。

(2)出血时间短,量少或已停止,并发感染者,应在控制感染后再做清宫术。

(3)出血多并伴休克者,应在抗休克的同时行清宫术。

(4)出血时间较长者,术后应给予抗生素预防感染。

(5)刮宫标本应送病理检查,必要时可送检胎儿的染色体核型。

(四)完全流产处理原则

如无感染征象,一般不需特殊处理。

(五)稽留流产处理原则

1.早期过期流产

宜及早清宫,因胚胎组织机化与宫壁粘连,刮宫时有可能遇到困难,而且此时子宫肌纤维可发生变性,失去弹性,刮宫时出血可能较多并有子宫穿孔的危险。故过期流产的刮宫术必须慎重,术时注射宫缩剂以减少出血,如一次不能刮净可于 5～7 d 后再次刮宫。

2.晚期过期流产

均为妊娠中期胚胎死亡,此时胎盘已形成,诱发宫缩后宫腔内容物可自然排出。若凝血功能正常,可先用大剂量的雌激素,如己烯雌酚 5 mg,每天 3 次,连用 3～5 d,以提高子宫肌层对催产素的敏感性,再静脉滴注缩宫素(5～10 单位加于 5% 葡萄糖液内),也可用前列腺素或依沙吖啶等进行引产,促使胎儿、胎盘排出。若不成功,再做清宫术。

3.预防 DIC

胚胎坏死组织在宫腔稽留时间过长,尤其是孕 16 周以上的过期流产,容易并发 DIC。所以,处理前应检查血常规、出凝血时间、血小板计数、血纤维蛋白原、凝血酶原时间、凝血块收缩试验、D-二聚体、纤维蛋白降解产物及血浆鱼精蛋白副凝试验(3P 试验)等,并做好输血准备。若存在凝血功能异常,应及早使用纤维蛋白原、输新鲜血或输血小板等,高凝状态可用低分子肝素,防止或避免 DIC 发生,待凝血功能好转后再行引产或刮宫。

4.预防感染

过期流产病程往往较长,且多合并有不规则阴道流血,易继发感染,故在处理过程中应使用抗生素。

(六)习惯性流产处理原则

有习惯性流产史的妇女,应在怀孕前进行必要的检查,包括夫妇双方染色体检查与血型鉴定及其丈夫的精液检查,女方尚需进行内分泌、生殖道感染、血栓前状态、生殖道局部或全身免疫等检查及生殖道解剖结构的详细检查,查出原因者,应于怀孕前及时纠治。

1.染色体异常

若每次流产均由于胚胎染色体异常所致,这提示流产的病因与配子的质量有关。如精子畸形率过高者建议到男科治疗,久治不愈可行供者人工授精(AID)。如女方为高龄,胚胎染色体异常多为三体,且多次治疗失败可考虑做赠卵体外受精——胚胎移植术(IVF)。夫妇双方染色体异常可做 AID,或赠卵 IVF 及种植前诊断(PGD)。

2.生殖道解剖异常

完全或不完全子宫纵隔可行纵隔切除术。子宫黏膜下肌瘤可在宫腔镜下行肌瘤切除术,壁间肌瘤可经腹肌瘤挖出术。宫腔粘连可在宫腔镜下做粘连分离术,术后放置宫内节育器 3 个月。宫颈内口松弛者,于妊娠前作宫颈内口修补术。若已妊娠,最好于妊娠 14～16 周行宫颈内口环扎术,术后定期随诊,提前住院,待分娩发动前拆除缝线,若环扎术后有流产征象,治疗失败,应及时拆除缝线,以免造成宫颈撕裂。国际上有对于有先兆流产症状的患者进行紧急宫颈缝扎术获得较好疗效的报道。

3.内分泌异常

黄体功能不全者主要采用孕激素补充疗法。孕时可使用黄体酮 20 mg 隔日或每天肌内注射至孕 10 周左右,或 hCG 1000～3000 U,隔日肌内注射 1 次。如患者存在多囊卵巢综合征、高泌乳素血症、甲状腺功能异常或糖尿病等,均宜在孕前进行相应的内分泌治疗,并于孕早期加用孕激素。

4.感染因素

孕前应根据不同的感染原进行相应的抗感染治疗。

5.免疫因素

自身免疫型习惯性流产的治疗多采用抗凝剂和免疫抑制剂治疗。常用的抗凝剂有阿司匹林和肝素,免疫抑制剂以泼尼松为主,也有使用人体丙种球蛋白治疗成功的报道。同种免疫型习惯性流产采用主动免疫治疗,自20世纪80年代以来,国外有学者开始采用主动免疫治疗同种免疫型习惯性流产。即采用丈夫或无关个体的淋巴细胞对妻子进行主动免疫致敏,其目的是诱发女方体内产生封闭抗体,避免母体对胚胎的免疫排斥。

6.血栓前状态

目前多采用低分子肝素(LMWH)单独用药或联合阿司匹林是目前主要的治疗方法。一般LMWH 5000 IU皮下注射,每天1～2次。用药时间从早孕期开始,治疗过程中必须严密监测胎儿生长发育情况和凝血-纤溶指标,检测项目恢复正常,即可停药。但停药后必须每月复查凝血-纤溶指标,有异常时重新用药。有时治疗可维持整个孕期,一般在终止妊娠前24 h停止使用。

7.原因不明习惯性流产

当有怀孕征兆时,可按黄体功能不足给以黄体酮治疗,每天10～20 mg肌内注射,或hCG 2000 U,隔日肌内注射一次。确诊妊娠后继续给药直至妊娠10周或超过以往发生流产的月份,并嘱其卧床休息,禁忌性生活,补充维生素E并给予心理治疗,以解除其精神紧张,并安定其情绪。同时在孕前和孕期尽量避免接触环境毒性物质。

(七)感染性流产

流产感染多为不全流产合并感染。治疗原则应积极控制感染,若阴道流血不多,应用广谱抗生素2～3 d,待控制感染后再行刮宫,清除宫腔残留组织以止血。若阴道流血量多,静脉滴注广谱抗生素和输血的同时,用卵圆钳将宫腔内残留组织夹出,使出血减少,切不可用刮匙全面搔刮宫腔,以免造成感染扩散。术后继续应用抗生素,待感染控制后再行彻底刮宫。若已合并感染性休克者,应积极纠正休克。若感染严重或腹、盆腔有脓肿形成时,应行手术引流,必要时切除子宫。

七、护理

(一)护理评估

1.病史

停经、阴道流血和腹痛是流产孕妇的主要症状。应详细询问患者停经史、早孕反应情绪;阴道流血的持续时间与阴道流血量;有无腹痛,腹痛的部位、性质及程度。此外,还应了解阴道有无水样排液,排液的色、量和有无臭味,以及有无妊娠产物排出等。对于既往病史,应全面了解孕妇在妊娠期间有无全身性疾病、生殖器官疾病、内分泌功能失调及有无接触有害物质等,以识别发生流产的诱因。

2.身心诊断

流产孕妇可因出血过多而出现休克,或因出血时间过长、宫腔内有残留组织而发生感染。因此,护士应全面评估孕妇的各项生命体征。判断流产类型,尤其须注意与贫血及感染相关的征象(表5-3)。

表 5-3 各型流产的临床表现

类型	病史			妇科检查	
	出血量	下腹痛	组织排出	宫颈口	子宫大小
先兆流产	少	无或轻	无	闭	与妊娠周数相符
难免流产	中~多	加剧	无	扩张	相符或略小
不全流产	少~多	减轻	部分排出	扩张或有物堵塞或闭	小于妊娠周数
完全流产	少~无	无	全部排出	闭	正常或略大

流产孕妇的心理状况以焦虑和恐惧为特征。孕妇面对阴道流血往往会不知所措,甚至有过度严重化情绪,同时对胎儿健康的担忧也会直接影响孕妇的情绪反应,孕妇可能会表现伤心、郁闷、烦躁不安等。

3.诊断检查

(1)产科检查:在消毒条件下进行妇科检查,进一步了解宫颈口是否扩张、羊膜是否破裂、行无妊娠产物堵塞于宫颈口内;子宫大小与停经周数是否相符、有无压痛等,并应检查双侧附件有无肿块、增厚及压痛等。

(2)实验室检查:多采用放射免疫方法对绒毛膜促性腺激素(hCG)、胎盘生乳素(HPL)、雌激素和孕激素等进行定量测定,如测定的结果低于正常值,提示有流产可能。

(3)B型超声显像:超声显像可显示有无胎囊、胎动、胎心等,从而可诊断并鉴别流产及其类型,指导正确处理。

(二)可能的护理诊断

1.有感染的危险

与阴道出血时间过长、宫腔内有残留组织等因素有关。

2.焦虑

与担心胎儿健康等因素有关。

(三)预期目标

(1)出院时护理对象无感染征象。

(2)先兆流产孕妇能积极配合保胎措施,继续妊娠。

(四)护理措施

对于不同类型的流产孕妇,处理原则不同,其护理措施亦有差异。护理在全面评估孕妇身心状况的基础上,综合病史及诊断检查,明确基本处理原则,认真执行医嘱,积极配合医生为流产孕妇进行诊断,并为之提供相应的护理措施。

1.先兆流产孕妇的护理

先兆流产孕妇需卧床休息,禁止性生活,禁用肥皂水灌肠,以减少各种刺激。护士除了为其提供生活护理外,通常遵医嘱给孕妇适量镇静剂、孕激素等。随时评估孕妇的病情变化,如是否腹痛加重、阴道流血量增多等。此外,由于孕妇的情绪状态也会影响其保胎效果,因此护士还应注意观察孕妇的情绪反应,加强心理护理,从而稳定孕妇情绪,增强保胎信心。护士须向孕妇及家属讲明以上保胎措施的必要性,以取得孕妇及家属的理解和配合。

2.妊娠不能再继续者的护理

护士应积极采取措施,及时采取终止妊娠的措施,协助医师完成手术过程,使妊娠产物完全排出,同时开放静脉,做好输液、输血准备。并严密检测孕妇的体温、血压及脉搏。观察其面色、腹痛、阴道流血及与休克有关的征象。有凝血功能障碍者应予以纠正,然后再行引产或手术。

3.预防感染

护士应检测患者的体温、血象及阴道流血,以及分泌物的性质、颜色、气味等,并严格执行无菌操作规程,加强会阴部的护理。指导孕妇使用消毒会阴垫,保持会阴部清洁,维持良好的卫生习惯。当护士发现感染征象后应及时报告医师,并按医嘱进行抗感染处理。此外,护士还应嘱患者流产后1个月返院复查,确定无禁忌证后,方可开始性生活。

4.协助患者顺利渡过悲伤期

患者由于失去婴儿,往往会出现伤心、悲哀等情绪反应。护士应给予同情和理解,帮助患者及家属接受现实,顺利渡过悲伤期。此外,护士还应与孕妇及家属共同讨论此次流产的原因,并向他们讲解有关流产的相关知识,帮助他们为再次妊娠做好准备。有习惯性流产史的孕妇在下一次妊娠确诊后卧床休息,加强营养,禁止性生活。补充维生素B、维生素E、维生素C等,治疗期必须超过以往发生流产的妊娠月份。病因明确者,应积极接受对因治疗。黄体功能不足者,按医嘱正确使用黄体酮治疗,以预防流产;子宫畸形者须在妊娠前先进行矫正手术。宫颈内口松弛者应在未妊娠前做宫颈内口松弛修补术。如已妊娠,则可在妊娠14~16周时行子宫内口缝扎术。

(五)护理评价

(1)护理对象体温正常,血红蛋白及白细胞数正常,无出血、感染征象。

(2)先兆流产孕妇配合保胎治疗,继续妊娠。

第九节　胎儿窘迫

胎儿窘迫是指孕妇、胎儿、胎盘等各种原因引起的胎儿宫内缺氧,影响胎儿健康甚至危及生命。胎儿窘迫是一种综合征,主要发生在临产过程。也可发生在妊娠后期。发生在临产过程者,可以是妊娠后期的延续和加重。

一、病因

胎儿窘迫的病因涉及多方面,可归纳为三大类。

(一)母体因素

妊娠妇女患有高血压疾病、慢性肾炎、妊娠高血压综合征、重度贫血、心脏病、肺源性心脏病、高热、吸烟、产前出血性疾病和创伤、急产或子宫不协调性收缩、缩宫素使用不当、产程延长、子宫过度膨胀、胎膜早破等;或者产妇长期仰卧位,镇静药、麻醉药使用不当等。

(二)胎儿因素

胎儿心血管系统功能障碍、胎儿畸形,如严重的先天性心血管疾病、母婴血型不合引起的胎儿溶血、胎儿贫血、胎儿宫内感染等。

(三)脐带、胎盘因素

脐带因素有长度异常、缠绕、打结、扭转、狭窄、血肿、帆状附着;胎盘因素有植入异常、形状异常、发育障碍、循环障碍等。

二、病理生理

胎儿窘迫的基本病理生理变化是缺血、缺氧引起的一系列变化。缺氧早期或者一过性缺氧时。机体主要通过减少胎盘和自身耗氧量代偿,胎儿则通过减少对肾与下肢血供等方式来保证心脑血流量,不产生严重的代偿障碍及器官损害。缺氧严重则可引起严重的并发症。缺氧初期通过自主神经反射兴奋交感神经,使肾上腺儿茶酚胺及皮质醇分泌增多,引起血压上升及心率加快。此时胎儿的大脑、肾上腺、心脏及胎盘血流增加,而肾、肺、消化系统等血流减少,出现羊水减少、胎儿发育迟缓等。若缺氧继续加重,则转为兴奋迷走神经,血管扩张,有效循环血量减少,主要器官的功能由于血流不能保证而受损,于是胎心率减慢。缺氧继续发展下去可引起严重的器官功能损害,尤其可以引起缺血缺氧性脑病甚至胎死宫内。此过程基本是低氧血症致缺氧,然后致代谢性酸中毒,主要表现为胎动减少、羊水少、胎心监护基线变异差、出现晚期减速甚至呼吸抑制。由于缺氧时肠蠕动加快,肛门括约肌松弛引起胎粪排出。此过程可以形成恶性循环,更加重母体及胎儿的危险。不同原因引起的胎儿窘迫表现过程可以不完全一致,所以应加强监护、积极评价、及时发现高危征象并积极处理。

三、临床表现

胎儿窘迫的主要表现为胎心音改变、胎动异常及羊水胎粪污染或羊水过少,严重者胎动消失。根据其临床表现,胎儿窘迫可以分为急性胎儿窘迫和慢性胎儿窘迫。急性胎儿窘迫多发生在分娩期,主要表现为胎心率加快或减慢;CST 或者 OCT 等出现频繁的晚期减速或变异减速;羊水胎粪污染和胎儿头皮血 pH 值下降,出现酸中毒。羊水胎粪污染可以分为三度:Ⅰ度羊水呈浅绿色;Ⅱ度羊水呈黄绿色,浑浊;Ⅲ度羊水呈棕黄色,稠厚。慢性胎儿窘迫发生在妊娠末期,常延续至临产并加重,主要表现为胎动减少或消失、NST 基线平直、胎儿发育受限、胎盘功能减退、羊水胎粪污染等。

四、处理原则

急性胎儿窘迫者,应积极寻找原因并给予及时纠正。若宫颈未完全扩张、胎儿窘迫情况不严重者,给予吸氧,嘱产妇左侧卧位,若胎心率变为正常,可继续观察;若宫口开全、胎先露部已达坐骨棘平面以下3 cm者,应尽快助产经阴道娩出胎儿;若因缩宫素使宫缩过强造成胎心率减慢者。应立即停止使用,继续观察,病情紧迫或经上述处理无效者立即剖宫产结束分娩。慢性胎儿窘迫者,应根据妊娠周、胎儿成熟度和窘迫程度决定处理方案。首先应指导妊娠妇女采取左侧卧位,间断吸氧,积极治疗各种并发症或并发症,密切监护病情变化。若无法改善,则应在促使胎儿成熟后迅速终止妊娠。

五、护理评估

(一)健康史

了解妊娠妇女的年龄、生育史、内科疾病史如高血压疾病、慢性肾炎、心脏病等;本次妊娠经过,如妊娠高血压综合征、胎膜早破、子宫过度膨胀(如羊水过多和多胎妊娠);分娩经过,如产程延长(特别是第二产程延长)、缩宫素使用不当。了解有无胎儿畸形、胎盘功能的情况。

(二)身心状况

胎儿窘迫时,妊娠妇女自感胎动增加或停止。在窘迫的早期可表现为胎动过频(每 24 h 大于 20 次);若缺氧未纠正或加重,则胎动转弱且次数减少,进而消失。胎儿轻微或慢性缺氧时,胎心率加快(>160 次/min);若长时间或严重缺氧。则会使胎心率减慢。若胎心率< 100 次/min则提示胎儿危险。胎儿窘迫时主要评估羊水量和性状。

孕产妇夫妇因为胎儿的生命遭遇危险而产生焦虑,对需要手术结束分娩产生犹豫、无助感。对于胎儿不幸死亡的孕产妇夫妇,其感情上受到强烈的创伤,通常会经历否认、愤怒、抑郁、接受的过程。

(三)辅助检查

1.胎盘功能检查

出现胎儿窘迫的妊娠妇女一般 24 h 尿 E_3 值急骤减少30%～40%,或于妊娠末期连续多次测定在每 24 h10 mg 以下。

2.胎心监测

胎动时胎心率加速不明显,基线变异率<3 次/min,出现晚期减速、变异减速等。

3.胎儿头皮血血气分析

pH<7.20。

六、护理诊断/诊断问题

(一)气体交换受损(胎儿)

与胎盘子宫的血流改变、血流中断(脐带受压)或血流速度减慢(子宫-胎盘功能不良)有关。

(二)焦虑

与胎儿宫内窘迫有关。

(三)预期性悲哀

与胎儿可能死亡有关。

七、预期目标

(1)胎儿情况改善,胎心率在 120～160 次/min。

(2)妊娠妇女能运用有效的应对机制控制焦虑。

(3)产妇能够接受胎儿死亡的现实。

八、护理措施

(1)妊娠妇女左侧卧位,间断吸氧。严密监测胎心变化,一般每 15 min 听 1 次胎心或进行胎心监护,注意胎心变化。

(2)为手术者做好术前准备,如宫口开全、胎先露部已达坐骨棘平面以下 3 cm 者,应尽快阴道助产娩出胎儿。

(3)做好新生儿抢救和复苏的准备。

(4)心理护理。①向孕产妇提供相关信息,包括医疗措施的目的、操作过程、预期结果及孕产妇需做的配合;将真实情况告知孕产妇,有助于其减轻焦虑,也可帮助产妇面对现实。必要时陪伴产妇,对产妇的疑虑给予适当的解释。②对于胎儿不幸死亡的父母亲,护理人员可安排一个远离其他婴儿和产妇的单人房间,陪伴他们或安排家人陪伴他们,勿让其独处;鼓励其诉说悲伤,接纳其哭泣及抑郁的情绪,陪伴在旁提供支持及关怀;若他们愿意,护理人员可让他们看看死婴并同意他们为死产婴儿做一些事情,包括沐浴、更衣、命名、拍照或举行丧礼,但事先应向他们描述死婴的情况,使之有心理准备。解除"否认"的态度而进入下一个阶段,提供足印卡、床头卡等作为纪念,帮助他们使用适合自己的压力应对技巧和方法。

九、结果评价

(1)胎儿情况改善,胎心率在 120~160 次/min。

(2)妊娠妇女能运用有效的应对机制来控制焦虑,叙述心理和生理上的感受。

(3)产妇能够接受胎儿死亡的现实。

第十节 胎儿发育异常

一、胎儿发育异常的类型

(一)巨大胎儿

体重达到或超过 4000 g 的胎儿称为巨大胎儿。约占出生总数的 6%,见于父母身材高大者、过期妊娠、妊娠合并糖尿病、孕期营养过者,亦多见于经产妇。近年来因营养过度而致巨大儿孕妇有逐渐增加的趋势,临产表现为:妊娠期子宫增大较快,妊娠后期孕妇常出现呼吸困难,自觉腹部沉重及两肋部胀痛。临床若经阴道分娩常发生头盆不称,致使产程延长。

(二)脑积水

胎头脑室内外有大量脑脊液(500~3000 mL 或更多)潴积于颅腔内,使颅腔体积增大,颅缝明显增宽,囟门显著增大,称为脑积水。脑积水常伴有脊柱裂、足内翻等畸形,发生率为0.5‰。临床表现为:明显头盆不称,跨耻征阳性,如不及时处理可导致子宫破裂。

(三)其他胎儿异常

1.联体双胎

联体双胎发生率为 0.02‰,B超可确诊。

2.胎儿颈、胸、背、腹、臀等处发生肿瘤或发育异常

其使局部体积增大造成难产,通常于第二产程胎先露下降受阻,经阴道检查时被发现。

二、处理原则

(一)巨大儿

定期产前检查,一旦发现为巨大儿应查明原因。如系糖尿病孕妇,则需积极治疗,于孕36 周后根据胎儿成熟度、胎盘功能及血糖控制情况择期引产或行剖宫产。临产后,根据孕妇及胎儿的具体情况综合分析,选择阴道分娩或剖宫产术,以减少围生儿的病死率。

(二)胎儿畸形

定期产前检查,一旦确诊及时引产终止妊娠,以母体免受伤害为原则。若在第二产程发现胎儿畸形,应尽量辨清胎儿异常的具体部位,选用对母体最安全的方法结束分娩。

三、护理评估

(一)病史

了解有无分娩巨大儿、畸形儿的家族史、孕产史,有无糖尿病病史。查阅产前检查资料,了解孕妇身高、骨盆测量值、胎方位,估计胎儿大小、有无羊水过多、有无胎儿畸形等,在产程中应注意评估产程进展及胎儿的情况等。

(二)身心状态

胎儿发育异常可造成头盆不称、产程延长、产程停滞等一系列表现。孕妇因产程延长、产程停滞,使分娩的压力增大,常表现出烦躁不安、激动易怒。因胎儿畸形导致此次妊娠失败,使孕妇感到很悲伤,表现为沉默寡言或哭泣流泪。

(三)诊断检查

1.腹部检查

腹部明显膨隆、宫底高、先露高浮、胎体粗大、只听到一个胎心音可能为巨大儿。若为头先露,在耻骨联合上方可扪及宽大、骨质薄软、有弹性的胎头,胎头过大与胎体不相称,胎头高浮,跨耻征阳性,胎心音在脐上听得最清楚,应考虑为脑积水。

2.肛查及阴道检查

若感胎头很大、颅缝宽、囟门大且紧张、颅骨骨质薄而软、触之有乒乓球的感觉可诊断为脑积水。

3.B超

可估计胎儿的大小,判断胎儿有无明显的畸形,如脑积水、无脑儿、先天性多囊肾、胎儿腹水等。

四、护理诊断

(一)焦虑

其与担心胎儿的安危及自身受到伤害有关。

(二)悲伤

其与胎儿畸形有关。

(三)有感染的危险

其与手术操作有关。

(四)潜在并发症——子宫破裂

其与头盆不称有关。

五、护理目标

(1)产妇自诉焦虑程度减轻。

(2)产妇能顺利度过悲伤期。

(3)产后体温、脉搏、血白细胞正常,伤口愈合良好,无感染征象出现。

(4)产妇顺利通过分娩,无并发症发生。

六、护理措施

(一)巨大儿拟定剖宫产

应遵医嘱做好择期剖宫产术的术前准备。拟定阴道分娩者应严密观察宫缩及产程进展的情况,注意胎心音变化,发现产程进展缓慢、胎心音＞160 次/min、＜120 次/min 或不规则,应及时通知医师,并做好急诊剖宫产术的术前准备。

(二)胎儿畸形

一旦确诊为胎儿畸形,应及时引产终止妊娠,以保护母体免受损害为原则。脑积水若为头先露,当宫口开大 3 cm 时即行脑室穿刺抽出脑脊液,也可在临产前在 B 超指示下经腹腔穿刺抽出脑脊液,以缩小头颅体积而有利于娩出。若为臀先露,可经脊椎裂孔插管至脑室后缓慢放出脑脊液,使头颅体积缩小后便于牵出胎儿,如胎儿有腹水,应给予腹部穿刺放出腹水缩小体积后娩出。畸胎引产分娩发动后,应严密观察宫缩及产程进展的情况,发现异常及时通知医师,并协助处理。保持良好的营养状况,维持水电解质平衡,必要时给予补液。指导产妇采用深呼吸、按摩下腹部、放松等方法来减轻疼痛和分娩压力。接产时正确保护会阴,尽量避免会阴裂伤。

(三)加强心理护理

对巨大胎儿拟定经阴道分娩者,应及时向孕妇提供产程进展的信息,以增加其信心,及时向孕妇提供胎儿宫内的健康状况,以减轻其焦虑程度。

对畸胎分娩的产妇更应给予关心和照顾,尽量避免提及胎儿,避免与有新生儿的产妇同室,避免刺激性语言,以防引起产妇伤感。多与产妇交谈,鼓励其诉说心中的不悦,鼓励家人多陪伴,帮助其尽快度过悲伤期。

七、评价

(1)产妇的焦虑情绪已减轻。

(2)产妇已顺利度过悲伤期。

(3)产妇的体温、脉搏正常,没有发生感染征象。

(4)产妇平安分娩,没有发生并发症。

第十一节　妊娠剧吐

妊娠剧吐是指妊娠期恶心,频繁呕吐,不能进食,导致脱水,酸、碱平衡失调以及水、电解质紊乱,甚至肝肾功能损害,严重可危及孕妇生命。其发生率达 $0.3\% \sim 1\%$。

一、病因

尚未明确,可能与下列因素有关。

(一)绒毛膜促性腺激素(hCG)水平增高

因早孕反应的出现和消失的时间与孕妇血清 hCG 值上升、下降的时间一致;另外多胎妊娠、葡萄胎患者 hCG 值,显著增高,发生妊娠剧吐的比率也增高;而终止妊娠后,呕吐消失。但症状的轻重与血 hCG 水平并不一定呈正相关。

(二)精神及社会因素

恐惧妊娠、精神紧张、情绪不稳、经济条件差的孕妇易患妊娠剧吐。

（三）幽门螺杆菌感染

近年研究发现妊娠剧吐的患者与同孕周无症状孕妇相比，血清抗幽门螺杆菌的 IgG 浓度升高。

（四）其他因素

维生素缺乏，尤其是维生素 B₆ 缺乏可导致妊娠剧吐；变态反应；研究发现几种组织胺受体亚型与呕吐有关，临床上抗组胺治疗呕吐有效。

二、病理生理

（1）频繁呕吐导致失水、血容量不足、血液浓缩、细胞外液减少，钾、钠等离子丢失使电解质平衡失调。

（2）不能进食，热量摄入不足，发生负氮平衡，使血浆尿素氮及尿酸升高；由于机体动用脂肪组织供给热量，脂肪氧化不全，导致丙酮、乙酰乙酸及 β-羟丁酸聚集，产生代谢性酸中毒。

（3）由于脱水、缺氧血转氨酶值升高，严重时血胆红素升高。机体血液浓缩及血管通透性增加，另外，钠盐丢失，不仅尿量减少，尿中可出现蛋白及管型。肾脏继发性损害，肾小管有退行性变，部分细胞坏死，肾小管的正常排泌功能减退，终致血浆中非蛋白氮、肌酐、尿酸的浓度迅速增加。肾功能受损和酸中毒使细胞内钾离子较多地移到细胞外，出现高钾血症，严重时心脏停搏。

（4）病程长达数周者，可致严重营养缺乏，由于维生素 C 缺乏，血管脆性增加，可致视网膜出血。

三、临床表现

（一）恶心、呕吐

多见于年轻初孕妇，一般停经 6 周左右出现恶心、呕吐，逐渐加重直至频繁呕吐不能进食。

（二）水电解质紊乱

严重呕吐、不能进食导致失水、电解质紊乱，使氢、钠、钾离子大量丢失，出现低钾血症。营养摄入不足可致负氮平衡，使血浆尿素氮及尿素增高。

（三）酸、碱平衡失调

机体动用脂肪组织供给能量，使脂肪代谢中间产物酮体增多，引起代谢性酸中毒。病情发展，可出现意识模糊。

（四）维生素缺乏

频繁呕吐、不能进食可引起维生素 B₁ 缺乏，导致 Wernicke-Korsakoff 综合征。维生素 K 缺乏，可致凝血功能障碍，常伴血浆蛋白及纤维蛋白原减少，增加孕妇出血倾向。

四、辅助检查

（1）尿液检查：患者尿比重增加，尿酮体阳性，肾功能受损时，尿中可出现蛋白和管型。

（2）血液检查：血液浓缩，红细胞计数增多，红细胞压积上升，血红蛋白值增高；血酮体可为阳性，二氧化碳结合力降低；肝、肾功能受损害时胆红素、转氨酶、肌酐和尿素氮升高。

（3）眼底检查：严重者出现眼底出血。

五、诊断及鉴别诊断

根据病史、临床表现及妇科检查，诊断并不困难。可用 B 型超声检查排除滋养叶细胞疾病,此外尚需与可引起呕吐的疾病,如急性病毒性肝炎、胃肠炎、胰腺炎、胆管疾病、脑膜炎、脑血管意外及脑肿瘤等鉴别。

六、并发症

(一)Wernicke-Korsakoff 综合征

发病率为妊娠剧吐患者的 10%,是由于妊娠剧吐长期不能进食,导致维生素 B_1 缺乏引起的中枢系统疾病,Wernicke 脑病和 Korsakoff 综合征是一个病程中的先后阶段。

维生素 B_1 是糖代谢的重要辅酶,参与糖代谢的氧化脱羧代谢,维生素 B_1 缺乏时,体内丙酮酸及乳酸堆积,发生糖代谢的三羧酸循环障碍,使得主要靠糖代谢供给能量的神经组织、骨骼肌和心肌代谢出现严重障碍。病理变化主要发生在丘脑、下丘脑的脑室旁区域、中脑导水管的周围区灰质、乳头体、第四脑室底部、迷走神经运动背核,可出现不同程度的神经细胞和神经纤维轴索或髓鞘的丧失,伴有星形细胞和小胶质细胞的增生。毛细血管扩张,血管的外膜和内皮细胞明显增生,有散在小出血灶。

Wernicke 脑病表现为眼球震颤、眼肌麻痹等眼部症状,躯干性共济失调及精神障碍,可同时出现,但大多数患者精神症状迟发。Korsakoff 综合征表现为严重的近事记忆障碍,表情呆滞、缺乏主动性,产生虚构与错构。部分伴有周围神经病变。严重时发展为永久性的精神、神经功能障碍,出现神经错乱、昏迷甚至死亡。

(二)Mallory-Weis 综合征

胃-食管连接处的纵向黏膜撕裂出血,引起呕血和黑粪。严重时,可使食管穿孔,表现为胸痛、剧吐、呕血,需急症手术治疗。

七、治疗与护理

治疗原则:休息,适当禁食,计出入量,纠正脱水、酸中毒及电解质紊乱,补充营养,并需要良好的心理支持。

(一)补液治疗

每天应补充葡萄糖液、生理盐水、平衡液,总量 3000 mL 左右,加维生素 B_6 100 mg。维生素 C 2~3 g,维持每天尿量大于等于 1000 mL,肌内注射维生素 B_1,每天 100 mg。为了更好地利用输入的葡萄糖,可适当加用胰岛素。根据血钾、血钠情况决定补充剂量。根据二氧化碳结合力值或血气分析结果,予以静脉滴注碳酸氢钠溶液。

一般经上述治疗 2~3 d 后,病情大多迅速好转,症状缓解。待呕吐停止后,可试进少量流食,以后逐渐增加进食量,调整静脉输液量。

(二)终止妊娠

经上述治疗后,若病情不见好转,反而出现下列情况,应迅速终止妊娠:①持续黄疸。②持续尿蛋白;③体温升高,持续在 38 ℃以上。④心率大于 120 次/min。⑤多发性神经炎及神经性体征。⑥出现Wernicke-Korsakoff 综合征。

(三)妊娠剧吐并发 Wernicke-Korsakoff 综合征的治疗

如不紧急治疗,该综合征的病死率高达 50%,即使积极处理,病死率约 17%。在未补给足量维生素 B_1 前,静脉滴注葡萄糖会进一步加重三羧酸循环障碍,使病情加重,导致患者昏迷甚至死亡。对长期不能进食的患者应给维生素 B_1,400~600 mg 分次肌内注射,以后每天

100 mg肌内注射至能正常进食为止,然后改口服,并给予多种维生素。同时应对其内分泌及神经状态进行评价,对病情严重者及时终止妊娠。早期大量维生素 B₁ 治疗,上述症状可在数日至数周内有不同程度的恢复,但仍有 60% 患者不能得到完全恢复,特别是记忆恢复往往需要1年左右的时间。

八、预后

绝大多数妊娠剧吐患者预后良好,仅少数病例因病情严重而需终止妊娠。然而对胎儿方面,曾有报道妊娠剧吐发生酮症者,所生后代的智商较低。

第十二节　胎膜早破

胎膜早破(premature rupture of membranes,PROM)是指在临产前胎膜自然破裂。它是常见的分娩期并发症,妊娠满 37 周的发生率为 10%,妊娠不满 37 周的发生率为 2%～3.5%。胎膜早破可引起早产及围生儿病死率增加,亦可导致孕产妇宫内感染率和产褥期感染率增加。

一、病因

一般认为胎膜早破与以下因素有关,常为多因素所致。

(一)上行感染

可由生殖道病原微生物上行感染,引起胎膜炎,使胎膜局部张力下降而破裂。

(二)羊膜腔压力增高

常见于多胎妊娠、羊水过多等。

(三)胎膜受力不均

胎先露高浮、头盆不称、胎位异常可使胎膜受压不均导致破裂。

(四)营养因素

缺乏维生素 C、锌及铜,可使胎膜张力下降而破裂。

(五)宫颈内口松弛

常因手术创伤或先天性宫颈组织薄弱,宫颈内口松弛,胎膜进入扩张的宫颈或阴道内,导致感染或受力不均,而使胎膜破裂。

(六)细胞因子

IL-1、IL-6、IL-8、TNF-α 升高,可激活溶酶体酶,破坏羊膜组织,导致胎膜早破。

(七)机械性刺激

创伤或妊娠后期性交也可导致胎膜早破。

二、临床表现

(一)症状

孕妇突感有较多液体自阴道流出,有时可混有胎脂及胎粪,无腹痛等其他产兆,当咳嗽、打喷嚏等腹压增加时,羊水可少量间断性排出。

(二)体征

肛诊或阴检时,触不到羊膜囊,上推胎儿先露部可见到羊水流出。如伴羊膜腔感染时,可有臭味,并伴有发热、母儿心率增快、子宫压痛,以及白细胞计数增多、C反应蛋白升高。

三、对母儿的影响

(一)对母亲的影响

胎膜早破后,生殖道病原微生物易上行感染,通常感染程度与破膜时间有关。羊膜腔感染易发生产后出血。

(二)对胎儿的影响

胎膜早破经常诱发早产,早产儿易发生呼吸窘迫综合征。羊膜腔感染时,可引起新生儿吸入性肺炎,严重者发生败血症、颅内感染等。脐带受压、脐带脱垂时可致胎儿窘迫。胎膜早破发生的孕周越小,胎肺发育不良发生率越高,围生儿病死率越高。

四、处理原则

预防感染和脐带脱垂,如有感染、胎窘征象,及时行剖宫产终止妊娠。

五、护理

(一)护理评估

1.病史

询问病史,了解是否有发生胎膜早破的病因,确定具体的胎膜早破的时间、妊娠周数,是否有宫缩、见红等产兆,是否出现感染征象,是否出现胎窘现象。

2.身心状况

观察孕妇阴道流液的色、质、量,是否有气味。孕妇常可能因为不了解胎膜早破的原因,而对不可自控的阴道流液形成恐慌,可能担心自身与胎儿的安危。

3.辅助检查

(1)阴道流液的pH值测定:正常阴道液pH值为4.5～5.5,羊水pH值为7.0～7.5。若pH>6.5,提示胎膜早破,准确率90%。

(2)肛查或阴道窥阴器检查:肛查时未触到羊膜囊,上推胎儿先露部,有羊水流出。阴道窥阴器检查时见液体自宫口流出或可见阴道后穹窿有较多混有胎脂和胎粪的液体。

(3)阴道液涂片检查:阴道液置于载玻片上,干燥后镜检可见羊齿植物叶状结晶为羊水,准确率95%。

(4)羊膜镜检查:可直视胎先露部,看不到前羊膜囊,即可诊断。

(5)胎儿纤维结合蛋白(fetal fibronectin,fFN)测定:fFN是胎膜分泌的细胞外基质蛋白。当宫颈及阴道分泌物内fFN含量>0.05 mg/L时,胎膜抗张能力下降,易发生胎膜早破。

(6)超声检查:羊水量减少可协助诊断,但不可确诊。

(二)护理诊断

(1)有感染的危险:与胎膜破裂后,生殖道病原微生物上行感染有关。

(2)知识缺乏:缺乏预防和处理胎膜早破的知识。

(3)有胎儿受伤的危险:与脐带脱垂、早产儿肺部发育不成熟有关。

(三)护理目标

(1)孕妇无感染征象发生。

(2)孕妇了解胎膜早破的知识如突然发生胎膜早破,能够及时进行初步应对。

(3)胎儿无并发症发生。

（四）护理措施

1.预防脐带脱垂的护理

胎膜早破并胎先露未衔接的孕妇绝对卧床休息,多采用左侧卧位,注意抬高臀部防止脐带脱垂造成胎儿宫内窘迫。注意监测胎心变化,进行肛查或阴检时,确定有无隐性脐带脱垂,一旦发生,立即通知医生,并于数分钟内结束分娩。

2.预防感染

保持床单位清洁。使用无菌的会阴垫于外阴处,勤于更换,保持清洁干燥,防止上行感染。更换会阴垫时观察羊水的色、质、量、气味等。嘱孕妇保持外阴清洁,每天对其会阴擦洗2次。同时观察产妇的生命体征,血生化指标,了解是否存在感染征象。按医嘱一般破膜,大于12 h给了抗生素防止感染。

3.监测胎儿宫内情况

密切观察胎心率的变化,嘱孕妇自测胎动。如有混有胎粪的羊水流出,即为胎儿宫内缺氧的表现,应及时予以吸氧,左侧卧位,并根据医嘱做好相应的护理。

若胎膜早破孕周小于35周者。根据医嘱予地塞米松促进胎肺成熟。若孕周小于37周并已临产,或孕周大于37周。胎膜早破大于12～18 h后仍未临产者,可根据医嘱尽快结束分娩。

4.健康教育

孕期时为孕妇讲解胎膜早破的定义与原因,并强调孕期卫生保健的重要性。指导孕妇,如出现胎膜早破现象,无须恐慌,应立即平卧,及时就诊。孕晚期禁止性交,避免腹部碰撞或增加腹压。指导孕期补充足量的维生素和锌、铜等微量元素。如宫颈内口松弛者,应多卧床休息,并遵医嘱根据需要于孕14～16周时行宫颈环扎术。

第十三节　胎盘早剥

妊娠20周以后或分娩期正常位置的胎盘在胎儿娩出前部分或全部从子宫壁剥离,称为胎盘早剥(placental abruption)。胎盘早剥是妊娠晚期严重并发症,具有起病急、发展快特点,若处理不及时可危及母儿生命。胎盘早剥的发病率:国外1‰～2‰,国内0.46‰～2.1‰。

一、病因

胎盘早剥确切的原因及发病机制尚不清楚,可能与下述因素有关。

（一）孕妇血管病变

孕妇患严重妊娠期高血压疾病、慢性高血压、慢性肾脏疾病或全身血管病变时,胎盘早剥的发生率增高。妊娠合并上述疾病时,底蜕膜螺旋小动脉痉挛或硬化,引起远端毛细血管变性坏死甚至破裂出血,血液流至底蜕膜层与胎盘之间形成胎盘后血肿。致使胎盘与子宫壁分离。

（二）机械性因素

外伤尤其是腹部直接受到撞击或挤压;脐带过短(<30 cm)或脐带围绕颈、绕体相对过短

时,分娩过程中胎儿下降牵拉脐带造成胎盘剥离;羊膜穿刺时刺破前壁胎盘附着处,血管破裂出血引起胎盘剥离。

(三)宫腔内压力骤减

双胎妊娠分娩时,第一胎儿娩出过速;羊水过多时,人工破膜后羊水流出过快,均可使宫腔内压力骤减,子宫骤然收缩,胎盘与子宫壁发生错位剥离。

(四)子宫静脉压突然升高

妊娠晚期或临产后,孕妇长时间仰卧位,巨大妊娠子宫压迫下腔静脉,回心血量减少,血压下降。此时子宫静脉淤血、静脉压增高、蜕膜静脉床淤血或破裂,形成胎盘后血肿,导致部分或全部胎盘剥离。

(五)其他一些高危因素

如高龄孕妇、吸烟、可卡因滥用、孕妇代谢异常、孕妇有血栓形成倾向、子宫肌瘤(尤其是胎盘附着部位肌瘤)等与胎盘早剥发生有关。有胎盘早剥史的孕妇再次发生胎盘早剥的危险性比无胎盘早剥史者高 10 倍。

二、分类及病理变化

胎盘早剥主要病理改变是底蜕膜出血并形成血肿,使胎盘从附着处分离。按病理类型,胎盘早剥可分为显性、隐性及混合性 3 种(图 5-5)。若底蜕膜出血量少,出血很快停止,多无明显的临床表现,仅在产后检查胎盘时发现胎盘母体面有凝血块及压迹。若底蜕膜继续出血,形成胎盘后血肿,胎盘剥离面随之扩大,血液冲开胎盘边缘并沿胎膜与子宫壁之间经过颈管向外流出,称为显性剥离或外出血。若胎盘边缘仍附着于子宫壁或由于胎先露部固定于骨盆入口,使血液积聚于胎盘与子宫壁之间,称为隐性剥离或内出血。由于子宫内有妊娠产物存在,子宫肌不能有效收缩,以压迫破裂的血窦而止血,血液不能外流,胎盘后血肿越积越大,子宫底随之升高。当出血达到一定程度时,血液终会冲开胎盘边缘及胎膜外流,称为混合型出血。偶有出血穿破胎膜溢入羊水中成为血性羊水。

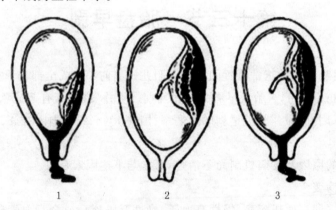

1.显性剥离;2.隐性剥离;3.混合性剥离

图 5-5 胎盘早剥类型

胎盘早剥发生内出血时,血液积聚于胎盘与子宫壁之间,随着胎盘后血肿压力的增加,血液浸入子宫肌层,引起肌纤维分离、断裂甚至变性,当血液渗透至子宫浆膜层时,子宫表面现紫蓝色瘀斑,称为子宫胎盘卒中,又称为库弗莱尔子宫。有时血液还可渗入输卵管系膜、卵巢生发上皮下、阔韧带内。子宫肌层由于血液浸润、收缩力减弱,造成产后出血。

严重的胎盘早剥可以引发一系列病理生理改变。从剥离处的胎盘绒毛和蜕膜中释放大量组织凝血活酶,进入母体血循环,激活凝血系统,导致弥散性血管内凝血(DIC),肺、肾等脏器的毛细血管内微血栓形成,造成脏器缺血和功能障碍。胎盘早剥持续时间越长,促凝物质不断进入母血,激活纤维蛋白溶解系统,产生大量的纤维蛋白原降解产物(FDP),引起继发性纤溶亢进。发生胎盘早剥后,消耗大量凝血因子,并产生高浓度FDP,最终导致凝血功能障碍。

三、临床表现

根据病情严重程度,Sher将胎盘早剥分为3度。

(一)Ⅰ度

多见于分娩期,胎盘剥离面积小,患者常无腹痛或腹痛轻微,贫血体征不明显。腹部检查见子宫软,大小与妊娠周数相符,胎位清楚,胎心率正常。产后检查见胎盘母体面有凝血块及压迹即可诊断。

(二)Ⅱ度

胎盘剥离面为胎盘面积1/3左右。主要症状为突然发生持续性腹痛、腰酸或腰背痛,疼痛程度与胎盘后积血量成正比。无阴道流血或流血量不多,贫血程度与阴道流血量不相符。腹部检查见子宫大于妊娠周数,子宫底随胎盘后血肿增大而升高。胎盘附着处压痛明显(胎盘位于后壁则不明显),宫缩有间歇,胎位可扪及,胎儿存活。

(三)Ⅲ度

胎盘剥离面超过胎盘面积1/2。临床表现较Ⅱ度重。患者可出现恶心、呕吐、面色苍白、四肢湿冷、脉搏细数、血压下降等休克症状,且休克程度大多与阴道流血量不成正比。腹部检查见子宫硬如板状,宫缩间歇时不能松弛,胎位扪不清,胎心消失。

四、处理原则

纠正休克、及时终止妊娠是处理胎盘早剥的原则。患者入院时,情况危重、处于休克状态,应积极补充血容量,及时输入新鲜血液,尽快改善患者状况。胎盘早剥一旦确诊,必须及时终止妊娠。终止妊娠的方法根据胎次、早剥的严重程度、胎儿宫内状况及宫口开大等情况而定。此外,对并发症如凝血功能障碍、产后出血和急性肾衰竭等进行紧急处理。

五、护理

(一)护理评估

1.病史

孕妇在妊娠晚期或临产时突然发生腹部剧痛,有急性贫血或休克现象,应引起高度重视。护士需结合有无妊娠期高血压疾病或高血压病史、胎盘早剥史、慢性肾炎史、仰卧位低血压综合征史及外伤史,进行全面评估。

2.身心状况

胎盘早剥孕妇发生内出血时,严重者常表现为急性贫血和休克症状,而无阴道流血或有少量阴道流血。因此对胎盘早剥孕妇除进行阴道流血的量、色评估外,应重点评估腹痛的程度、性质,孕妇的生命体征和一般情况,以及时、准确地了解孕妇的身体状况。胎盘早剥孕妇入院时情况危急,孕妇及其家属常常感到高度紧张和恐惧。

3.诊断检查

(1)产科检查:通过四步触诊判断胎方位、胎心情况、宫高变化、腹部压痛范围和程度等。

(2)B型超声检查:正常胎盘B型超声图像应紧贴子宫体部后壁、前壁或侧壁,若胎盘与子宫体之间有血肿时,在胎盘后方出现液性低回声区,暗区常不止一个,并见胎盘增厚。若胎盘后血肿较大时,能见到胎盘胎儿面凸向羊膜腔,甚至能使子宫内的胎儿偏向对侧。若血液渗入羊水中,见羊水回声增强、增多,系羊水混浊所致。当胎盘边缘已与子宫壁分离,未形成胎盘后血肿,则见不到上述图像,故B型超声检查诊断胎盘早剥有一定的局限性。重型胎盘早剥时常伴胎心、胎动消失。

(3)实验室检查:主要了解患者贫血程度及凝血功能。重型胎盘早剥患者应检查肾功能与二氧化碳结合力。若并发DIC时进行筛选试验(血小板计数、凝血酶原时间、纤维蛋白原测定),结果可疑者可做纤溶确诊试验(凝血酶时间、优球蛋白溶解时间、血浆鱼精蛋白副凝时间)。

(二)可能的护理诊断

1.潜在并发症

弥散性血管内凝血。

2.恐惧

此与胎盘早剥引起的起病急、进展快,危及母儿生命有关。

3.预感性悲哀

此与死产、切除子宫有关。

(三)预期目标

(1)孕妇出血性休克症状得到控制。

(2)患者未出现凝血功能障碍、产后出血和急性肾衰竭等并发症。

(四)护理措施

胎盘早剥是一种妊娠晚期严重危及母儿生命的并发症,积极预防非常重要。护士应使孕妇接受产前检查,预防和及时治疗妊娠期高血压疾病、慢性高血压、慢性肾病等;妊娠晚期避免仰卧位及腹部外伤;施行外倒转术时动作要轻柔;处理羊水过多和双胎者时,避免子宫腔压力下降过快等。对于已诊断为胎盘早剥的患者,护理措施如下。

1.纠正休克

改善患者的一般情况护士应迅速开放静脉,积极补充其血容量,及时输入新鲜输血。既能补充血容量,又可补充凝血因子。同时密切监测胎儿状态。

2.严密观察病情变化

及时发现并发症凝血功能障碍表现为皮下、黏膜或注射部位出血,子宫出血不凝,有时有尿血、咯血及呕血等现象;急性肾衰竭可表现为尿少或无尿。护士应高度重视上述症状,一旦发现,及时报告医生并配合处理。

3.为终止妊娠做好准备

一旦确诊,应及时终止妊娠,以孕妇病情轻重、胎儿宫内状况、产程进展、胎产式等具体状态决定分娩方式,护士需为此做好相应准备。

4.预防产后出血

胎盘早剥的产妇胎儿娩出后易发生产后出血,因此分娩后应及时给予宫缩剂,并配合按摩子宫,必要时按医嘱做切除子宫的术前准备。未发生出血者,产后仍应加强生命体征观察,预防晚期产后出血的发生。

5.产褥期的处理

患者在产褥期应注意加强营养,纠正贫血。更换消毒会阴垫,保持会阴清洁,预防感染。根据孕妇身体情况给予母乳指导。死产者及时给予退乳措施,可在分娩后 24 h 内尽早服用大剂量雌激素,同时紧束双乳,少进汤类;水煎生麦芽当茶饮;针刺足临泣、悬钟等穴位等。

(五)护理评价

(1)母亲分娩顺利,婴儿平安出生。

(2)患者未出现并发症。

第十四节　前置胎盘

妊娠 28 周后,胎盘附着于子宫下段,甚至胎盘下缘达到或覆盖宫颈内口,其位置低于胎先露部,称为前置胎盘(placenta previa)。前置胎盘是妊娠晚期严重并发症,也是妊娠晚期阴道流血最常见的原因。其发病率国外报道 0.5%,国内报道 0.24%~1.57%。

一、病因

目前尚不清楚,高龄初产妇(年龄>35 岁)、经产妇及多产妇、吸烟或吸毒妇女为高危人群。其病因可能与下述因素有关。

(一)子宫内膜病变或损伤

多次刮宫、分娩、子宫手术史等是前置胎盘的高危因素。上述情况可损伤子宫内膜,引起子宫内膜炎或萎缩性病变,再次受孕时子宫蜕膜血管形成不良、胎盘血供不足,刺激胎盘面积增大延伸到子宫下段。前次剖宫产手术瘢痕可妨碍胎盘在妊娠晚期向上迁移。增加前置胎盘的可能性。据统计发生前置胎盘的孕妇,85%~95% 为经产妇。

(二)胎盘异常

双胎妊娠时胎盘面积过大,前置胎盘发生率较单胎妊娠高 1 倍;胎盘位置正常而副胎盘位于子宫下段接近宫颈内口;膜状胎盘大而薄,扩展到子宫下段,均可发生前置胎盘。

(三)受精卵滋养层发育迟缓

受精卵到达子宫腔后,滋养层尚未发育到可以着床的阶段,继续向下游走到达子宫下段,并在该处着床而发育成前置胎盘。

二、分类

根据胎盘下缘与宫颈内口的关系,将前置胎盘分为 3 类(图 5-6)。

(1)完全性前置胎盘又称中央性前置胎盘,胎盘组织完全覆盖宫颈内口。

(2)部分性前置胎盘宫颈内口部分为胎盘组织所覆盖。

（3）边缘性前置胎盘胎盘附着于子宫下段，胎盘边缘到达宫颈内口，未覆盖宫颈内口。

胎盘位于子宫下段，与胎盘边缘极为接近，但未达到宫颈内口，称为低置胎盘。胎盘下缘与宫颈内口的关系可因宫颈管消失、宫口扩张而改变。前置胎盘类型可因诊断时期不同而改变，如临产前为完全性前置胎盘，临产后因口扩张而成为部分性前置胎盘。目前临床上均依据处理前最后一次检查结果来决定其分类。

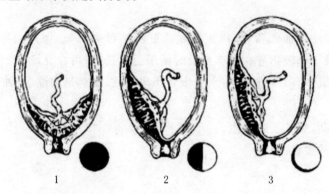

1.完全性前置胎盘；2.部分性前置胎盘；3.边缘性前置胎盘

图 6-6　前置胎盘的类型

三、临床表现

（一）症状

前置胎盘的典型症状是妊娠晚期或临产时，发生无诱因、无痛性反复阴道流血。妊娠晚期子宫下段逐渐伸展，牵拉宫颈内口，宫颈管缩短；临产后规律宫缩使宫颈管消失成为软产道的一部分。宫颈外口扩张，附着于子宫下段及宫颈内口的胎盘前置部分不能相应伸展而与其附着处分离，血窦破裂出血。前置胎盘出血前无明显诱因，初次出血量一般不多，剥离处血液凝固后，出血自然停止；也有初次即发生致命性大出血而导致休克的。由于子宫下段不断伸展，前置胎盘出血常反复发生，出血量也越来越多。阴道流血发生的迟早、反复发生次数、出血量多少与前置胎盘类型有关。完全性前置胎盘初次出血时间早，多在妊娠28周左右，称为"警戒性出血"。边缘性前置胎盘出血多发生于妊娠晚期或临产后，出血量较少。部分性前置胎盘的初次出血时间、出血量及反复出血次数，介于两者之间。

（二）体征

患者一般情况与出血量有关，大量出血呈现面色苍白、脉搏增快微弱、血压下降等休克表现。腹部检查：子宫软，无压痛，大小与妊娠周数相符。由于子宫下段有胎盘占据，影响胎先露部入盆，故胎先露高浮，易并发胎位异常。反复出血或一次出血量过多，使胎儿宫内缺氧，严重者胎死宫内。当前置胎盘附着于子宫前壁时，可在耻骨联合上方听到胎盘杂音。临产时检查见宫缩为阵发性，间歇期子宫完全松弛。

四、处理原则

处理原则是抑制宫缩、止血、纠正贫血和预防感染。根据阴道流血量、有无休克、妊娠周数、胎位、胎儿是否存活、是否临产及前置胎盘类型等综合做出决定。

（一）期待疗法

应在保证孕妇安全的前提下尽可能延长孕周，以提高围生儿存活率。适用于妊娠＜34周、胎儿体重＜2000 g、胎儿存活、阴道流血量不多、一般情况良好的孕妇。

尽管国外有资料证明，前置胎盘孕妇的妊娠结局住院与门诊治疗并无明显差异，但我国仍应强调住院治疗。住院期间密切观察病情变化，为孕妇提供全面优质护理是期待疗法的关键措施。

（二）终止妊娠

1.终止妊娠指征

孕妇反复发生多量出血甚至休克者，无论胎儿成熟与否，为了母亲安全应终止妊娠；期待疗法中发生大出血或出血量虽少，但胎龄达孕36周以上，胎儿成熟度检查提示胎儿肺成熟者；胎龄未达孕36周，出现胎儿窘迫征象，或胎儿电子监护发现胎心异常者；出血量多。危及胎儿；胎儿已死亡或出现难以存活的畸形，如无脑儿。

2.剖宫产

剖宫产可在短时间内娩出胎儿，迅速结束分娩，对母儿相对安全，是处理前置胎盘的主要手段。剖宫产指征应包括：完全性前置胎盘，持续大量阴道流血；部分性和边缘性前置胎盘出血量较多，先露高浮，短时间内不能结束分娩；胎心异常。术前应积极纠正贫血、预防感染等，备血，做好处理产后出血和抢救新生的准备。

3.阴道分娩

边缘性前置胎盘、枕先露、阴道流血不多、无头盆不称和胎位异常，估计在短时间内能结束分娩者，可予试产。

五、护理

（一）护理评估

1.病史

除个人健康史外，在孕产史中尤其注意识别有无剖宫产术、人工流产术及子宫内膜炎等前置胎盘的易发因素。此外妊娠中特别是孕28周后，是否出现无痛性、无诱因、反复阴道流血症状，并详细记录具体经过及医疗处理情况。

2.身心状况

患者的一般情况与出血量的多少密切相关。大量出血时可见面色苍白、脉搏细速、血压下降等休克症状。孕妇及其家属可因突然阴道流血而感到恐惧或焦虑，既担心孕妇的健康，更担心胎儿的安危，可能显得恐慌、紧张、手足无措。

3.诊断检查

（1）产科检查：子宫大小与停经月份一致，胎儿方位清楚，先露高浮，胎心可以正常，也可因孕妇失血过多致胎心异常或消失。前置胎盘位于子宫下段前壁时，可于耻骨联合上方听见胎盘山管杂音。临产后检查，宫缩为阵发性，间歇期子宫肌肉可以完全放松。

（2）超声波检查：B超断层相可清楚看到子宫壁、胎头、宫颈和胎盘的位置，胎盘定位准确率达95％以上，可反复检查，是目前最安全、有效的首选检查方法。

（3）阴道检查：目前一般不主张应用。只有在近临产期出血不多时，终止妊娠前为除外其他出血原因或明确诊断决定分娩方式前考虑采用。要求阴道检查操作必须在输血、输液和做好手术准备的情况下方可进行。怀疑前置胎盘的个案,切忌肛查。

(4)术后检查胎盘及胎膜:胎盘的前置部分可见陈旧血块附着呈黑紫色或暗红色,如这些改变位于胎盘的边缘,而且胎膜破口处距胎盘边缘<7 cm,则为部分性前置胎盘。如行剖宫产术,术中可直接了解胎盘附着的部分并确立诊断。

(二)护理诊断

1.潜在并发症

出血性休克。

2.有感染的危险

与前置胎盘剥离面靠近子宫颈口、细菌易经阴道上行感染有关。

(三)预期目标

(1)接受期待疗法的孕妇血红蛋白不再继续下降,胎龄可达或更接近足月。

(2)产妇产后未发生产后出血或产后感染。

(四)护理措施

根据病情须立即接受终止妊娠的孕妇,立即安排孕妇去枕侧卧位,开放静脉,配血,做好输血准备。在抢救休克的同时,按腹部手术患者的护理进行术前准备,并做好母儿生命体征监护及抢救准备工作。接受期待疗法的孕妇的护理措施如下。

1.保证休息

减少刺激孕妇需住院观察,绝对卧床休息,尤以左侧卧位为佳,并定时间断吸氧,每天3次,每次1 h,以提高胎儿血氧供应。此外,还需避免各种刺激,以减少出血可能。医护人员进行腹部检查时动作要轻柔,禁做阴道检查和肛查。

2.纠正贫血

除采取口服硫酸亚铁、输血等措施外,还应加强饮食营养指导,建议孕妇多食高蛋白及含铁丰富的食物,如动物肝脏、绿叶蔬菜和豆类等,一方面有助于纠正贫血,另一方面还可以增强机体抵抗力,同时也促进胎儿发育。

3.监测生命体征

及时发现病情变化严密观察并记录孕妇生命体征,阴道流血的量、色,流血时间及一般状况,检测胎儿宫内状态。按医嘱及时完成实验室检查项目,并交叉配血备用。发现异常及时报告医师并配合处理。

4.预防产后出血和感染

(1)产妇回病房休息时严密观察产妇的生命体征及阴道流血情况,发现异常及时报告医师处理,以防止或减少产后出血。

(2)及时更换会阴垫,以保持会阴部清洁、干燥。

(3)胎儿分娩后,及早使用宫缩剂,以预防产后大出血;对新生儿严格按照高危儿处理。

5.健康教育

护士应加强对孕妇的管理和宣教。指导围孕期妇女避免吸烟、酗酒等不良行为,避免多次刮宫、引产或宫内感染,防止多产,减少子宫内膜损伤或子宫内膜炎。对妊娠期出血,无论量多少均应就医,做到及时诊断、正确处理。

(五)护理评价

(1)接受期待疗法的孕妇胎龄接近(或达到)足月时终止妊娠。

(2)产妇产后未出现产后出血和感染。

第十五节　异位妊娠

受精卵在于子宫体腔以外着床称为异位妊娠,习称宫外孕。异位妊娠依受精卵在子宫体腔外种植部位不同分为输卵管妊娠、卵巢妊娠、腹腔妊娠、阔韧带妊娠和宫颈妊娠(图5-7)。

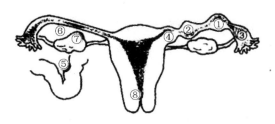

①输卵管壶腹部妊娠;②输卵管峡部妊娠;③输卵管伞部妊娠;④输卵管间质部妊娠;⑤腹腔妊娠;⑥阔韧带妊娠;⑦卵巢妊娠;⑧宫颈妊娠

图 5-7　异位妊娠的发生部位

异位妊娠是妇产科常见的急腹症,发病率约1%,是孕产妇的主要死亡原因之一。以输卵管妊娠最常见。输卵管妊娠占异位妊娠95%左右,其中壶腹部妊娠最多见,约占78%,其次为峡部、伞部、间质部妊娠较少见。

一、病因

(一)输卵管炎症

此是异位妊娠的主要病因。可分为输卵管黏膜炎和输卵管周围炎。输卵管黏膜炎轻者可发生黏膜皱褶粘连、管腔变窄。或使纤毛功能受损,从而导致受精卵在输卵管内运行受阻并于该处着床;输卵管周围炎病变主要在输卵管浆膜层或浆肌层,常造成输卵管周围粘连、输卵管扭曲、管腔狭窄、蠕动减弱而影响受精卵运行。

(二)输卵管手术史输卵管绝育史及手术史者

输卵管妊娠的发生率为10%～20%。尤其是腹腔镜下电凝输卵管及硅胶环套术绝育,可因输卵管瘘或再通而导致输卵管妊娠。曾经接受输卵管粘连分离术、输卵管成形术(输卵管吻合术或输卵管造口术)者,在再次妊娠时输卵管妊娠的可能性亦增加。

(三)输卵管发育不良或功能异常

输卵管过长、肌层发育差、黏膜纤毛缺乏、双输卵管、输卵管憩室或有输卵管副伞等,均可造成输卵管妊娠。输卵管功能(包括蠕动、纤毛活动以及上皮细胞分泌)受雌、孕激素调节。若调节失败,可影响受精卵正常运行。

(四)辅助生殖技术

近年,由于辅助生育技术的应用,使输卵管妊娠发生率增加,既往少见的异位妊娠,如卵巢妊娠、宫颈妊娠、腹腔妊娠的发生率增加。1998年,美国报道因助孕技术应用所致输卵管妊娠的发生率为2.8%。

(五)避孕失败

宫内节育器避孕失败,发生异位妊娠的机会较大。

(六)其他

子宫肌瘤或卵巢肿瘤压迫输卵管,影响输卵管管腔通畅,使受精卵运行受阻。输卵管子宫内膜异位可增加受精卵着床于输卵管的可能性。

二、病理

(一)输卵管妊娠的特点

输卵管管腔狭小,管壁薄且缺乏黏膜下组织,其肌层远不如子宫肌壁厚与坚韧,妊娠时不能形成完好的蜕膜,不利于胚胎的生长发育,常发生以下结局:

1.输卵管妊娠流产

多见于妊娠8~12周输卵管壶腹部妊娠。受精卵种植在输卵管黏膜皱襞内,由于蜕膜形成不完整,发育中的胚泡常向管腔突出,最终突破包膜而出血,胚泡与管壁分离,若整个胚泡剥离落入管腔,刺激输卵管逆蠕动经伞端排出到腹腔,形成输卵管妊娠完全流产,出血一般不多。若胚泡剥离不完整,妊娠产物部分排出到腹腔,部分尚附着于输卵管壁,形成输卵管妊娠不全流产,滋养细胞继续侵蚀输卵管壁,导致反复出血,形成输卵管血肿或输卵管周围血肿,血液不断流出并积聚在直肠子宫陷窝形成盆腔血肿,量多时甚至流入腹腔。

2.输卵管妊娠破裂

多见于妊娠6周左右输卵管峡部妊娠。受精卵着床于输卵管黏膜皱襞间,胚泡生长发育时绒毛向管壁方向侵蚀肌层及浆膜,最终穿破浆膜,形成输卵管妊娠破裂。输卵管肌层血管丰富。短期内可发生大量腹腔内出血,使患者出现休克。其出血量远较输卵管妊娠流产多,腹痛剧烈;也可反复出血,在盆腔与腹腔内形成血肿。孕囊可自破裂口排出,种植于任何部位。若胚泡较小则可被吸收;若过大则可在直肠子宫陷凹内形成包块或钙化为石胎。

输卵管间质部妊娠虽少见,但后果严重,其结局几乎均为输卵管妊娠破裂。由于输卵管间质部管腔周围肌层较厚、血运丰富,因此破裂常发生于孕12~16周。其破裂犹如子宫破裂,症状较严重,往往在短时间内出现低血容量休克症状。

3.陈旧性宫外孕

输卵管妊娠流产或破裂,若长期反复内出血形成的盆腔血肿不消散,血肿机化变硬并与周围组织粘连,临床上称为陈旧性宫外孕。

4.继发性腹腔妊娠

无论输卵管妊娠流产或破裂,胚胎从输卵管排入腹腔内或阔韧带内,多数死亡,偶尔也有存活者。若存活胚胎的绒毛组织附着于原位或排至腹腔后重新种植而获得营养,可继续生长发育,形成继发性腹腔妊娠。

(二)子宫的变化

输卵管妊娠和正常妊娠一样,合体滋养细胞产生 hCG 维持黄体生长,使类固醇激素分泌增加,致使月经停止来潮、子宫增大变软、子宫内膜出现蜕膜反应。若胚胎受损或死亡,滋养细胞活力消失,蜕膜自宫壁剥离而发生阴道流血。有时蜕膜可完整剥离,随阴道流血排出三角形蜕膜管型;有时呈碎片排出。排出的组织见不到绒毛,组织学检查无滋养细胞,此时血 β-hCG 下降。子宫内膜形态学改变呈多样性,若胚胎死亡已久,内膜可呈增生期改变,有时可见 Arias-Stella(A-S)反应,镜检见内膜腺体上皮细胞增生、增大,细胞边界不清,腺细胞排列成团突入腺腔,细胞极性消失,细胞核肥大、深染,细胞质有空泡。这种子宫内膜过度增生和分泌反应,可能为类固醇激素过度刺激所引起;若胚胎死亡后部分深入肌层的绒毛仍存活,黄体退化迟缓,内膜仍可呈分泌反应。

三、临床表现

输卵管妊娠的临床表现与受精卵着床部位、有无流产或破裂,以及出血量多少与时间长短等有关。

(一)症状

典型症状为停经后腹痛与阴道流血。

1.停经

除输卵管间质部妊娠停经时间较长外,多有 6～8 周停经史。有 20%～30%患者无停经史,将异位妊娠时出现的不规则阴道流血误认为月经。或由于月经过期仅数日而不认为是停经。

2.腹痛

腹痛是输卵管妊娠患者的主要症状。在输卵管妊娠发生流产或破裂之前,由于胚胎在输卵管内逐渐增大,常表现为一侧下腹部隐痛或酸胀感。当发生输卵管妊娠流产或破裂时,突感一侧下腹部撕裂样疼痛,常伴有恶心、呕吐。若血液局限于病变区,主要表现为下腹部疼痛,当血液积聚于直肠子宫陷凹时,可出现肛门坠胀感。随着血液由下腹部流向全腹,疼痛可由下腹部向全腹部扩散,血液刺激膈肌,可引起肩胛部放射性疼痛及胸部疼痛。

3.阴道流血

胚胎死亡后,常有不规则阴道流血,色暗红或深褐,量少呈点滴状,一般不超过月经量,少数患者阴道流血量较多,类似月经。阴道流血可伴有蜕膜管型或蜕膜碎片排出,系子宫蜕膜剥离所致。阴道流血一般常在病灶去除后方能停止。

4.晕厥与休克

由于腹腔内出血及剧烈腹痛,轻者出现晕厥,严重者出现失血性休克。出血量越多越快,症状出现越迅速越严重,但与阴道流血量不成正比。

5.腹部包块

输卵管妊娠流产或破裂时所形成的血肿时间较久者,由于血液凝固并与周围组织或器官(如子宫、输卵管、卵巢、肠管或大网膜等)发生粘连形成包块,包块较大或位置较高者,腹部可扪及。

(二)体征

根据患者内出血的情况,患者可呈贫血貌。腹部检查:下腹压痛、反跳痛明显,出血多时,叩诊有移动性浊音。

四、处理原则

处理原则以手术治疗为主,其次是药物治疗。

(一)药物治疗

1.化学药物治疗

主要适用于早期输卵管妊娠、要求保存生育能力的年轻患者。符合下列条件可采用此法:①无药物治疗的禁忌证;②输卵管妊娠未发生破裂或流产;③输卵管妊娠包块直径≤4 cm;④血β-hCG<2000 U/L;⑤无明显内出血,常用氨甲蝶呤(MTX),治疗机制是抑制滋养细胞增生,破坏绒毛,使胚胎组织坏死、脱落、吸收。但在治疗中若病情无改善,甚至发生急性腹痛或输卵管破裂症状,则应立即进行手术治疗。

2.中医药治疗

中医学认为本病属血瘀少腹,不通则痛的实证。以活血化瘀、消症为治则,但应严格掌握指征。

(二)手术治疗

手术治疗分为保守手术和根治手术。保守手术为保留患侧输卵管,根治手术为切除患侧输卵管。手术治疗适用于:①生命体征不稳定或有腹腔内出血征象者;②诊断不明确者;③异位妊娠有进展者(如血β-hCG处于高水平,附件区大包块等);④随诊不可靠者;⑤药物治疗禁忌证者或无效者。

1.保守手术

此适用于有生育要求的年轻妇女,特别是对侧输卵管已切除或有明显病变者。

2.根治手术

此适用于无生育要求的输卵管妊娠内出血并发休克的急症患者。

3.腹腔镜手术

这是近年治疗异位妊娠的主要方法。

五、护理

(一)护理评估

1.病史

应仔细询问月经史,以准确推断停经时间。注意不要将不规则阴道流血误认为末次月经,或由于月经仅过期几天,不认为是停经。此外,对不孕、放置宫内节育器、绝育术、输卵管复通术、盆腔炎等与发病相关的高危因素应予高度重视。

2.身心状况

输卵管妊娠发生流产或破裂前,症状及体征不明显。当患者腹腔内出血较多时呈贫血貌,严重者可出现面色苍白,四肢湿冷,脉快、弱、细,血压下降等休克症状。体温一般正常,出现休克时体温略低,腹腔内血液吸收时体温略升高,但不超过38℃。下腹有明显压痛、反跳痛,尤以患侧为重,肌紧张不明显,叩诊有移动性浊音。血凝后下腹可触及包块。

由于输卵管妊娠流产或破裂后,腹腔内急性大量出血及剧烈腹痛,以及妊娠终止的现实都将是孕妇出现较为激烈的情绪反应。可表现为哭泣、自责、无助、抑郁和恐惧等行为。

3.诊断检查

(1)腹部检查:输卵管妊娠流产或破裂者,下腹部有明显压痛或反跳痛,尤以患侧为甚,轻度腹肌紧张;出血多时,叩诊有移动性浊音;如出血时间较长,形成血凝块,在下腹可触及软性肿块。

(2)盆腔检查:输卵管妊娠未发生流产或破裂者,除子宫略大较软外,仔细检查可能触及胀大的输卵管并有轻度压痛。输卵管妊娠流产或破裂者,阴道后穹隆饱满,有触痛。将宫颈轻轻上抬或左右摇动时引起剧烈疼痛,称为宫颈抬举痛或摇摆痛,是输卵管妊娠的主要体征之一。子宫稍大而软,腹腔内出血多时子宫检查呈漂浮感。

(3)阴道后穹隆穿刺:是一种简单、可靠的诊断方法,适用于疑有腹腔内出血的患者。由于腹腔内血液易积聚于子宫直肠陷凹,抽出暗红色不凝血为阳性,说明存在血腹症。无内出血、内出血量少、血肿位置较高或子宫直肠陷凹有粘连者,可能抽不出血液,因而穿刺阴性不能排除输卵管妊娠存在。如有移动性浊音,可做腹腔穿刺。

(4)妊娠试验:放射免疫法测血中 hCG,尤其是 β-hCG 阳性有助诊断。虽然此方法灵敏度高,异位妊娠的阳性率一般可达 80%～90%,但 β-hCG 阴性者仍不能完全排除异位妊娠。

(5)血清孕酮测定:对判断正常妊娠胚胎的发育情况有帮助,血清孕酮值<5 ng/mL 应考虑宫内妊娠流产或异位妊娠。

(6)超声检查:B 型超声显像有助于诊断异位妊娠。阴道 B 型超声检查较腹部 B 型超声检查准确性高。诊断早期异位妊娠。单凭 B 型超声现象有时可能会误诊。若能结合临床表现及 β-hCG 测定等,对诊断的帮助很大。

(7)腹腔镜检查:适用于输卵管妊娠尚未流产或破裂的早期患者和诊断有困难的患者,腹腔内有大量出血或伴有休克者,禁做腹腔镜检查。在早期异位妊娠患者,腹腔镜可见一侧输卵管肿大,表面紫蓝色,腹腔内无出血或有少量出血。

(8)子宫内膜病理检查:诊刮仅适用于阴道流血量较多的患者,目的在于排除宫内妊娠流产。将宫腔排出物或刮出物做病理检查,切片中见到绒毛,可诊断为宫内妊娠,仅见蜕膜未见绒毛者有助于诊断异位妊娠。现已经很少依靠诊断性刮宫协助诊断。

(二)护理诊断

1.潜在并发症

出血性休克。

2.恐惧

与担心手术失败有关。

(三)预期目标

(1)患者休克症状得以及时发现并缓解。

(2)患者能以正常心态接受此次妊娠失败的事实。

(四)护理措施

1.接受手术治疗患者的护理

(1)护士在严密监测患者生命体征的同时,配合医生积极纠正患者休克症状,做好术前准备。手术治疗是输卵管异位妊娠的主要处理原则。对于严重内出血并发休克的患者,护士应立即开放静脉,交叉配血,做好输血输液的准备。以便配合医生积极纠正休克,补充血容量,并按急症手术要求迅速做好手术准备。术前准备与术后护理的有关内容详见腹部手术患者的护理章。

(2)加强心理护理:护士于术前简洁明了地向患者及家属讲明手术的必要性,并以亲切的态度和切实的行动赢得患者及家属的信任,保持周围环境的安静、有序,减少和消除患者的紧张、恐惧心理,协助患者接受手术治疗方案。术后,护士应帮助患者以正常的心态接受此次妊娠失败的现实,向她们讲述异位妊娠的有关知识,一方面可以减少因害怕再次发生异位妊娠而抵触妊娠的不良情绪,另一方面也可以增加和提高患者的自我保健意识。

2.接受非手术治疗患者的护理

对于接受非手术治疗方案的患者,护士应从以下几方面加强护理。

(1)护士需密切观察患者的一般情况、生命体征,并重视患者的主诉,尤应注意阴道流血量与腹腔内出血量不成比例,当阴道流血量不多时,不要误认为腹腔内出血量亦很少。

(2)护士应告诉患者病情发展的一些指征,如出血增多、腹痛加剧、肛门坠胀感明显等,以便当患者病情发展时,医患均能及时发现,给予相应处理。

(3)患者应卧床休息,避免腹部压力增大,从而减少异位妊娠破裂的机会。在患者卧床期间,护士需提供相应的生活护理。

(4)护士应协助正确留取血标本,以检测治疗效果。

(5)护士应指导患者摄取足够的营养物质,尤其是富含铁蛋白的食物,如动物肝脏、肉类、豆类、绿叶蔬菜以及黑木耳等,以促进血红蛋白的增加,增强患者的抵抗力。

3.出院指导

输卵管妊娠的预后在于防治输卵管的损伤和感染,因此护士应做好妇女的健康保健工作,防止发生盆腔感染。教育患者保持良好的卫生习惯,勤洗浴、勤换衣,性伴侣稳定。发生盆腔炎后须立即彻底治疗,以免延误病情。另外,由于输卵管妊娠者中约有10%的再发生率和50%～60%的不孕率。因此,护士需告诫患者,下次妊娠时要及时就医,并且不宜轻易终止妊娠。

(五)护理评价

(1)患者的休克症状得以及时发现并纠正。

(2)患者消除了恐惧心理.愿意接受手术治疗。

第十六节　过期妊娠

平时月经周期规则,妊娠达到或超过 42 周(>294 d)尚未分娩者,称为过期妊娠。其发生率占妊娠总数的 3%～15%。过期妊娠使胎儿窘迫、胎粪吸入综合征、过熟综合征、新生儿窒息、围生儿死亡、巨大儿,以及难产等不良结局发生率增高,并随妊娠期延长而增加。

一、病因

过期妊娠可能与下列因素有关。

(一)雌、孕激素比例失调

内源性前列腺素和雌二醇分泌不足而孕酮水平增高,导致孕激素优势.抑制前列腺素和缩宫素的作用,延迟分娩发动。导致过期妊娠。

(二)头盆不称

部分过期妊娠胎儿较大,导致头盆不称和胎位异常,使胎先露部不能紧贴子宫下段及宫颈内口,反射性子宫收缩减少,容易发生过期妊娠。

(三)胎儿畸形

如无脑儿,由于无下丘脑,垂体肾上腺轴发育不良或缺如,促肾上腺皮质激素产生不足,胎儿肾上腺皮质萎缩,使雌激素的前身物质 16α-羟基硫酸脱氢表雄酮不足,从而雌激素分泌减少;小而不规则的胎儿不能紧贴子宫下段及宫颈内口诱发宫缩,导致过期妊娠。

(四)遗传因素

某家族、某个体常反复发生过期妊娠,提示过期妊娠可能与遗传因素有关。胎盘硫酸酯酶缺乏症是一种罕见的伴性隐性遗传病,可导致过期妊娠。其发生机制是因胎盘缺乏硫酸酯酶,胎儿肾上腺与肝脏产生的 16α-羟基硫酸脱氢表雄酮不能脱去硫酸根转变为雌二醇及雌三醇,从而使血雌二醇及雌三醇明显减少,降低子宫对缩宫素的敏感性,使分娩难以启动。

二、临床表现

(一)胎盘

过期妊娠的胎盘病理有两种类型:一种是胎盘功能正常,除重量略有增加外。胎盘外观和镜检均与妊娠足月胎盘相似;另一种是胎盘功能减退,肉眼观察胎盘母体面呈片状或多灶性梗死及钙化,胎儿面及胎膜常被胎粪污染,呈黄绿色。

(二)羊水

正常妊娠 38 周后,羊水量随妊娠推延逐渐减少,妊娠 42 周后羊水减少迅速,约 30％减至 300 mL 以下;羊水粪染率明显增高,是足月妊娠的 2～3 倍,若同时伴有羊水过少,羊水粪染率达 71％。

(三)胎儿

过期妊娠胎儿生长模式与胎盘功能有关,可分以下 3 种。

1.正常生长及巨大儿

胎盘功能正常者,能维持胎儿继续生长,约 25％的成为巨大儿,其中 1.4％的胎儿出生体重＞4500 g。

2.胎儿成熟障碍

10％～20％的过期妊娠并发胎儿成熟障碍。胎盘功能减退与胎盘血流灌注不足、胎儿缺氧及营养缺乏等有关。由于胎盘合成、代谢、运输及交换等功能障碍,胎儿不易再继续生长发育。临床分为3 期:第Ⅰ期为过度成熟期,表现为胎脂消失、皮下脂肪减少、皮肤干燥松弛多皱褶,头发浓密,指(趾)甲长,身体瘦长,容貌似"小老人"。第Ⅱ期为胎儿缺氧期,肛门括约肌松弛,有胎粪排出,羊水及胎儿皮肤黄染,羊膜和脐带绿染,同胎儿患病率及围生儿病死率最高。第Ⅲ期为胎儿全身因粪染历时较长广泛黄染,指(趾)甲和皮肤呈黄色,脐带和胎膜呈黄绿色,此期胎儿已经历和渡过第Ⅱ期危险阶段,其预后反较第Ⅱ期好。

3.胎儿生长受限

小样儿可与过期妊娠共存,后者更增加胎儿的危险性,约 1/3 过期妊娠死产儿为生长受限小样儿。

三、处理原则

应根据胎盘功能、胎儿大小、宫颈成熟度综合分析,以确诊过期妊娠,并选择恰当的分娩方式终止妊娠,在产程中密切观察羊水情况、胎心监护,出现胎儿窘迫征象,行剖宫产尽快结束分娩。

四、护理

(一)护理评估

1.病史

准确核实孕周,确定胎盘功能是否正常是关键。诊断过期妊娠之前必须准确核实孕周。

2.身心诊断

平时月经周期规则,妊娠达到或超过 42 周(>294 d)未分娩者,可诊断为过期妊娠。由于孕妇结果的不可预知、恐惧、焦虑、猜测是过期妊娠孕妇常见的情绪反应。

3.诊断检查

实验室检查:①根据 B 型超声检查确定孕周,妊娠 20 周内,B 型超声检查对确定孕周有重要意义。妊娠 5~12 周以胎儿顶臀径推算孕周较准确,妊娠 12~20 周以胎儿双顶径、股骨长度推算预产期较好。②根据妊娠初期血、尿 hCG 增高的时间推算孕周。

(二)可能的护理诊断

1.有新生儿受伤的危险

与过期胎儿生长受限有关。

2.焦虑

与担心分娩方式、过期胎儿预后有关。

(三)预期目标

(1)新生儿不存在因护理不当而产生的并发症。

(2)患者能平静地面对事实,接受治疗和护理。

(四)护理措施

1.预防过期妊娠

(1)加强孕期宣教,使孕妇及家属认识过期妊娠的危害性。

(2)定期进行产前检查,适时结束妊娠。

2.加强监测,判断胎儿在宫内情况

(1)教会孕妇进行胎动计数:妊娠超过 40 周的孕妇,通过计数胎动进行自我监测尤为重要。胎动计数>30 次/12 h 为正常,<10 次/12 h 或逐日下降,超过 50%,应视为胎盘功能减退,提示胎儿宫内缺氧。

(2)胎儿电子监护仪检测:无应激试验(NST)每周 2 次,胎动减少时应增加检测次数;住院后需每天1次监测胎心变化。NST 无反应型需进一步做缩宫素激惹试验(OCT),若多次反复相互现胎心晚期减速,提示胎盘功能减退、胎儿明显缺氧。因 NST 存在较高假阳性率,需结合

B 型超声检查,估计胎儿安危。

3.终止妊娠应根据胎盘功能、胎儿大小、宫颈成熟度综合分析,选择恰当的分娩方式

(1)终止妊娠的指征:已确诊过期妊娠,严格掌握终止妊娠的指征有:①宫颈条件成熟;②胎儿体重>4000 g 或胎儿生长受限;③12 h 内胎动<10 次或 NST 为无反应型,OCT 可疑;④尿 E/C 比值持续低值;⑤羊水过少(羊水暗区<3 cm)和(或)羊水粪染;⑥并发重度子痫前期或子痫。终止妊娠的方法应酌情而定。

(2)引产:宫颈条件成熟、Bishop 评分>7 分者,应予引产;胎头已衔接者,通常采用人工破膜,破膜时羊水多而清者,可静脉滴注缩宫素。在严密监视下经阴道分娩。对羊水 Ⅱ 度污染者,若阴道分娩,要求在胎肩娩出前用负压吸管或吸痰管吸净胎儿鼻咽部黏液。

(3)剖宫产:出现胎盘功能减退或胎儿窘迫征象,不论宫颈条件成熟与否,均应行剖宫产尽快结束分娩。过期妊娠时,胎儿虽有足够储备力,但临产后宫缩应激力的显著增加超过其储备力,出现隐性胎儿窘迫,对此应有足够认识。最好应用胎儿监护仪,及时发现问题,采取应急措施,适时选择剖宫产挽救胎儿。进入产程后。应鼓励产妇左侧卧位、吸氧。产程中最好连续监测胎心,注意羊水性状,必要时取胎儿头皮血测 pH 值,及早发现胎儿窘迫,并及时处理。过期妊娠时,常伴有胎儿窘迫、羊水粪染,分娩时应做相应准备。胎儿娩出后立即在直接喉镜指引下行气管插管吸出气管内容物,以减少胎粪吸入综合征的发生。过期儿患病率和病死率均增高,应及时发现和处理新生儿窒息、脱水、低血容量及代谢性酸中毒等并发症。

(五)护理评价

(1)患者能积极配合医护措施。

(2)新生儿未发生窒息。

第六章　儿科疾病的护理

第一节　小儿急性上呼吸道感染

急性上呼吸道感染是小儿最常见的疾病,主要侵犯鼻、鼻咽和咽部,常诊断为"急性鼻咽炎(普通感冒)""急性咽炎""急性扁桃体炎"等,也可统称为上呼吸道感染,或简称"上感"。

一、病因

各种病毒和细菌都可引起上呼吸道感染,尤以病毒为多见,约占"上感"发病病原体的60%甚至90%以上,常见有鼻病毒、腺病毒、副流感病毒、流感病毒、呼吸道合胞病毒等,其他病毒如冠状病毒、肠道病毒、单纯疱疹病毒、EB病毒等也可引起。细菌感染常继发于病毒感染之后,其中溶血性链球菌占重要地位,其次为肺炎链球菌、葡萄球菌、嗜血流感杆菌,偶尔也有革兰阴性杆菌。亦有报告肺炎支原体菌亦可引起上呼吸道感染。

二、病理改变

病变部位早期表现为毛细血管和淋巴管扩张,黏膜充血水肿、腺体及杯状细胞分泌增加及单核细胞和吞噬细胞浸润、以后转为中性粒细胞浸润,上皮细胞和纤毛上细胞坏死脱落。恢复期上皮细胞新生、黏膜修复、恢复正常。

三、临床表现

本病多为散发,偶然亦见流行。婴幼儿患病症状较重,年长儿较轻。婴幼儿患病时可有或无流涕、鼻塞、喷嚏等呼吸道症状,常突发高热、呕吐、腹泻、甚至因高热而引起惊厥。年长儿患者常有流涕、鼻塞、喷嚏、咽部不适、发热等症状,可伴有轻度咳嗽与声嘶。部分患儿发病早期可出现脐周围阵痛、咽炎、咽痛等症状,咽黏膜充血,若咽侧索也受累,则在咽两外侧壁上各见一纵行条索状肿块突出。疱疹性咽峡炎,在咽弓、软腭、悬雍垂黏膜上可见数个或数十个灰白色小疱疹,直径1~3 mm,周围有红晕,1~2 d破溃成溃疡。咽结合膜热患者,临床特点为发热39 ℃左右,咽炎及结合膜炎同时存在,而有别于其他类型的上呼吸道感染。急性扁桃体炎除了发热咽痛外,扁桃体可见明显红肿,表面有黄白色脓点,可融合成假膜状。

四、实验室检查

病毒感染时白细胞计数多偏低或正常,粒细胞不增高。病因诊断除病毒分离与血清反应外,近年来广泛利用免疫荧光、酶联免疫等方法开展病毒学的早期诊断,对初步鉴别诊断有一定帮助。细菌感染时白细胞计数及中性粒细胞可增高;由链球菌引起者血清抗链球菌溶血素"O"滴度增高,咽拭子培养可有致病菌生长。

五、诊断

急性上呼吸道感染具有典型症状,如发热、鼻塞、咽痛、扁桃体肥大等全身和局部症状,结合季节、流行病学特点等,临床诊断并不困难,但对病原学的诊断则需依靠病毒学和细菌学检查。

六、鉴别诊断

(1)症状中以高热惊厥和腹痛严重者,须与中枢神经系统感染和急腹症等疾病相鉴别。

(2)很多急性传染病早期,也有上呼吸道感染的症状,虽然现在预防接种比较普遍及传染病发病率明显下降,但在传染病流行季节要仔细询问麻疹、猩红热、腮腺炎、百日咳、流感以及脊髓灰质炎的流行接触史。当夏季时尤要注意和中毒性疾病的早期相鉴别。

(3)如有高热、流涎、拒食、咽后壁及扁桃体周围有小疱疹及小溃疡者,可诊断为疱疹性咽峡炎;如高热、咽红伴眼结膜充血,可诊为咽结膜热;扁桃体红肿且有渗出者为急性扁桃体炎或化脓性扁桃体炎;如有明显流行史、高热、四肢酸痛、头痛等全身症状而较鼻咽部症状更重时,要考虑为流行性感冒。

七、治疗

(一)一般治疗

充分休息,多饮水,注意隔离,预防并发症。WHO在急性呼吸道感染的防治纲要中指出,关于感冒的治疗主要是家庭护理和对症处理。

(二)对症治疗

1.高热

高热时口服阿司匹林类,剂量为 10 mg/(kg·次),持续高热可每 4 h 口服 1 次;亦可用对乙酰氨基酚(扑热息痛),剂量为5~10 mg/(kg·次),市场上多为糖浆剂,便于小儿服用。高热时还可用赖氨匹林或安痛定等肌内注射,同时亦可用冷敷、温湿敷、酒精擦浴等物理方法降温。

2.高热惊厥

出现高热惊厥可针刺人中、十宣等穴位或肌内注射苯巴比妥钠 4~6 mg/(kg·次),有高热惊厥史的小儿可在服退热剂同时服用苯巴比妥等镇静剂。

3.鼻塞

乳儿鼻塞妨碍喂奶时,可在喂奶前用 0.5%麻黄碱 1~2 滴滴鼻,年长儿亦可加用马来酸氯苯那敏(扑尔敏)等脱敏剂。

4.咽痛

疱疹性咽峡炎时可用冰硼酸、锡类散、金霉素鱼肝油或碘甘油涂抹口腔内疱疹或溃疡处;年长儿可口含碘喉片及其他中药利咽喉片,如华素片、度美芬、四季润喉片、草珊瑚、西瓜霜润喉片等。

(三)病因治疗

如诊断为病毒感染,目前常用1%利巴韦林(病毒唑)滴鼻,每2~3 h 双鼻孔各滴2~3 滴,或口服利巴韦林口服液(威乐星),或用利巴韦林口含片。亦有用口服金刚烷胶、病毒灵(吗啉双呱片),但疗效不肯定。如明确腺病毒或单纯性溃疡病毒感染亦有用疱疹净(碘苷)、阿糖胞苷。近年来有报道用干扰素治疗重症病毒性感染取得较好疗效。如诊断为细菌感染,大多合并有中耳炎、鼻窦炎、化脓性扁桃体炎、淋巴结炎以及下呼吸道炎症时,可选用复方新诺明、氨苄西林、阿莫西林(羟氨苄青霉素)或其他抗生素。但多数上呼吸道感染病例不应滥用抗生素。

(四)风热两型

风热两型治法以清热解表为主,常用中成药有银翘解毒片、桑菊感冒片、感冒退热冲剂、板蓝根冲剂以及双黄连口服液等。

八、预防

减少上呼吸道感染的根本办法在于预防。平时要多户外活动,增强体质,要避免交叉感染,特别是在感冒流行季节要少去公共场所或串门;注意气候骤变,及时添减衣服;对体弱儿及反复呼吸道感染儿可服玉屏风散或左旋咪唑,0.25～3 mg/(kg·d),每周服 2 d 停 5 d,3 个月为一疗程,亦可口服卡慢舒。这些治疗目的多是增强机体抵抗力,预防呼吸道感染复发。

九、并发症

正常 5 岁以下小儿平均每年患急性呼吸道感染 4～6 次。但有的患儿患呼吸道感染的次数过于频繁,可称为反复呼吸道感染,简称复感儿。

(一)影响因素

由于小儿正处在生长发育之中,身体的免疫系统还未发育完善,缺乏抵御微生物侵入的能力,故很容易患急性呼吸道感染,但有的患儿由于环境或机体本身条件比一般小儿更易患急性呼吸道感染,影响因素有以下几点。

1.机体条件

如患儿长期营养不良,婴儿母乳不足又未及时添加辅食,体内缺乏必需的蛋白质、脂肪及热量不足,影响器官组织的正常发育致抵抗力低下;也有的家庭经济条件并不差,但父母缺乏科学育儿知识,偏食或喂养不合理,特别是只喝牛奶、巧克力,缺乏多种维生素和微量元素如铁、锌等,也会对免疫系统造成损害,抗病能力下降而易患病。

2.环境因素

环境因素特别是大气污染或被动吸烟。如冬天屋内生炉子,空气中大量烟雾、粉尘以及有害物质进入小儿呼吸道;同样被动吸烟也是。这些有害物质不但损伤呼吸道正常黏膜,而且还可降低抵抗力,诱发呼吸道感染。有报道在吸烟家庭中生长的婴儿比无吸烟家庭的小儿患急性呼吸道感染的机会大数倍至近 10 倍。

3.先天因素

小儿患有先天的免疫缺陷病或暂时性免疫低下也可造成反复呼吸道感染。

(二)诊断

根据 1987 年全国小儿呼吸道疾病学术会议讨论标准做出诊断(表 6-1)。

表 6-1　小儿反复呼吸道疾病诊断标准

年龄(岁)	上呼吸道感染(次/年)	下呼吸道感染(次/年)
0～2	7	3
3～5	5	2
6～12	5	2

(三)治疗

急性感染可参照上述方法外,还要针对引起反复上感的原因,如增加营养、改善环境因素。

应该指出患先天性免疫缺陷的小儿是极少数,大部分还是护理问题,因此,增强患儿体质是治疗及预防之根本。加强体育锻炼及注意户外活动,使患儿增强适应外界环境及气候变化的能力;同时注意对反复呼吸道感染患儿的生活护理,随气候变化增减衣服,切忌过捂过饱,这些都是治疗反复呼吸道感染的关键。

十、护理评估

(一)健康史

询问发病情况,注意有无受凉史,或当地有无类似疾病的流行,患儿发热开始时间、程度、伴随症状及用药情况;了解患儿有无营养不良、贫血等病史。

(二)身体状况

观察患儿精神状态,注意有无鼻塞、呼吸困难,测量体温,检查咽部有无充血和疱疹,扁桃体及颈部淋巴结是否肿大,结合咽喉膜有无充血,皮肤有无皮疹,腹痛及支气管、肺受累的表现。了解血常规等实验室检查结果。

(三)心理社会状况

了解患儿及家长的心理状态和对该病因、预防及护理知识的认识程度;评估患儿家庭环境及经济情况,注意疾病流行趋势。

十一、常见护理诊断与合作性问题

(一)体温过高

体温过高与上呼吸道感染有关。

(二)潜在并发症(惊厥)

其与高热有关。

(三)有外伤的危险

发生外伤与发生高热惊厥时抽搐有关。

(四)有窒息的危险

窒息与发生高热惊厥时胃内容物反流或痰液阻塞有关。

(五)有体液不足的危险

其与高热大汗及摄入减少有关。

(六)低效性呼吸形态

这与呼吸道炎症有关。

(七)舒适的改变

此与咽痛、鼻塞等有关。

十二、护理目标

(1)患儿体温降至正常范围(36～37.5 ℃)。

(2)患儿不发生惊厥或惊厥时能被及时发现。

(3)患儿维持于舒适状态无自伤及外伤发生。

(4)患儿呼吸道通畅无误吸及窒息发生。

(5)患儿体温正常,能接受该年龄组的液体入量。

(6)患儿呼吸在正常范围,呼吸道通畅。

(7)患儿感到舒适,不再哭闹。

十三、护理措施

(1)保持室内空气新鲜,每天通风换气 2～4 次,保持室温 18～22 ℃,湿度 50％～60％,空气每天用过氧乙酸或含氯制剂喷雾消毒 2 次。有患儿居住的房间最好用空气消毒机,消毒净化空气。

(2)密切观察体温变化,体温超过 38.5 ℃时给予物理降温,如头部冷敷、腋下及腹股沟处置冰袋,温水或乙醇擦浴。冷盐水灌肠,必要时给予药物降温:对乙酰氨基酚(扑热息痛)、安乃近、柴胡、肌内注射安痛定。

(3)发热者卧床休息直到退热 1 d 以上可适当活动,做好心理护理,提供玩具、画册等有利于减轻焦虑,不安情绪。

(4)防止发生交叉感染,患儿与正常小儿分开,接触者戴口罩,防止继发细菌感染。

(5)保持口腔清洁,每天用生理盐水漱口 1～2 次,婴幼儿可经常喂少量温开水以清洗口腔,防止口腔炎的发生。

(6)保持鼻咽部通畅,鼻腔分泌物和干痂及时清除,鼻孔周围应保持清洁,避免增加鼻腔压力,使炎症经咽管向中耳发展引起中耳炎。鼻腔严重时于清洁鼻腔分泌部后用 0.5％麻黄碱液滴鼻,每次 1～2 滴;对鼻塞而妨碍吸吮的婴幼儿,宜在哺乳前 10～15 min 滴鼻,使鼻腔通畅,保持吸吮。

(7)多饮温开水,以加速毒物排泄和降低体温,患儿衣着、被子不宜过多,出汗后及时给患儿用温水擦干汗液,更换衣服。

(8)每 4h 测体温 1 次,体温骤升或骤降时要随时测量并记录,如患儿病情加重,体温持续不退,应考虑并发症的可能,需要及时报告医生并及时处理,如病程中出现皮疹,应区别是否为某种传染病的早期征象,以便及时采取措施。

(9)注意观察咽部充血、水肿等情况,咽部不适时给予润喉含片或雾化吸入(雾化吸入药物可用病毒唑、糜蛋白酶、地塞米松加 20～40 mL 注射用水 2 次/d)。

(10)室内安静减少刺激,发生高热惊厥时按惊厥护理常规。

(11)给予易消化和富含维生素的清淡饮食,必要时静脉补充营养和水分。

(12)病儿安置在有氧气、吸痰器的病室内。

(13)平卧、头偏向一侧,注意防止舌咬伤。防止呕吐物误吸,防止舌后倒引起窒息,应托起病儿下颌同时解开衣物及松开腰带,以减轻呼吸道阻力。

(14)密切观察病情变化,防止发生意外,如坠床或摔伤等。

(15)抽搐时上、下牙之间放牙垫,防止舌及口唇咬伤,病儿持续发作时,可按照医嘱给予对症处理。

(16)按医嘱用止惊药物,如地西泮、苯巴比妥等,观察患儿用药后的反应,并记录。

(17)治疗、护理等集中进行,保持安静,减少刺激。

(18)保持呼吸道通畅,及时吸痰,发绀者给予吸氧,窒息者给人工呼吸,注射呼吸兴奋剂。

(19)高热者给予物理降温或退热剂降温,在严重感染并伴有循环衰竭,抽搐、高热者,可行冬眠疗法,冬眠期间不能搬动病儿或突然竖起,防止直立性休克。

(20)详细记录发作时间、抽动的姿势、次数及特点，因有的病儿抽搐时间相当短暂，虽有几秒钟，抽搐姿势也不同，有的像眨眼一样，有的口角微动，有的肢体像无意乱动一样等，因此需仔细注视才能发现。

(21)密切观察血压、呼吸、脉搏、瞳孔的变化，并做好记录。

十四、健康教育

(1)指导家庭护理。因上呼吸道感染患儿多不住院，要帮助患儿家长掌握上呼吸道感染的护理要点：让患儿多饮水，促进代谢及体内毒素的排泄；饮食要清淡，少食多餐，给高蛋白、高热量、高维生素的流质或半流质饮食；要注意休息，避免剧烈活动，防止咳嗽加重。患儿鼻塞时呼吸不畅可在哺乳及临睡前用0.5%的麻黄碱溶液滴鼻，每次1～2滴，可使鼻腔通畅。但不能用药过频，以免引起心悸等表现。

(2)指导预防并发症的方法，以免引起中耳炎、鼻窦炎，介绍如何观察并发症的早期表现，如高热持续不退而复升、淋巴结肿大、耳痛或外耳道流脓、咳嗽加重、呼吸困难等，应及时与医护人员联系并及时处理。

(3)介绍上呼吸道感染的预防重点，增加营养和体格锻炼，避免受凉；在上呼吸道感染流行季节避免到人多的公共场所；有流行趋势时给易感儿服用板蓝根、金银花、连翘等中药汤剂预防，对反复发生上呼吸道感染的小儿应积极治疗原发病，改善机体健康状况。鼓励母乳喂养，积极防治各种慢性病，如维生素D缺乏性佝偻病、营养不良及贫血等，在集体儿童机构中，有如上感流行趋势，应早期隔离患儿，室内用食醋熏蒸法消毒。

(4)用药指导。指导患儿家长不要给患儿滥服感冒药，如成人速效伤风胶囊以及其他市场流行各种感冒药、消炎药、抗病毒药，必须在医生指导下服药，服药时不要与奶粉、糖水同服，两种药物必须间隔半小时以上再服用。

第二节 小儿急性感染性喉炎

急性感染性喉炎(acute infectious laryngitis)是由病毒或细菌等引起的喉部黏膜的急性炎症，多见于5岁以下的儿童，冬、春季发病较多。由于小儿喉腔狭小、黏膜下血管淋巴组织丰富，声门下组织疏松等解剖特点，患儿易出现犬吠样咳嗽、声音嘶哑、吸气性喉鸣伴呼吸困难，严重时出现喉梗阻症状，若处理不及时，可危及生命。

一、临床特点
(一)症状
1.发热

患儿可有不同程度的发热，严重时体温可高达40℃以上并伴有中毒症状。

2.咳嗽

轻者为刺激性咳嗽，伴有声音嘶哑，较重的有犬吠样咳嗽。

3.喉梗阻症状

呈吸气性喉鸣、三凹症，重者迅速出现烦躁不安、吸气性呼吸困难、青紫、心率加快等缺氧症状。临床将喉梗阻分为4度。

Ⅰ度喉梗阻:安静时如常人,但活动(或受刺激)后可出现喉鸣及吸气性呼吸困难。胸部听诊呼吸音清晰,心率无改变。

Ⅱ度喉梗阻:即使在安静状态下也有喉鸣和吸气性呼吸困难。听诊可闻喉鸣传导或气管呼吸音,呼吸音强度大致正常。心率稍快,一般状况尚好。

Ⅲ度喉梗阻:吸气性呼吸困难严重,除上述表现外,还因缺氧严重而出现明显发绀,患儿常极度不安、躁动、恐惧、大汗、胸廓塌陷,呼吸音明显减低。心率增快,常大于140次/分,心音低钝。

Ⅳ度喉梗阻:由于呼吸衰竭以及逐渐体力耗竭,患儿极度衰竭,呈昏睡状或进入昏迷,三凹征反而不明显,呼吸微弱,呼吸音几乎消失,胸廓塌陷明显,心率或慢或快,心律不齐,心音微弱,面色由发绀变成苍白或灰白。

(二)体征

咽部充血,肺部无湿性啰音。直达喉镜检查可见黏膜充血肿胀,声门下黏膜呈梭状肿胀,黏膜表面有时附有黏稠性分泌物。

二、护理评估

(一)健康史

询问发病情况,病前有无上呼吸道感染现象。

(二)症状、体征

检查患儿有无发热、声音嘶哑、咳嗽、气促、三凹征。

(三)社会、心理

评估患儿及家长的心理状态,对疾病的了解程度,家庭环境及经济情况,了解患儿有无住院的经历。

(四)辅助检查

了解病原学及血常规检查结果。

三、常见护理问题

(1)低效性呼吸形态:与喉头水肿有关。

(2)舒适的改变:与咳嗽、呼吸困难有关。

(3)有窒息的危险:与喉梗阻有关。

(4)体温过高:与感染有关。

四、护理措施

(一)改善呼吸功能,保持呼吸道通畅

(1)保持室内空气清新,每天定时通风2次,保持室内湿度在60%左右,以缓解喉肌痉挛,湿化气道。

(2)适当抬高患儿颈肩部,怀抱小儿使头部稍后仰以保持气道通畅,体位舒适。

(3)Ⅱ度以上喉梗阻患儿应给予吸氧。

(4)吸入用布地奈德混悬液+肾上腺素用生理盐水稀释后雾化吸入,每天3~4次。以消除喉水肿,恢复气道通畅。

(5)指导较大患儿进行有效的咳嗽,当患儿剧烈咳嗽时,可嘱患儿深呼吸以抑制咳嗽。

(二)密切观察病情变化

根据患儿三凹征、喉鸣、青紫及烦躁的表现来判断缺氧的程度,及时发现喉梗阻,积极处理,避免窒息。如有喉梗阻先兆,立即通知医生,备好抢救物品,积极配合抢救。

(三)发热护理

监测体温变化,发热时给温水擦浴,解热贴敷前额,必要时按医嘱给予药物降温。

(四)提高患儿的舒适度

卧床休息,减少活动,各种护理操作尽量集中进行,避免哭闹。一般情况下不用镇静剂,若患儿过度烦躁不安,可遵医嘱用地西泮、苯巴比妥肌内注射或 10% 水合氯醛灌肠。因氯丙嗪及吗啡有抑制呼吸的作用,不宜应用。

五、健康教育

(1)向患儿家长讲解疾病的有关知识和护理要点,指导家长耐心细致地喂养,进食易消化的流质或半流质,多饮水,不吃有刺激性的食物,避免患儿进食时发生呛咳。

(2)向家长说明雾化吸入的重要性,鼓励患儿配合治疗。

(3)避免哭闹时间过长,吸入有害气体或进食辛辣食物,刺激损伤喉部。

六、出院指导

(1)注意锻炼身体,合理喂养,增强机体抵抗力。

(2)养成良好卫生生活习惯,饭后漱口,多饮水,保持口腔清洁。

(3)一旦发生痉挛性喉炎(出现呼吸紧促如犬吠,喉鸣,吸气困难,胸廓塌陷,唇色青紫)应立即送医院治疗,并保持气道通畅(患儿头向后仰,解开衣领)。

第三节 小儿肺炎

肺炎系指不同病原体或其他因素所致的肺部炎症,以发热、咳嗽、气促、呼吸困难和肺部固定湿啰音为共同临床表现,该病是儿科常见疾病中能威胁生命的疾病之一。据联合国儿童基金会统计,全世界每年有 350 万左右<5 岁儿童死于肺炎,占<5 岁儿童总死亡率的 28%;我国每年<5 岁儿童因肺炎死亡者约 35 万,占全世界儿童肺炎死亡数的 10%。因此积极采取措施,降低小儿肺炎的死亡率,是 21 世纪世界儿童生存、保护和发展纲要规定的重要任务。

目前,小儿肺炎的分类尚未统一,常用方法有四种,各种肺炎可单独存在,也可两种同时存在。①病理分类:可分为支气管肺炎、大叶性肺炎、间质性肺炎等。②病因分类:感染性肺炎,如病毒性肺炎、细菌性肺炎、支原体肺炎、衣原体肺炎、真菌性肺炎、原虫性肺炎;非感染性肺炎,如吸入性肺炎、坠积性肺炎等。③病程分类:急性肺炎(病程<1 个月),迁延性肺炎(病程 1~3 个月),慢性肺炎(病程>3 个月)。④病情分类:轻症肺炎(主要为呼吸系统表现)、重症肺炎(除呼吸系统受累外,其他系统也受累,且全身中毒症状明显)。

临床上若病因明确,则按病因分类,否则按病理分类。

一、病因与发病机制

引起肺炎的主要病原体为病毒和细菌,病毒中最常见的为呼吸道合胞病毒,其次为腺病毒、流感病毒等;细菌中以肺炎链球菌多见,其他有葡萄球菌、链球菌、革兰阴性杆菌等。低出生体重、营养不良、维生素 D 缺乏性佝偻病、先天性心脏病等患儿易患本病,且病情严重,容易迁延不愈,病死率也较高。

病原体多由呼吸道入侵,也可经血行入肺,引起支气管、肺泡、肺间质炎症,支气管因黏膜水肿而管腔变窄,肺泡壁因充血水肿而增厚,肺泡腔内充满炎症渗出物,影响了通气和气体交换;同时由于小儿呼吸系统的特点,当炎症进一步加重时,可使支气管管腔更加狭窄、甚至阻塞,造成通气和换气功能障碍,导致低氧血症及高碳酸血症。为代偿缺氧,患儿呼吸与心率加快,出现鼻翼扇动和三凹征,严重时可产生呼吸衰竭。由于病原体作用,重症常伴有毒血症,引起不同程度的感染中毒症状。缺氧、CO_2 潴留及毒血症可导致循环系统、消化系统、神经系统的一系列症状以及水、电解质和酸碱平衡紊乱。

(一)循环系统

缺氧使肺小动脉反射性收缩,肺循环压力增高,形成肺动脉高压;同时病原体和毒素侵袭心肌,引起中毒性心肌炎。肺动脉高压和中毒性心肌炎均可诱发心力衰竭。重症患儿常出现微循环障碍、休克甚至弥散性血管内凝血。

(二)中枢神经系统

缺氧和高碳酸血症使脑血管扩张、血流减慢,血管通透性增加,致使颅内压增高。严重缺氧和脑供氧不足使脑细胞无氧代谢增加,造成乳酸堆积、ATP 生成减少和 Na-K 离子泵转运功能障碍,引起脑细胞内水、钠潴留,形成脑水肿。病原体毒素作用亦可引起脑水肿。

(三)消化系统

低氧血症和毒血症可引起胃黏膜糜烂、出血、上皮细胞坏死脱落等应激性反应,导致黏膜屏障功能破坏,使胃肠功能紊乱,严重者可引起中毒性肠麻痹和消化道出血。

(四)水、电解质和酸碱平衡紊乱

重症肺炎可出现混合性酸中毒,因为严重缺氧时体内需氧代谢障碍、酸性代谢产物增加,常可引起代谢性酸中毒;而 CO_2 潴留、H_2CO_3 增加又可导致呼吸性酸中毒。缺氧和 CO_2 潴留还可导致。肾小动脉痉挛而引起水钠潴留,重症者可造成稀释性低钠血症。

二、临床表现

(一)支气管肺炎

支气管肺炎为小儿最常见的肺炎。多见于 3 岁以下婴幼儿。

1.轻症

以呼吸系统症状为主,大多起病较急。主要表现为发热、咳嗽和气促。

(1)发热:热型不定,多为不规则热,新生儿或重度营养不良儿可不发热,甚至体温不升。

(2)咳嗽:较频,早期为刺激性干咳,以后有痰,新生儿则表现为口吐白沫。

(3)气促:多发生在发热、咳嗽之后,呼吸频率加快,每分钟可达 40~80 次,可有鼻翼扇动、点头呼吸、三凹征、唇周发绀。肺部可听到较固定的中、细湿啰音,病灶较大者可出现肺实变体征。

2.重症

重症肺炎常有全身中毒症状及循环、神经、消化系统受累的临床表现。

(1)循环系统:常见心肌炎、心力衰竭及微循环障碍。心肌炎表现为面色苍白、心动过速、心音低钝、心律不齐,心电图显示 ST 段下移和 T 波低平、倒置;心力衰竭表现为呼吸突然加快,>60 次/min;极度烦躁不安,明显发绀,面色发灰;心率增快,>180 次/min,心音低钝有奔马率;颈静脉怒张,肝脏迅速增大,尿少或无尿,颜面或下肢水肿等。

(2)神经系统:表现为烦躁或嗜睡,脑水肿时出现意识障碍、反复惊厥、前囟膨隆、脑膜刺激征等。

(3)消化系统:常有食欲缺乏、腹胀、呕吐、腹泻等;重症可引起中毒性肠麻痹和消化道出血,表现为严重腹胀、肠鸣音消失、便血等。

若延误诊断或病原体致病力强,可引起脓胸、脓气胸、肺大泡等并发症,多表现为体温持续不退,或退而复升,中毒症状或呼吸困难突然加重。

(二)几种不同病原体所致肺炎的特点

1.呼吸道合胞病毒性肺炎

其由呼吸道合胞病毒感染所致,多见于 2 岁以内婴幼儿,尤以 2～6 个月婴儿多见。常于上呼吸道感染后 2～3d 出现干咳、低～中度发热,喘憋为突出表现,2～3d 后病情逐渐加重,出现呼吸困难和缺氧症状。肺部听诊可闻及多量哮鸣音、呼气性喘鸣,肺基底部可听到细湿啰音。喘憋严重时可合并心力衰竭、呼吸衰竭。

临床上有两种类型:

(1)毛细支气管炎:有上述临床表现,但中毒症状不严重,当毛细支气管接近完全阻塞时,呼吸音可明显减低,胸部 X 线常显示不同程度的梗阻性肺气肿和支气管周围炎,有时可见小点片状阴影或肺不张。

(2)间质性肺炎:全身中毒症状较重,呼吸困难明显,肺部体征出现较早,胸部 X 线呈线条状或单条状阴影增深,或互相交叉呈网状阴影,多伴有小点状致密阴影。

2.腺病毒性肺炎

此为腺病毒引起,在我国以 3、7 两型为主,11、12 型次之。本病多见于 6 个月～2 岁的婴幼儿。起病急骤,呈稽留高热,全身中毒症状明显,咳嗽较剧,可出现喘憋、呼吸困难、发绀等。肺部体征出现较晚,常在发热 4～5d 后出现湿啰音,以后病变融合而呈现肺实变体征,少数患儿可并发渗出性胸膜炎。胸部 X 线改变的出现较肺部体征为早,可见大小不等的片状阴影或融合成大病灶,并多见肺气肿,病灶吸收较缓慢,需数周至数月。

3.葡萄球菌肺炎

这主要包括金黄色葡萄球菌及白色葡萄球菌所致的肺炎,多见于新生儿及婴幼儿。临床起病急,病情重,进展迅速;多呈弛张高热,婴儿可呈稽留热;中毒症状明显,面色苍白、咳嗽、呻吟、呼吸困难,皮肤常见一过性猩红热样或荨麻疹样皮疹,有时可找到化脓灶,如疖肿等。肺部体征出现较早,双肺可闻及中、细湿啰音,易并发脓胸、脓气胸等,可合并循环、神经及胃肠功能障碍。胸部 X 线常见浸润阴影,易变性是其特征。

4.流感嗜血杆菌肺炎

此类肺炎由流感嗜血杆菌引起。近年来,由于广泛使用广谱抗生素和免疫抑制剂,加上院内感染等因素,流感嗜血杆菌感染有上升趋势,多见于<4岁的小儿,常并发于流感病毒或葡萄球菌感染者。临床起病较缓,病情较重,全身中毒症状明显,有发热、痉挛性咳嗽、呼吸困难、鼻翼扇动、三凹征、发绀等。体检肺部有湿啰音或肺实变体征,易并发脓胸、脑膜炎、败血症、心包炎、中耳炎等。胸部X线表现多种多样。

5.肺炎支原体肺炎

本型肺炎由肺炎支原体引起,多见于年长儿,婴幼儿发病率也较高。以刺激性咳嗽为突出表现,有的酷似百日咳样咳嗽,咯出黏稠痰,甚至带血丝;常有发热,热程1~3周。年长儿可伴有咽痛、胸闷、胸痛等症状,肺部体征不明显,常仅有呼吸音粗糙,少数闻及干湿啰音。婴幼儿起病急,呼吸困难、喘憋和双肺哮鸣音较突出。部分患儿出现全身多系统的临床表现,如心肌炎、心包炎、溶血性贫血、脑膜炎等。胸部X线检查可分为4种改变:①肺门阴影增浓。②支气管肺炎改变。③间质性肺炎改变。④均一的实变影。

6.衣原体肺炎

沙眼衣原体肺炎多见于6个月以下的婴儿,可于产时或产后感染,起病缓,先有鼻塞、流涕,后出现气促、频繁咳嗽,有的酷似百日咳样阵咳,但无回声,偶有呼吸暂停或呼气喘鸣,一般无发热。可同时患有结合膜炎或有结合膜炎病史。胸部X线呈弥漫性间质性改变和过度充气。肺炎衣原体肺炎多见于5岁以上小儿,发病隐匿,体温不高,咳嗽逐渐加重,两肺可闻及干湿啰音。X线显示单侧肺下叶浸润,少数呈广泛单侧或双侧浸润。

三、治疗要点

采取综合措施,积极控制感染,改善肺的通气功能,防止并发症。

(一)控制感染

根据不同病原体选用敏感抗生素积极控制感染,使用原则为:早期、联合、足量、足疗程,重症宜静脉给药。

WHO推荐的4种第1线抗生素为:复方磺胺甲基异恶唑、青霉素、氨苄西林、阿莫西林,其中青霉素为首选药,复方磺胺甲基异恶唑不能用于新生儿。怀疑有金葡菌肺炎者,推荐用氨苄西林、氯霉素、苯唑西林或氯唑西林和庆大霉素。我国卫生行政主管部门对轻症肺炎推荐使用头孢氨苄(先锋霉素Ⅳ)。大环内酯类抗生素如红霉素、交沙霉素、罗红霉、阿奇霉素等对支原体肺炎、衣原体肺炎等均有效;除阿奇霉素外,用药时间应持续至体温正常后5~7d,临床症状基本消失后3d。支原体肺炎至少用药2~3周。应用阿奇霉素3~5d一疗程,根据病情可再重复一疗程,以免复发。葡萄球菌肺炎比较顽固,疗程宜长,一般于体温正常后继续用药2周,总疗程6周。

病毒感染尚无特效药物,可用利巴韦林、干扰素、聚肌胞、乳清液等,中药治疗有一定疗效。

(二)对症治疗

止咳、止喘、保持呼吸道通畅;纠正低氧血症、水电解质与酸碱平衡紊乱;对于中毒性肠麻痹者,应禁食、胃肠减压,皮下注射新斯的明。对有心力衰竭、感染性休克、脑水肿、呼吸衰竭者,采取相应的治疗措施。

(三)肾上腺皮质激素的应用

若中毒症状明显，或严重喘憋，或伴有脑水肿、中毒性脑病、感染性休克、呼吸衰竭等以及胸膜有渗出者，可应用肾上腺皮质激素，常用地塞米松，每天 2～3 次，每次 2～5 mg，疗程 3～5 d。

(四)防治并发症

对并发脓胸、脓气胸者及时抽脓、抽气；对年龄小、中毒症状明显、脓液黏稠经反复穿刺抽脓不畅者，以及有张力气胸者进行胸腔闭式引流。

四、护理措施

(一)改善呼吸功能

(1)保持病室环境舒适，空气流通，温湿度适宜，尽量使患儿安静，以减少氧的消耗。不同病原体肺炎患儿应分室居住，以防交叉感染。

(2)置患儿于有利于肺扩张的体位并经常更换，或抱起患儿，以减少肺部淤血和防止肺不张。

(3)给氧。凡有低氧血症，有呼吸困难、喘憋、口唇发绀、面色灰白等情况立即给氧；婴幼儿可用面罩法给氧，年长儿可用鼻导管法；若出现呼吸衰竭，则使用人工呼吸器。

(4)正确留取标本，以指导临床用药，遵医嘱使用抗生素治疗，以消除肺部炎症，促进气体交换；注意观察治疗效果。

(二)保持呼吸道通畅

(1)及时清除患儿口鼻分泌物，经常协助患儿转换体位，同时轻拍背部，边拍边鼓励患儿咳嗽，以促使肺泡及呼吸道的分泌物借助重力和震动易于排出；病情许可的情况下可进行体位引流。

(2)给予超声雾化吸入，以稀释痰液，利于咳出，必要时予以吸痰。

(3)遵医嘱给予祛痰剂，如复方甘草合剂等；对严重喘憋者，遵医嘱给予支气管解痉剂。

(4)给予易消化、营养丰富的流质、半流质饮食，少食多餐，避免过饱影响呼吸；哺喂时应耐心，防止呛咳引起窒息；重症不能进食者，给予静脉营养。保证液体的摄入量，以湿润呼吸道黏膜，防止分泌物干结，利于痰液排出；同时可以防止发热导致的脱水。

(三)加强体温监测

观察体温变化并警惕高热惊厥的发生，对高热者给予降温措施，保持口腔及皮肤清洁。

(四)密切观察病情

(1)如患儿出现烦躁不安、面色苍白、气喘加剧、心率加速(＞160～180 次/min)、肝脏在短时间内急剧增大等心力衰竭的表现，及时报告医生，给予氧气吸入并减慢输液速度，遵医嘱给予强心、利尿药物，以增强心肌收缩力，减慢心率，增加心搏出量，减轻体内水钠潴留，从而减轻心脏负荷。

(2)若患儿出现烦躁或嗜睡、惊厥、昏迷、呼吸不规则等，提示颅内压增高，立即报告医生并共同抢救。

(3)患儿腹胀明显伴低钾血症时，及时补钾；若有中毒性肠麻痹，应禁食、予以胃肠减压，遵医嘱皮下注射新斯的明，以促进肠蠕动，消除腹胀，缓解呼吸困难。

（4）如患儿病情突然加重，出现剧烈咳嗽、烦躁不安、呼吸困难、胸痛、面色发绀、患侧呼吸运动受限等，提示并发脓胸或脓气胸，应及时配合进行胸穿或胸腔闭式引流。

（五）健康教育

向患儿家长讲解疾病的有关知识和护理要点，指导家长合理喂养，加强体格锻炼，以改善小儿呼吸功能；对易患呼吸道感染的患儿，在寒冷季节或气候骤变外出时，应注意保暖，避免着凉；定期健康检查，按时预防接种；对年长儿说明住院和注射等对疾病痊愈的重要性，鼓励患儿克服暂时的痛苦，与医护人员合作；教育患儿咳嗽时用手帕或纸捂嘴，不随地吐痰，防止病原菌污染空气而传染给他人。

第四节　支气管哮喘

一、定义

支气管哮喘简称哮喘，是一种以嗜酸性粒细胞、肥大细胞和 T 淋巴细胞等多种细胞参与的气道变应原性慢性炎症性疾病，具有气道高反应性特征。

二、疾病相关知识

（一）流行病学

以 1～6 岁患病较多，大多数在 3 岁以内起病。在青春期前，男孩哮喘的患病率是女孩的 1.5～3 倍，青春期时此种差别消失。

（二）临床表现

反复发作性喘息、呼吸困难、胸闷或咳嗽等症状。

（三）治疗

去除病因、控制发作、预防复发。坚持长期、持续、规范、个体化的治疗原则。

（四）康复

经对症治疗，症状消失，维持正常呼吸功能。

（五）预后

预后较好，病死率为(2～4)/10 万，70％～80％年长后症状不再复发，但可能存在不同程度气道炎症和高反应性，30％～60％的患儿可完全治愈。

三、专科评估与观察要点

（1）刺激性干咳、哮鸣音、吸气性呼吸困难。

（2）观察患儿精神状态，有无烦躁不安等症状发生。

（3）呼吸道黏膜、口腔黏膜干燥，评估是否有痰液黏稠不易咳出、皮肤弹性下降、尿量少于正常等情况发生。

四、护理问题

（一）低效性呼吸型态

与支气管痉挛、气道阻力增加有关。

(二)清理呼吸道无效

与呼吸道分泌物黏稠、体弱无力排痰有关。

(三)活动无耐力

与缺氧和辅助呼吸机过度使用有关。

(四)潜在并发症

呼吸衰竭。

(五)焦虑

与哮喘反复发作有关。

五、护理措施

(一)常规护理

(1)保持病室空气清新,温湿度适宜。做好呼吸道隔离,避免有害气体及强光的刺激。

(2)保持患儿安静,给予坐位或半卧位,以利于保持呼吸道通畅。

(3)保证患儿摄入足够的水分,以降低分泌物的黏稠度,防止形成痰栓。

(4)遵医嘱给予氧气吸入,注意吸氧浓度和时间,根据病情,定时进行血气分析,及时调整氧流量,保持 PaO_2 在 70~90 mmHg(9.3~11.9 kPa)。

(5)给予雾化吸入、胸部叩击或震荡,以利于分泌物的排出,鼓励患儿做有效的咳嗽,对痰液黏稠无力咳出者应及时吸痰。

(6)密切观察病情变化,及时监测生命体征,注意呼吸困难的表现。记录哮喘发作的时间,注意诱因及避免接触过敏原。

(二)专科护理

(1)哮喘发作时应密切观察病情变化,给患儿以坐位或半卧位,背后给予衬垫,使患儿舒适,正确使用定量气雾剂或静脉输入止喘药物,记录哮喘发作及持续时间。

(2)哮喘持续状态时应及时给予氧气吸入,监测生命体征,及时准确给药,并备好气管插管及呼吸机,随时准备抢救。

六、健康指导

(1)指导呼吸运动,以加强呼吸肌的功能。

(2)指导患儿及家长认识哮喘发作的诱因,室内禁止放置花草或毛毯等,避免接触过敏原。

(3)给予营养丰富、易消化、低盐、高维生素、清淡无刺激性食物。避免食用易过敏、刺激性食物,以免诱发哮喘发作。

(4)哮喘发作时应绝对卧床休息,保持患儿安静和舒适,指导家长给予合适的体位。缓解期逐渐增加活动量。

(5)教会家长正确认识哮喘发作的先兆,确认患儿对治疗的依从性,指导患儿及家长正确使用药物和设备,如喷雾剂、峰流速仪、吸入器,及早用药控制、减轻哮喘症状。指导家长帮助患儿进行缓解期的功能锻炼,多进行户外活动及晒太阳,增强御寒能力,预防呼吸道感染。

(6)建立随访计划,坚持门诊随访。

七、护理结局评价

(1)患儿气道通畅,通气量有改善。

(2)患儿舒适感增强,能得到适宜的休息。

(3)患儿能保持平静状态,焦虑得到改善,无并发症的发生。

八、急危重症观察与处理

哮喘持续状态:①表现,哮喘发作严重,有明显的呼吸困难及吸气三凹征,伴有心功能不全和低氧血症。②处理,应注意严密监测呼吸、心率变化,并注意观察神志状态,遵医嘱立即建立静脉通路,及时准确给药,随时准备行气管插管和机械通气。

第五节 小儿腹泻

一、定义

小儿腹泻是由多病原(病毒、细菌、真菌、寄生虫等)、多因素(感染因素、饮食因素、气候因素)引起的以大便次数增加和性状改变为主的一组消化道综合征。

二、疾病相关知识

(一)流行病学

6 个月~2 岁婴幼儿发病率高,1 岁以内者约占 50%,夏秋季发病率最高。

(二)临床表现

以肠道症状为主,食欲缺乏、恶心、呕吐,排便次数增多,严重者出现明显的脱水、电解质紊乱等症状。

(三)治疗

调整饮食,纠正水、电解质紊乱和酸碱失衡,合理用药,加强护理,控制感染,预防并发症。

(四)预后

不同时期的腹泻病治疗各有侧重点,急性腹泻多注意维持水、电解质平衡及抗感染;迁延性腹泻则应注意肠道菌群失调及饮食疗法。治疗不当可引起脱水和电解质紊乱,并可造成小儿营养不良、生长发育障碍和死亡。

三、专科评估与观察要点

(一)轻型腹泻

多为饮食因素或肠道外感染所致,主要是胃肠道症状,其每天大便次数多在 10 次以下(少数病例可达十几次),每次大便量不多,稀薄或带水,呈黄色,有酸味,常见白色或黄白色奶瓣(皂块)和泡沫,可混有少量黏液。一般无发热或发热不高,伴食欲缺乏,偶有溢乳或呕吐,无明显的全身症状,精神尚好,无脱水症状,多在数日内痊愈。

(二)重型腹泻

多因肠道感染引起,胃肠道症状腹泻频繁,10~30 次/日以上,水分多而粪质少,或混有黏液的稀水便多,同时可伴有腹胀和呕吐。严重患儿可出现烦躁、精神萎靡、嗜睡、发热,甚至昏迷、休克等全身中毒症状。

四、护理问题

(一)腹泻

与饮食不当、感染导致肠功能紊乱有关。

(二)体液不足

与呕吐、腹泻体液丢失过多及摄入不足有关。

(三)有皮肤完整性受损的危险

与大便对臀部皮肤刺激有关。

(四)体温过高

与肠道感染有关。

(五)营养失调

低于机体需要量与呕吐、腹泻进食少有关。

(六)潜在并发症

电解质紊乱。

五、护理措施

(一)一般护理

去除病因,观察并记录排便次数、性状及量,收集标本送检,做好消毒隔离防止交叉感染。

(二)饮食护理

母乳喂养者应继续哺乳,并暂停辅食;人工喂养者暂停牛奶和其他辅食,4～6 h 后再进食。6 个月以下的婴儿以牛奶或稀释奶为首选;6 个月以上的可用平常习惯的饮食,调整原则为由少到多、由稀到稠,腹泻停止后给予高热卡富含营养的饮食,一般两周内每天加餐一次。

(三)补液护理

1.口服 ORS 液

适用于轻中度脱水无严重呕吐者。轻度脱水 50 mL/kg,中度脱水 50～100 mL/kg,于 4～6 h 喂完,继续损失量据排便次数和量而定。一般每 1～2 min 为 5 mL。若呕吐,可停 10 min 再喂,每 2～3 min 喂 5 mL。另外应注意照常饮水,防止高钠血症;如出现水肿,即停服 ORS 液,改用白开水,新生儿不宜应用。

2.静脉补液

适用于中度以上脱水患儿,补液期间应注意密切观察患儿前囟、皮肤弹性、眼窝凹陷情况及尿量。补液合理,3～4 h 应排尿,表明血容量恢复,如 24 h 患儿皮肤弹性恢复,说明脱水已纠正。

及时观察静脉输液是否通畅,有无渗液、红肿。准确记录第一次排尿时间、24 h 出入量,根据患儿基本情况,调整输液速度、入量。

六、健康指导

(一)增强体质

平时应加强户外活动,提高对自然环境的适应能力,注意小儿体格锻炼,增强体质,提高机体抵抗力,避免感染各种疾病。

(二)卫生及护理

婴幼儿的衣着,应随气温的升降而增减,避免过热,夜晚睡觉要避免腹部受凉。夏季应多喂水,避免饮食过量或食用脂肪多的食物。经常进行温水浴。

(三)体弱婴幼儿加强护理

营养不良、佝偻病及病后体弱小儿应加强护理,注意饮食卫生,避免各种感染。对轻型腹泻应及时治疗,以免拖延成为重型腹泻。

(四)避免交叉感染

感染性腹泻易引起流行,对新生儿,托幼机构及医院应注意消毒隔离。发现腹泻患儿和带菌者要隔离治疗,粪便应做消毒处理。

(五)合理应用抗生素

避免长期滥用广谱抗生素,以免肠道菌群失调,导致耐药菌繁殖引起肠炎。

七、护理结局评价

(1)腹泻、呕吐次数逐渐减少至停止,大便性状正常。

(2)水电解质紊乱得以纠正,体重恢复正常,尿量正常。

(3)患儿体温逐渐恢复正常。

(4)皮肤保持完整,无红臀发生。

(5)患儿无酸中毒、低血钾等并发症。

(6)家长能说出婴儿腹泻的病因、易感因素、预防措施、喂养知识。

第六节　病毒性心肌炎

一、定义

病毒侵犯心脏所致的炎性过程,除心肌炎外,部分病例可伴有心包炎和心内膜炎。因感染或其他原因引起的局灶性或弥漫性的心肌间质炎性渗出的心肌纤维变性或坏死,导致不同程度的心功能障碍和周身症状的疾病。

二、疾病相关知识

(一)流行病学

儿童中可引起心肌炎的常见病毒有柯萨奇病毒、麻疹病毒、埃可病毒、脊髓灰质炎病毒、腺病毒、传染性肝炎病毒、流感和副流感病毒、麻疹病毒及单纯疱疹病毒以及流行性腮腺炎病毒等。新生儿期柯萨奇病毒 B 组感染可导致群体流行,其死亡率可达 50% 以上。

(二)临床表现

轻重不一,取决于年龄和感染的急性或慢性过程,轻症患儿症状较少,体检可发现心动过速、期前收缩。少数重症患者可发生心力衰竭并发严重心律失常、心源性休克,甚至猝死。

(三)治疗

卧床休息,保护心肌药物。

（四）预后

大多良好。

三、专科评估与观察要点

(1)常诉心前区隐痛、胸闷、心悸、恶心、乏力、头晕。隐匿性心肌炎常在劳累后出现身体不适。少数患儿发生昏厥或阿-斯综合征。极少数患儿起病后迅速发展为心力衰竭或心源性休克。

(2)体征：心率改变、心脏扩大、心音改变、杂音、心律失常、心力衰竭。

四、护理问题

（一）活动无耐力

与心肌收缩力下降，组织供氧不足有关。

（二）潜在并发症

心律失常、心力衰竭、心源性休克。

五、护理措施

（一）休息，减轻心脏负担

急性期卧床休息，至体温稳定后3~4周基本恢复正常时逐渐增加活动量。恢复期继续限制活动量，一般总休息时间不少于6个月。重症患儿心脏扩大者、有心力衰竭者，应延长卧床时间，待心衰控制、心脏情况好转后再逐渐开始活动。

（二）严密观察病情，及时发现和处理并发症

(1)密切观察和记录患儿精神状态、面色、心率、心律、呼吸、体温和血压变化。有明显心律失常者应进行连续心电监护，发现多源性期前收缩、频发室性期前收缩、高度或完全性房室传导阻滞、心动过速、心动过缓时应立即报告医生，采取紧急处理措施。

(2)胸闷、气促、心悸时应休息，必要时可给予吸氧。烦躁不安者可根据医嘱给予镇静剂。有心力衰竭时置患儿于半卧位，尽量保持其安静，静脉给药应注意点滴的速度不要过快，以免加重心脏负担，使用洋地黄时剂量应偏小，注意观察有无心率过慢，出现新的心律失常或恶心、呕吐等消化系统症状，如有上述症状暂停用药并与医生联系处理，避免洋地黄中毒。

(3)心源性休克使用血管活性药物和扩张血管药时，要准确控制滴速，最好能使用输液泵，以避免血压过大的波动。

六、健康指导

(1)给患儿及家长介绍本病的治疗过程和预后，减少患儿和家长的焦虑和恐惧心理。

(2)强调休息对心肌炎恢复的重要性，使其能自觉配合治疗。

(3)告知预防呼吸道感染和消化道感染的常识，疾病流行期间尽量避免去公共场所。

(4)带抗心律失常药物出院的患儿，应让患儿和家长了解药物的名称、剂量、用药方法及其不良反应。

(5)出院后定期到门诊复查。

七、护理结局评价

(1)患儿适当限制活动，满足基本生活需求。

(2)患儿无并发症发生，或发生并发症能及时发现和处理。

第七节　小儿心律失常

正常心律起源于窦房结,心激动按一定的频率、速度及顺序传导到结间传导束、房室束、左右束支及普肯耶纤维网而达心室肌。如心激动的频率、起搏点或传导不正常都可造成心律失常。

一、期前收缩

期前收缩是由心脏异位兴奋灶发放的冲动所引起,为小儿时期最常见的心律失常。异位起搏点可位于心房、房室交界或心室组织,分别引起房性、交界性及室性期前收缩,其中室性期前收缩为多见。

(一)病因

其常见于无器质性心脏病的小儿。可由疲劳、精神紧张、自主神经功能不稳定引起,但也可发生于病毒性心肌炎、先天性心脏病或风湿性心脏病。另外,拟交感胺类洋地黄、奎尼丁、锑剂中毒及缺氧、酸碱平衡失调、电解质紊乱(低血钾等)、心导管检查、心脏手术等均可引起期前收缩。健康学龄儿童1%~2%的有期前收缩。

(二)症状

年长儿可诉述心悸、胸闷、不适。听诊可发现心律不齐,心搏提前,其后常有一定时间的代偿间歇,心音强弱也不一致。期前收缩常使脉律不齐,若期前收缩发生过早,可使脉搏短绌,期前收缩次数因人而异,且同一患儿在不同时期亦可有较大出入。某些患儿于运动后心率增快时期前收缩减少,但也有些反而增多,前者常提示无器质性心脏病,后者则可能同时有器质性心脏病存在。为了明确诊断,了解期前收缩的性质,必须作心电图检查。根据心电图上有无 P 波、P 波形态、P-R 的长短以及 QRS 波的形态,来判断期前收缩属于何型。

1.房性期前收缩的心电图特征

(1)P 波提前,可与前一心动的 T 波重叠,形态与窦性 P 波稍有差异,但方向一致。

(2)P-R>0.10 s。

(3)期前收缩后的代偿间歇往往不完全。

(4)一般 P 波、QRS-T 正常,若不继以 QRS-T 波,称为阻滞性期前收缩;若继以畸形的 QRS-T 波,为心室差异传导所致。

2.交界性期前收缩的心电图特征

(1)QRS—T 波提前,形态、时限与正常窦性基本相同。

(2)期前收缩所产生的 QRS 波前或后有逆行 P 波,P—R<0.10 s,R—P<0.20 s,有时 P 波可与 QRS 波重叠,辨认不清。

(3)代偿间歇往往不完全。

3.室性期前收缩的心电图特征

(1)QRS 波提前,形态异常、宽大、QRS 波>0.10 s,T 波与主波方向相反。

(2)QRS 波前多无 P 波。

（3）代偿间歇完全。

（4）有时在同一导联出现形态不一、配对时间不等的室性期前收缩，称为多源性期前收缩。

（三）治疗

必须针对基本病因治疗原发病。一般认为若期前收缩次数不多、无自觉症状者可不必用药。若期前收缩次数>10 次/min，有自觉症状，或在心电图上呈多源性者，则应予以治疗。可选用普罗帕酮（心律平）口服，每次 5～7 mg/kg，每 6～8 h 1 次。亦可服用 β 受体阻滞剂普萘洛尔（心得安）每天 1 mg/kg，分2～3 次；房性期前收缩若用之无效可改用洋地黄类。室性期前收缩必要时可每天应用苯妥英钠5～10 mg/kg，分 3 次口服；胺碘酮5～10 mg/kg，分 3 次口服；普鲁卡因胺 50 mg/kg，分 4 次口服；或奎尼丁 30 mg/kg，分 4～5 次口服。后者可引起心室内传导阻滞，需心电图随访，在住院观察下应用为妥。对洋地黄过量或低血钾引起者，除停用洋地黄外，应给予氯化钾口服或静脉滴注。

（四）预后

其预后取决于原发疾病。有些无器质性心脏病的患儿期前收缩可持续多年，不少患儿最后终于消失，个别患儿可发展为更严重的心律失常，如室性心动过速等。

二、阵发性心动过速

阵发性心动过速是异位心动过速的一种，按其发源部位分室上性（房性或房室结性）和室性两种，绝大多数病例属于室上性心动过速。

（一）室上性阵发性心动过速

室上性阵发性心动过速是由心房或房室交界处异位兴奋灶快速释放冲动所产生的一种心律失常。本病虽非常见，但属于对药物反应良好、可以完全治愈的儿科急症之一，若不及时治疗易致心力衰竭。本病可发生于任何年龄，容易反复发作，但初次发病以婴儿时期为多见，个别可发生于胎儿末期（由胎儿心电图证实）。

1.病因

其可在先天性心脏病、预激综合征、心肌炎、心内膜弹力纤维增生症等疾病基础上发生，但多数患儿无器质性心脏疾患。感染为常见的诱因，也可由疲劳、精神紧张、过度换气、心脏手术时和手术后、心导管检查等诱发。

2.临床表现

临床表现小儿常突然烦躁不安，面色青灰或灰白、皮肤湿冷、呼吸增快、脉搏细弱，常伴有干咳，有时呕吐，年长儿还可自诉心悸、心前区不适、头晕等。发作时心率突然增快，为 160～300 次/min，多数>200 次/min，一次发作可持续数秒钟至数日。发作停止时心率突然减慢，恢复正常。此外，听诊时第一心音强度完全一致，发作时心率较固定而规则等均为本病的特征。发作持续超过24 h者，容易发生心力衰竭。若同时有感染存在，则可有发热、周围血象白细胞增高等表现。

3.X 线检查

X 线检查取决于原来有无心脏器质性病变和心力衰竭，透视下见心脏搏动减弱。

4.心电图检查

心电图检查中 P 波形态异常，往往较正常时小，常与前一心动的 T 波重叠，以致无法辨认。如能见到 P 波,则 P-R 间期常为 0.08～0.13 s。虽然根据 P 波和 P-R 间期长短可以区分房性或交界性,但临床上常有困难。QRS 波形态同窦性,发作时间持久者,可有暂时 ST 段及 T 波改变。部分患儿在发作间歇期可有预激综合征。

5.诊断

发作的突然起止提示这是心律失常,以往的发作史对诊断很有帮助。体格检查:心律绝对规律、匀齐,心音强度一致,心率往往超出一般窦性范围,再结合上述心电图特征,诊断不太困难,但需与窦性心动过速及室性心动过速鉴别。

6.治疗

其可先采用物理方法以提高迷走神经张力,如无效或当时有效但很快复发时,需用药物治疗。

(1)物理方法:①冰水毛巾敷面法对新生儿和小婴儿效果较好。用毛巾在 4～5 ℃水中浸湿后,敷在患儿面部,可强烈兴奋迷走神经,每次 10～15 s。如 1 次无效,可隔 3～5 min 再用,一般不超过 3 次。②压迫颈动脉窦法在甲状软骨水平扪得右侧颈动脉搏动后,用大拇指向颈椎方向压迫,以按摩为主,每次时间不超过 5～10 s,一旦转律,便停止压迫,如无效,可用同法再试压左侧,但禁忌两侧同时压迫。③以压舌板或手指刺激患儿咽部使之产生恶心、呕吐。

(2)药物治疗:①洋地黄类药物:对病情较重,发作持续 24 h 以上,有心衰表现者,宜首选洋地黄类药物。此药能增强迷走神经张力,减慢房室交界处传导,使室上性阵发性心动过速转为窦性心律,并能增强心肌收缩力,控制心力衰竭,室性心动过速或洋地黄引起室上性心动过速禁用此药。低钾、心肌炎、室上性阵发性心动过速伴房室传导阻滞或肾功能减退者慎用,常用制剂有地高辛口服、静脉注射或毛花苷 C 静脉注射,一般采用快速饱和法。②β 受体阻滞剂:可试用普萘洛尔,小儿静脉注射剂量为每次 0.05～0.15 mg/kg,以 5％葡萄糖溶液稀释后缓慢推注,不少于 5～10 min,必要时每 6～8 h 重复 1 次。重度房室传导阻滞,伴有哮喘症及心力衰竭者禁用。③维拉帕米(异搏定):即戊胺安(verapamil)。此药为选择性钙离子拮抗剂,抑制 Ca^{2+} 进入细胞内,疗效显著。不良反应为血压下降,并能加重房室传导阻滞。剂量:每次0.1 mg/kg,静脉滴注或缓注,每分钟不超过 1mg。④普罗帕酮:有明显延长传导作用,能抑制旁路传导。剂量为每次1～3 mg/kg,溶于 10 mL 葡萄糖液中,静脉缓注 10～15 min;无效者可于 20 min 后重复 1～2 次;有效时可改为口服维持,剂量同治疗期前收缩。⑤奎尼丁或普鲁卡因胺:此两药能延长心房肌的不应期和降低异位起搏点的自律性,恢复窦性节律。奎尼丁口服剂量开始为每天 30 mg/kg,分 4～5 次,每 2～3 h 口服1 次,转律后改用维持量;普鲁卡因胺口服剂量为每天 50 mg/kg,分 4～6 次服;肌内注射用量每次6 mg/kg,每6h 1次,至心动过速停止或出现中毒反应为止。

(3)其他:对个别药物疗效不佳者可考虑用直流电同步电击转复心律,或经静脉插入起搏导管至右心房行超速抑制治疗。近年来对发作频繁、药物难以满意控制的室上性阵发性心动过速采用射频消融治疗取得成功。

7.预防

发作终止后可口服地高辛维持量 1 个月,如有复发,则于发作控制后再服 1 个月。奎尼丁对预激综合征患者预防复发的效果较好,可持续用半年至 1 年,也可用普萘洛尔口服。

(二)室性心动过速

凡有连续 3 次或 3 次以上的室性期前收缩发生时,临床上称为室性心动过速,小儿时期较少见。

1.病因

室性心动过速可由心脏手术、心导管检查、严重心肌炎、先天性心脏病、感染、缺氧、电解质紊乱等原因引起,但不少病例的病因不易确定。

2.临床表现

临床表现与室上性阵发性心动过速相似,唯症状较严重。小儿烦躁不安、苍白、呼吸急促;年长儿可诉心悸、心前区痛,严重病例可有晕厥、休克、充血性心力衰竭等。发作短暂者血流动力学的改变较轻,发作持续24 h以上者则可发生显著的血流动力学改变,且很少有自动恢复的可能。体检发现心率增快,常>150 次/min,节律整齐,心音可有强弱不等现象。

3.心电图检查

心电图中心室率常为 150～250 次/min。R-R 间期可略有变异,QRS 波畸形,时限增宽(0.10 s),P 波与 QRS 波之间无固定关系,心房率较心室率缓慢,有时可见到室性融合波或心室夺获现象。

4.诊断

心电图是诊断室性心动过速的重要手段,但有时与室上性心动过速伴心室差异传导的鉴别比较困难,必须结合病史、体检、心电图特点、对治疗的反应等仔细加以区别。

5.治疗

药物治疗可应用利多卡因 0.5～1.0 mg/kg 静脉滴注或缓慢推注,必要时可每 10～30 min 重复,总量不超过 5 mg/kg。此药能控制心动过速,但作用时间很短,剂量过大能引起惊厥、传导阻滞等毒性反应,少数患者对此药有过敏现象。普鲁卡因胺静脉滴也有效,剂量 1.4 mg/kg,以 5％葡萄糖稀释成 1％溶液,在心电图监测下以每分钟 0.5～1 mg/kg 速度滴入,如出现心率明显改变或 QRS 波增宽,应停药;此药不良反应较利多卡因大,可引起低血压,抑制心肌收缩力。美西律(mexiletine)口服,每次 100～150 mg,每8 h1 次,对某些利多卡因无效者可能有效;若无心力衰竭存在禁用洋地黄类药物。对病情危重、药物治疗无效者,可应用直流电同步电击转复心律。个别患者采用射频消融治疗获得痊愈。

6.预后

本病的预后比室上性阵发性心动过速严重。同时有心脏病存在者病死率可达 50％以上,原无心脏病者也可发展为心室颤动,甚至死亡,所以必须及时诊断,予以适当处理。

三、房室传导阻滞

心脏的传导系统包括窦房结、结间束(前、中、后束)、房室结、房室束、左右束支以及普肯耶纤维。心脏的传导阻滞可发生在传导系统的任何部位,当阻滞发生于窦房结与房室结之间,便称为房室传导阻滞。阻滞可以是部分性的(第一度或第二度),也可能为完全性的(第三度)。

(一)第一度房室传导阻滞

其在小儿中比较常见。大都由急性风湿性心肌炎引起,但也可发生于发热、心肌炎、肾炎、先天性心脏病以及个别正常小儿,在应用洋地黄时也能延长 P-R 间期。由希氏束心电图证实阻滞可发生于心房、房室交界或希氏束,其中以房室交界阻滞者最常见。第一度房室传导阻滞本身对血流动力学并无不良影响,临床听诊除第一心音较低钝外,无其他特殊体征,诊断主要通过心电图检查,心电图表现为 P-R 间期延长,但小儿 P-R 间期正常值随年龄、心率不同而不同,必须加以注意。部分正常小儿静卧后在 P-R 间期延长,直立或运动后可使 P-R 间期缩短至正常,此种情况说明 P-R 间期延长与迷走神经的张力过高有关。第一度房室传导阻滞应着重病因治疗,其本身无须治疗,预后较好,部分可发展为更严重的房室传导阻滞。

(二)第二度房室传导阻滞

第二度房室传导阻滞时窦房结的冲动不能全部传到心室,因而造成不同程度的漏搏。

1.病因

产生原因有风湿性心脏病,各种原因引起的心肌炎、严重缺氧、心脏手术后及先天性心脏病(尤其是大动脉错位)等。

2.临床表现及分型

临床表现取决于基本心脏病变以及由传导阻滞而引起的血流动力学改变。当心室率过缓时可引起胸闷、心悸,甚至产生眩晕和昏厥。听诊时除原有心脏疾患所产生的改变外,尚可发现心律不齐、脱漏搏动。心电图改变可分为两种类型:①第Ⅰ型(文氏型):R-R 间期逐步延长,终于 P 波后不出现 QRS 波;在 P-R 间期延长的同时,R-R 间期往往逐步缩短,而且脱落的前、后两个 P 波的距离,小于最短的 P-R 间期的两倍。②第Ⅱ型(莫氏Ⅱ型):此型 P-R 间期固定不变,但心室搏动呈规律地脱漏,而且常伴有 QRS 波增宽。近年来,通过希氏束心电图的研究发现第Ⅰ型比第Ⅱ型为常见,但第Ⅱ型的预后比较严重,容易发展为完全性房室传导阻滞,导致阿—斯综合征。

3.治疗

第二度房室传导阻滞的治疗应针对原发疾病。当心室律过缓,心脏搏出量减少时可用阿托品、异丙肾上腺素治疗。病情轻者可以口服,后者舌下含用,情况严重时则以静脉输药为宜,有时甚至需要安装起搏器。

4.预后

预后与心脏的基本病变有关。由心肌炎引起者最后多完全恢复;当阻滞位于房室束远端,有 QRS 波增宽者预后较严重,可能发展为完全性房室传导阻滞。

(三)第三度房室传导阻滞

这又称完全性房室传导阻滞,小儿较少见。完全性房室传导阻滞时心房与心室各自独立活动,彼此无关,此时心室率比心房率慢。

1.病因

病因可分为获得性和先天性两种。获得性者以心脏手术后引起的最为常见,尤其是发生于大型室间隔缺损,法洛四联征、主动脉瓣狭窄等心脏病的手术后;其次则为心肌炎,如病毒性或白喉引起的心肌炎;此外,新生儿低血钙与酸中毒也可引起暂时性第三度房室传导阻滞。先天性房室传导阻滞中约有 50% 患儿的心脏无形态学改变,部分患儿合并先天性心脏病或心内膜弹力纤维增生症等。

2.临床表现

临床表现不一,部分小儿并无主诉,获得性者和伴有先天性心脏病者病情较重。患儿因心搏出量减少而自觉乏力、眩晕、活动时气短。最严重的表现为阿—斯综合征发作,小儿检查时脉率缓慢而规则,婴儿<80次/min,儿童<60次/min,运动后仅有轻度或中度增加;脉搏多有力,颈静脉可有显著搏动,此搏动与心室收缩无关;第一心音强弱不一,有时可闻及第三心音或第四心音;绝大多数患儿心底部可听到Ⅰ~Ⅱ级喷射性杂音,为心脏每次搏出量增加引起的半月瓣相对狭窄所致。由于经过房室瓣的血量也增加,所以可闻及舒张中期杂音。可有心力衰竭及其他先天性、获得性心脏病的体征。在不伴有其他心脏疾患的第三度房室传导阻滞患儿中,X线检查可发现60%有心脏增大。

3.诊断

心电图是重要的诊断方法。由于心房与心室都以其本身的节律活动,所以P波与QRS波之间彼此无关。心房率较心室率快,R-R间期基本规则。心室波形有两种形式:①QRS波的形态、时限正常,表示阻滞在房室束之上,以先天性者居多数。②QRS波有切迹,时限延长,说明起搏点在心室内或者伴有束支传导阻滞,常为外科手术所引起。

4.治疗

凡有低心排血量症状或阿—斯综合征表现者需进行治疗。少数患者无症状,心室率又不太缓慢,可以不必治疗,但需随访观察。纠正缺氧与酸中毒可改善传导功能。由心肌炎或手术暂时性损伤引起者,肾上腺皮质激素可消除局部水肿,恢复传导功能。起搏点位于希氏束近端者,应用阿托品可使心率增快。人工心脏起搏器是一种有效的治疗方法,可分为临时性与永久性两种。对急性获得性第三度房室传导阻滞者临时性起搏效果很好;对第三度房室传导阻滞持续存在,并有阿-斯综合征发作者需应用埋藏式永久性心脏起搏器。有心力衰竭者,尤其是应用人工心脏起搏器后尚有心力衰竭者,需继续应用洋地黄制剂。

5.预后

非手术引起的获得性者,可能完全恢复,手术引起者预后较差。先天性第三度房室传导阻滞,尤其是不伴有其他先天性心脏病者,则预后较好。

四、心律失常的护理

(一)护理评估

1.健康史

(1)了解既往史,对患者情绪、心慌气急、头晕等表现进行评估。

(2)应注意评估可能存在的诱发心律失常的因素:如情绪激动、紧张、疲劳、消化不良、饱餐、用力过猛、洋地黄、奎尼丁、普鲁卡因胺、麻醉药等毒性作用及低血钾、心脏手术或心导管检查。

2.身体状况

(1)主要表现:①窦性心律失常。窦性心动过速患者可无症状或有心悸感;窦性心动过缓,心率过慢时可引起头晕、乏力、胸痛等。②期前收缩。患者可无症状,亦可有心悸或心跳暂停感,尤其频发室早可致心悸不适、胸闷、乏力、头晕,甚至晕厥,室早持续时间过长,可因此诱发或加重心绞痛、心力衰竭。③异位性心动过速。室上性阵发性心动过速在器质性心脏病的患者,大多有心悸、胸闷、乏力,而心脏病患者发作时可出现头晕、黑蒙、晕厥、血压下降、心力衰竭。室性阵发性心动过速发作时多有晕厥、呼吸困难、低血压,甚至晕厥、抽搐、心绞痛等。④心房颤动。多有心悸、胸闷、乏力,严重者发生心力衰竭、休克、晕厥及心绞痛发作。⑤心室颤动。室颤一旦发生,患者立即出现阿-斯综合征,表现为意识丧失、抽搐、心跳呼吸停止。

(2)症状、体征:护士应重点检查脉搏频率及节律是否正常,结合心脏听诊可发现:①期前收缩时心律不规则,期前收缩后有较长的代偿间歇,第一心音增强,第二心音减弱,桡动脉触诊有脉搏缺如。②室上性阵发性心动过速心律规则,第一心音强度一致;室性阵发性心动过速心律可略不规则,第一心音强度不一致。③心房颤动时心音强弱不等、心律绝对不规则、脉搏短绌、脉率<心率。④心室颤动患者神志丧失、大动脉摸不到搏动,继以呼吸停止、瞳孔散大、发绀。⑤第一度房室传导阻滞,听诊时第一心音减弱;第二度Ⅰ型者听诊有心搏脱漏,第二度Ⅱ听诊心律可慢而整齐或不齐;第三度房室传导阻滞时,听诊心律慢而不规则,第一心音强弱不等,收缩压增高,脉压增宽。

3.社会、心理因素

患者可由于心律失常引起的胸闷、乏力、心悸等而紧张不安。期前收缩患者易过于注意自己脉搏,思虑过度;房颤患者可因血栓脱落导致栓塞,使患者致残而忧伤、焦虑;心动过速发作时病情重,患者有恐惧感;严重房室传导阻滞患者不能自理生活,需使用人工起搏器者对手术及自我护理缺乏认识,因而情绪低落、信心不足。

(二)护理诊断与合作性问题

1.心排出量减少

患者出现心慌、呼吸困难、血压下降,这与严重心律失常有关。

2.焦虑

患者因发生心绞痛、晕厥、抽搐而产生情绪紧张、恐惧感,其与严重心律失常致心跳不规则、与停跳感有关。

3.活动无耐力

此与心律失常导致心排血量减少有关。

4.并发症

并发症有晕厥、心绞痛,与严重心律失常导致心排出量降低,脑和心肌血供减少有关。

5.潜在并发症

其包括心搏骤停,与心室颤动、缓慢心律失常或心室停搏、持续性室性心动过速使心脏射血功能突然中止有关。

(三)预期目标

(1)血压稳定,呼吸平稳,心慌、乏力减轻或消失。

(2)忧虑恐惧情绪减轻或消除。

(3)保健意识增强,病情稳定。

(四)护理措施

1.减轻心脏负荷,缓解不适

(1)对功能性心律失常患者,应鼓励其正常生活,注意劳逸结合。频发期前收缩、室性阵发性心动过速或第二度Ⅱ型及第三度房室传导阻滞患者,应绝对卧床休息,为患者创造良好的安静休息环境,协助做好生活护理,关心患者,减少和避免任何不良刺激,促进身心休息。

(2)遵医嘱给予抗心律失常药物治疗。

(3)患者心悸、呼吸困难、血压下降、发生晕厥时,及时做好对症护理。

(4)终止室上性阵发性心动过速发作者,尚可试用兴奋迷走神经的方法:①用压舌板刺激悬雍垂,诱发恶心呕吐。②深吸气后屏气,再用力作呼气动作。③颈动脉窦按摩,患者取仰卧位,先按摩右侧5～10秒,如无效再按摩左侧,不可两侧同时进行,按摩同时听诊心率,当心率减慢,立即停止。④压迫眼球,患者平卧,闭眼并眼球向下,用拇指在一侧眼眶下压迫眼球,每次10 s,青光眼或高度近视者禁忌。

(5)嘱患者当心律失常发作导致胸闷、心悸、头晕等不适时采取高枕卧位、半卧位或其他舒适体位,尽量避免左侧卧位,因左侧卧位时患者常能感受到心脏的搏动而使不适感加重。

(6)伴有气促、发绀等缺氧指征时,给予氧气持续吸入。

(7)评估患者活动受限的原因和体力活动类型,与患者及家属共同制定活动计划,告诉患者限制最大活动量的指征。对无器质性心脏病的良好心律失常患者,鼓励其正常工作和生活,建立健康的生活方式,避免过度劳累。

(8)保持环境安静、限制探视,保证患者充分的休息睡眠。给予高蛋白、高维生素、低钠饮食,多吃新鲜蔬菜和水果,少量多餐,避免刺激性食物。

(9)监测生命体征,皮肤颜色及温度、尿量有无改变;监测心律、心率、心电图,判断心律失常的类型;评估患者有无头晕、晕厥、气急、疲劳、胸痛、烦躁不安等表现;严密心电监护,发现频发、多源性、第二度Ⅱ型房室传导阻滞,尤其是室性阵发性心动过速、第三度房室传导阻滞等,应立即报告医师,协助采取积极的处理措施;监测血气分析结果、电解质及酸碱平衡情况;密切观察患者的意识状态、脉率及心率,血压等。一旦发生如意识突然丧失、抽搐、大动脉搏动消失、呼吸停止等猝死表现,立即进行抢救,如心脏按压、人工呼吸、非同步直流电复律或配合临时起搏等。

2.调整情绪

患者焦虑、烦躁和恐惧情绪不仅加重心脏负荷,更易诱发心律失常,故须给予必要的解释和安慰。说明心律失常的可治性,稳定的情绪和平静的心态对心律失常的治疗是必不可少的,以消除思想顾虑和悲观情绪,使其乐于接受和配合各种治疗。了解患者思想动态和生活上的困难,进一步给予帮助,增加患者的安全感。

3.协助完成各项检查及治疗

(1)心电监护:对严重心律失常患者必须进行心电监护,护理人员应熟悉监护仪的性能、使用方法和观察结果。特别要密切注意有无引起猝死的危险征兆:①潜藏着引起猝死危险的心律失常,如频发性、多源性、成联律的室性期前收缩,室上性阵发性心动过速,心房颤动,第二度Ⅱ型房室传导阻滞。②随时有猝死危险的严重心律失常,如室性阵发性心动过速、心室颤动、第三度房室传导阻滞等。一旦发现应立即报告医生,紧急处理。

(2)特殊检查护理:心律失常的心脏电学检查除常规心电图、动态心电图记录外,其他如经食管心脏调搏术、记录心室晚电位等。护士应了解这些检查具有无创性、安全可靠、易操作、有实用性。向患者解释其作用目的和注意事项,鼓励患者消除顾虑配合检查。

(3)特殊治疗的护理配合:电复律为利用适当强度的高压直流电刺激,使全部心肌纤维瞬间同时除极,消除异位心律,转变为窦性心律,与抗心律失常药物联合应用,效果更为满意。人工心脏起搏器已广泛应用于临床,它能按一定的频率发放脉冲电流刺激心脏,引起心脏兴奋和收缩;安置起搏器后可能发生感染、出血、皮肤压迫坏死等不良反应,护士应熟悉起搏器性能并做好相应护理。介入性导管消融术是使用高频电磁波的射频电流直接作用于病灶区,治疗快速心律失常,不需开胸及全麻;安全有效,可告知患者大致过程、需要配合的事项及疗效,避免患者因精神紧张而影响配合。术前准备除一般基本要求外,需注意检查患者足背动脉搏动情况,以便与术中、术后搏动情况相对照;术中、术后加强心电监护和仔细观察患者有无心慌、气急、恶心、胸痛等症状,及时发现心脏穿孔和心包填塞等严重并发症的早期征象;术后注意预防股动脉穿刺处出血,局部压迫止血 20 min,再以压力绷带包扎,观察 15 min,然后用沙袋压迫12 h,术侧肢体伸直制动,并观察足背动脉和足温情况,利于早期发现栓塞症状并及时作溶栓处理,常规应用抗生素和清洁伤口,预防感染,卧床 24 h 后如无并发症可下地活动。

五、健康教育

(1)积极防治原发疾病,避免各种诱发因素如发热、疼痛、寒冷、饮食不当、睡眠不足等。应用某些药物后产生不良反应及时就医。

(2)适当休息与活动。无器质性心脏病者应积极参加体育锻炼,调整自主神经功能;器质性心脏病者可根据心功能情况适当活动,注意劳逸结合。

(3)教会患者及家属检查脉搏和听心律的方法,每天至少 1 次,每次 1 min 以上。向患者及家属讲解心律失常的常见病因、诱因及防治知识。

(4)指导患者正确选择食谱。饱食、刺激性饮料均可诱发心律失常,应选择低脂、易消化、清淡、富营养、少量多餐饮食。合并心力衰竭及使用利尿剂时应限制钠盐摄入及多进含钾的食物,嘱患者多食纤维素丰富的食物,保持大便通畅,心动过缓患者避免排便时屏气,以免兴奋迷走神经而加重心动过缓,以减轻心脏负荷和防止低钾血症诱发心律失常,保持大便通畅。嘱患者注意劳逸结合、生活规律;保持乐观、稳定的情绪。

(5)让患者认识服药的重要性,按医嘱继续服用抗心律失常药物,不可自行减量或撤换药物,如有不良反应及时就医。

(6)教给患者自测脉搏的方法,以利于自我病情监测;教会家属心肺复苏术以备急用;定期随访,经常复查心电图,及早发现病情变化。

第八节　先天性心脏病

一、概述

先天性心脏病是胎儿时期心脏血管发育异常而导致的畸形,是小儿最常见的心脏病。发病率为活产婴儿的 7‰～8‰,年龄越小,发病率越高。中国每年大约有 15 万新生儿患儿有各种类型的先天性心脏病,其中 60% 于 1 岁内死亡。

心血管畸形的发生主要由遗传和环境因素及其相互作用所致。有单基因和染色体异常所致的各类先天性心脏病占总数 15％左右。

患 21-三体综合征,40％合并有心血管畸形且以房间隔缺损最为多见,13、15 和 18-三体综合征大多合并室间隔缺损、房间隔缺损和动脉导管未闭等畸形。在动脉单干、肺动脉瓣狭窄和法洛四联征等多种畸形中 80％存在第 22 对染色体长臂 11 带区缺失。但多数先天性心脏病目前仍认为由多基因和环境因素共同作用所致。

(一)房间隔缺损

房间隔缺损是指左右心房之间的间隔发育不全遗留缺损造成血流可相通的先天性畸形。是小儿先天性心脏病中最常见的一种病变。

1.流行病学

占先天性心脏病发病总数的 10％左右,多发生于女性,与男性发病率之比为 2∶1。

2.临床表现

根据缺损大小而定,缺损小者可无症状。

3.治疗

内科药物治疗,强心、利尿、抗感染扩血管及对症治疗,导管介入封堵术,外科手术结扎。

4.预后

自然关闭:小型房间隔缺损(直径＜3 mm 甚至 3～8 mm),1 岁前有可能自然关闭。缺损较大时,分流量占循环血量的 30％以上,不经治疗活至成年人时,有可能出现肺动脉高压,一旦出现艾森门格综合征即为手术和介入治疗的禁忌证。

5.专科评估与观察要点

(1)活动后心悸、气短、疲劳和影响生长发育,但部分儿童可无明显症状。

(2)反复呼吸道感染,患肺炎或心力衰竭时,出现暂时性青紫。

(3)典型心脏体征:第一心音正常或分裂;胸骨左缘 2、3 肋间产生收缩中期Ⅱ～Ⅲ级喷射性杂音;肺动脉第二心音固定分裂。

(二)室间隔缺损

室间隔缺损是最常见的先天性心脏病,指胚胎时期室间隔发育不全,形成左右心室异常交通,致使血流产生左向右分流。

1.流行病学

占先心病总数的 25％～40％,单独存在约占 25％,也可与其他心脏病畸形同时存在。缺损小者可无症状,仅在体检时发现胸骨左缘 2～3 肋间有收缩期杂音。

2.临床表现

缺损若≤0.5 cm 则分流量较小,多无临床症状,缺损较大者,症状出现早且明显。

3.治疗

内科治疗,导管介入性封堵术,外科治疗。

4.预后

30％～60％膜部室缺和肌部室缺可自行关闭,多在 5 岁以前,小型缺损关闭率高。中、重型缺损者,婴儿期可反复呼吸道感染,形成重度肺动脉高压,逆向分流则形成艾森门格综合征而危及生命。

5.专科评估与观察要点

(1)小型缺损:缺损直径≤0.5 cm时,生长发育基本正常,胸骨左缘第3~4肋间响亮粗糙的全收缩期杂音,肺动脉第二心音稍增强。较大时分流也大,导致体循环不足影响生长发育。表现为体型瘦长、面色苍白、乏力、多汗。

(2)中型缺损:缺损直径为0.5~1.0 cm,生长发育缓慢,可见乏力、气短、多汗,胸骨左缘第3~4肋间可闻3~4级粗糙的全收缩期杂音,肺动脉第二心音稍增强。

(3)重型缺损:缺损直径>1.0 cm,生长发育迟缓,喂养困难,可见呼吸急促,常出现心力衰竭,胸骨左缘第3~4肋间可闻及5~6级全收缩期反流性杂音,伴有收缩期震颤、肺动脉高压、肺动脉第二音亢进。

(三)动脉导管未闭

动脉导管未闭是指出生后动脉导管持续开放,血流从主动脉经导管分流至肺动脉,进入左心,并产生病理生理改变。

1.流行病学

占先天性心脏病发病总数的9%~12%,女比男多,男女之比为1:3。

2.临床表现

临床症状的轻重,取决于导管管径粗细和分流量的大小,分流量小者常无症状。

3.治疗

药物治疗,导管介入封堵术,外科手术结扎。

4.预后

动脉导管的介入治疗和手术治疗效果良好,手术死亡率<1%。

5.专科评估与观察要点

(1)分流量小者,常无症状,分流量大者,可出现生长发育迟滞,晚期出现肺动脉高压可有发绀和差异性发绀,甚至发展为艾森门格综合征。

(2)常见并发症:感染性动脉炎、心内膜炎、充血性心力衰竭等。

(3)典型心脏体征:心尖冲动增强并向左下移心浊音界向左下扩大。胸骨左缘第2肋间偏外侧有响亮的连续的杂音。周围血管征可见水冲脉、指甲床毛细血管搏动等。

(四)法洛四联征

1988年法国医生 EtienneFallot 详细描述了本病的病理特点和临床表现,因而得此名。它由四个畸形组成:①室间隔缺损。②右心室流出道梗阻。③主动脉骑跨。④右心室肥厚。

1.流行病学

发病率占各类先天性心脏病的10%。

2.临床表现

青紫、蹲踞、缺氧发作等。

3.治疗

缺氧发作时取膝胸卧位,吸氧、给予吗啡、普萘洛尔,纠正酸中毒等,摄入足够水分,手术治疗。

4.预后

手术未经治疗者,平均存活年龄 15 岁。实施根治术预后较好。手术长期随访,远期生存率 80％左右。患儿心功能达 Ⅰ～Ⅱ级,能从事正常活动。

5.专科评估与观察要点

(1)主要临床表现:皮肤青紫,常见症状为蹲踞现象,杵状指,阵发性缺氧发作,体格发育迟滞。常见并发症为脑血栓、脑脓肿及亚急性细菌性心内膜炎。

(2)典型心脏体征:胸骨左缘第 2、3 肋间有收缩期吹风样喷射性杂音,可伴有震颤。肺动脉第二心音减弱。

二、护理问题

(1)活动无耐力:与体循环血量减少或血氧饱和度下降有关。

(2)生长发育迟缓:与体循环血量减少或血氧下降影响生长发育有关。

(3)有感染的危险:与肺血增多及心内缺损易致心内膜损伤有关。

(4)潜在并发症:心力衰竭、感染性心内膜炎、脑血栓。

(5)焦虑:与疾病的威胁和对手术担忧有关。

三、护理措施

(一)建立合理的生活制度

安排好患儿作息时间,保证睡眠、休息,根据病情安排适当活动量,减少心脏负担。集中护理,避免引起情绪激动和大哭大闹。病情严重的患儿应卧床休息,保持大便通畅。

(二)提供充足营养

注意营养搭配,供给充足能量、蛋白质和维生素,保证营养需要,以增强体质,提高对手术的耐受。对喂养困难的小儿要耐心喂养,可少量多餐,避免呛咳和呼吸困难。心功能不全时有水钠潴留者,应根据病情,采用无盐饮食或低盐饮食。

(三)预防感染

注意体温变化,按气温改变及时加减衣服,避免受凉引起呼吸系统感染。注意保护性隔离,以免交叉感染。做各种口腔小手术时应给予抗生素预防感染,防止感染性心内膜炎发生,一旦发生感染应积极治疗。

(四)注意观察病情,防止并发症发生

(1)注意观察、防止法洛四联征患儿因活动、哭闹、便秘引起缺氧发作,一旦发生应将小儿置于膝胸卧位,此体位可增加体循环阻力,使右向左分流减少,同时给予吸氧,并与医生合作给予吗啡及普萘洛尔抢救治疗。

(2)法洛四联征患儿血液黏稠度高,发热、出汗、吐泻时,体液量减少,加重血液浓缩易形成血栓,因此要注意供给充足液体,必要时可静脉输液。

(3)观察有无心率增快、呼吸困难、端坐呼吸、吐泡沫样痰、浮肿、肝大等心力衰竭的表现,如出现上述表现,立即置患儿于半卧位,给予吸氧,及时与医生取得联系。并按心衰护理。

四、健康指导

(1)教会家长先天性心脏病的日常护理,建立合理的生活制度,合理用药,预防感染和其他

并发症。定期复查,调整心功能到最好状态,使患儿能安全到达手术年龄,安度手术关。

(2)开展科普知识的宣传和教育对适龄人群进行重点监测,充分发挥医务人员和孕妇及其家属的作用。戒除不良生活习惯包括孕妇本人及其配偶,如嗜烟、酗酒等。孕前积极治疗影响胎儿发育的疾病如糖尿病、红斑狼疮、贫血等。

(3)积极做好产前检查工作,预防感冒,应尽量避免使用已经证实有致畸胎作用的药物,避免接触有毒有害物质。

(4)对高龄产妇有先心病家族史夫妇一方有严重疾病或缺陷者,应重点监测。

五、护理结局评价

(1)患儿适当限制活动,满足基本生活需求。

(2)能否获得充足的营养,满足生长发育的需要。

(3)患儿无并发症发生,或发生并发症能及时发现和处理。

(4)患儿或家长是否了解本病的有关知识,是否积极配合治疗和护理。

第九节　营养性贫血

一、缺铁性贫血

缺铁性贫血是由于体内铁缺乏导致血红蛋白减少引起的一种小细胞低色素性贫血。

(一)疾病相关知识

1.流行病学

遍及全球,发病年龄以 6 个月至 2 岁小儿多见,是我国重点防治的常见病之一。

2.临床表现

起病缓慢,面色苍白、消瘦、出现精神神经症状、易疲乏、易激惹、异食癖。

3.治疗

去除病因,纠正不合理饮食习惯,铁剂治疗。

4.预后

早期发现,对症治疗预后较好。

(二)专科评估与观察要点

(1)皮肤、黏膜:逐渐苍白,以唇、口腔黏膜及甲床最明显,皮肤干燥,毛发枯黄,反甲。

(2)营养状况:早期体重不增或增长缓慢。

(3)精神神经症状:烦躁不安或萎靡不振,易疲乏,注意力不集中,理解力下降,学习成绩下降智能较同龄儿低。

(4)消化系统:食欲减退,少数患儿有异食癖,可出现呕吐、腹泻、口腔炎、舌炎,重者可出现萎缩性胃炎或吸收不良综合征。

(5)心血管系统:心率增快,心脏扩大,严重时可出现心力衰竭。

(6)年长儿可有头晕、耳鸣、眼前发黑等症状。

(7)髓外造血:肝、脾、淋巴结肿大。

(8)其他:行为及智力改变,易出现感染。

(三)护理问题

1.活动无耐力

与贫血致组织缺氧有关。

2.营养失调

低于机体的需要量与铁剂的供应不足,吸收不良,丢失过多或消耗增加有关。

3.知识缺乏

与缺乏营养及护理知识有关。

4.潜在并发症

充血性心力衰竭与心肌缺氧有关。

5.潜在不合作

与所给药物及饮食方案有关。

(四)护理措施

(1)注意休息,适量活动:评估活动耐力情况,制定规律的作息时间,活动强度,持续时间,避免剧烈运动,生活规律,睡眠充足。

(2)饮食指导:讲解发病病因,纠正不良饮食习惯,指导饮食制作和合理科学的饮食搭配。鲜牛奶必须煮沸后喂养小儿,提倡母乳喂养,按时添加辅食和含铁丰富的食物。早产儿、低体重儿应在 2 个月时开始补充铁剂。维生素 C、氨基酸、果糖、脂肪酸可促进铁剂吸收,茶、牛奶、咖啡抑制铁的吸收,避免同服。

(3)指导正确应用铁剂、观察疗效与不良反应,观察血红蛋白及网织红细胞上升情况。口服铁剂从小剂量开始,在两餐之间服用,避免引起胃肠道的不适。服药期间大便变黑为正常现象,停药后恢复正常。为避免牙齿变黑,服用铁剂时应用吸管。网织红细胞 2～3 d 上升,1～2 周后血红蛋白上升。治疗3～4 周无效时,积极查找原因。

(4)防治感染:观察早期感染征象,注意无菌操作,实施保护性隔离。

(5)心理护理:给予家长心理疏导,关心患儿,学习成绩下降者减少其自卑心理。

(五)健康指导

(1)讲解本病的发病原因,护理要点。

(2)合理喂养,提倡母乳喂养,培养良好的饮食习惯。

(3)讲解服用铁剂的方法、注意事项,观察疗效。

(4)治疗原发病,预防感染。

(六)护理结局评价

(1)患儿活泼健康。

(2)家长能为患儿提供生长发育所需的含铁及营养丰富的食物。

（3）家长能够叙述病因及掌握护理知识。

（4）患儿血清铁 3 个月内达正常值。

二、营养性巨幼红细胞性贫血

营养性巨幼红细胞性贫血是由于维生素 B_{12} 或（和）叶酸缺乏所致的一种大细胞性贫血。

（一）疾病相关知识

1.流行病学

单纯乳类喂养而未及时添加辅食,年长儿偏食、挑食者多见,年龄以 6 个月至 2 岁小儿多见。

2.临床表现

起病缓慢,面色苍白,皮肤蜡黄,毛发稀黄,虚胖,反应迟钝,智力及动作落后或倒退,震颤,共济失调。

3.治疗

去除诱因,加强营养,防治感染,维生素 B_{12} 治疗。

4.预后

精神症状发生时间短的治疗效果恢复快,精神症状出现 6 个月开始治疗的恢复较困难,治疗 6 个月至 1 年无症状改善者,会留有永久性损伤。

（二）专科评估与观察要点

1.皮肤、黏膜

皮肤呈蜡黄色,睑结膜、口唇、甲床苍白,毛发稀黄,颜面轻度水肿或蜡黄色。

2.贫血、出血表现

乏力,轻度黄疸,常有肝脾肿大。严重者有皮肤出血点或瘀斑。

3.精神神经症状

烦躁不安,表情呆滞,嗜睡,肢体或全身震颤,智力及运动发育落后甚至出现倒退现象。

4.消化系统

常有厌食,可出现呕吐、腹泻、口腔溃疡、舌炎等消化道症状。

5.其他

易出现感染,重症者可有心脏扩大或出现心力衰竭。

（三）护理问题

1.活动无耐力

与贫血致组织缺氧有关。

2.营养失调

低于机体的需要量与各种原因致需要量增加有关。

3.生长发育改变

与营养不足、贫血、维生素 B_{12}、叶酸缺乏致生长发育落后或倒退有关。

4.有感染的危险

与机体免疫力下降有关。

(四)护理措施

(1)注意休息,适量活动:根据患儿的活动耐力情况安排日常活动,一般不需卧床休息,严重贫血时适当限制活动,注意劳逸结合。震颤、烦躁、抽搐者遵医嘱给予镇静剂。心力衰竭时卧床休息。

(2)指导喂养,加强营养:母乳喂养儿及时添加辅食,合理搭配食物,改善乳母营养,养成良好的饮食习惯,维生素 C 可促进叶酸的吸收,提高疗效。年长儿做到不偏食、不挑食。推荐食物种类为肉类、动物肝、肾及蛋类含有丰富的维生素 B_{12},绿色新鲜蔬菜、水果、酵母、动物肝脏、谷类食物含有充足的叶酸。

(3)生长发育的监测:评估患儿的发育状况及智力水平,对于落后者尽早训练和教育。

(4)药物疗效观察 2～4 d 症状好转,网织红细胞 1 周增高,贫血症状好转。

(5)预防感染(同缺铁性贫血)。

(五)健康指导

(1)讲解本病的发病原因,预防发病的基本卫生知识。

(2)提供喂养知识,提高母乳喂养水平。

(3)培养良好的饮食习惯,纠正偏食、挑食。

(4)去除病因,积极治疗,合理用药,预防感染。

(六)护理结局评价

(1)患儿运动发育正常,智能不受损伤。

(2)家长掌握喂养的基本知识和预防措施。

(3)红细胞和血红蛋白正常。

(4)无感染发生。

第十节　小儿脑积水

儿童脑脊液产生过程和形成量与成人相同,平均每小时 20 mL,儿童脑积水多为先天性和炎症所致,国外资料报告,先天性脑积水的发病率在 4/10 万～10/10 万,是最常见的先天神经系统畸形疾病之一,所有先天性脑积水几乎都是由于脑脊液通路阻塞所致,尤其是中脑导水管和第四脑室出口部位的阻塞,因脑脊液的产生增加和吸收减少而常伴有颅内压增高。先天性脑积水还可伴有其他神经系统畸形,以脊柱裂多见,在有家族性脑积水的儿童中,男女之间均同样高的发病率。

一、护理评估

(一)病因分析

宫内病毒、弓形虫、螺旋体及细菌感染,引起先天异常如中脑导水管闭塞、脑池发育不良、室间孔闭锁等;蛛网膜研究证明,胎儿宫内脑积水的病因有异质性,约 75% 的宫内脑积水的胎儿出生后死亡,只有7.5％的宫内脑积水的胎儿出生后可正常生长发育。如是先天性导水管狭窄畸形:除发育畸形外,先天性病毒感染也有影响;先天性第四脑室形成大囊,枕部突出及小脑畸形称之为 Dandy-Walker;Galen 大静脉畸形,压迫导水管引起脑积水;Arnold-Chiari 综合征:小脑扁桃体下蚓部疝入椎管内,脑桥和延髓扭曲延长,并且部分延髓向椎管内移位;在先天性脑积水中,有些发生在儿童期或以后出现导水管狭窄性脑积水多为散发性,病因不清。散发性导水管狭窄也可在儿童期或青春期出现进行性脑积水。

(二)临床观察

儿童脑积水的临床表现是根据患者的发病年龄而变化的。婴幼儿期以头围不正常的速度增长,颅缝裂开,前囟饱满,头皮变薄,头皮静脉清晰可见并有怒张,用强光照射时有头颅透光现象,叩诊头顶呈实性鼓音。病儿易激惹,表情淡漠,饮食差,出现持续高调短促的哭泣。头颅与面不相称,头大而面小,双眼球呈下视状态,亦称“落日征”,2 周岁以内儿童出现弱视。儿童期由于骨缝闭合,脑积水与婴幼儿不同,主要表现为颅压高症状,双侧颈部疼痛,恶心、呕吐。部分有暂时或持久性视力降低及智力发育障碍,精神运动发育迟缓,轻度痉挛及瘫痪。

(三)辅助检查

颅透光试验阳性,颅脑超声或 CT 观察脑室大小。

(四)治疗

1.药物治疗

只适用于轻度脑积水,一般用于分流术前暂时控制脑积水的发展。

2.脑室分流术

儿童脑积水目前主要以手术治疗为主,临床通常首选脑室－腹腔分流术。另外不能行腹腔分流的患者可采用脑室－心房分流;脊髓－蛛网膜下隙－脑室分流术只适用于交通性脑积水。

3.非分流手术

切除侧脑室脉络丛和第三脑室造瘘,效果不好,很少用。

二、常见护理问题

(一)颅压增高

在婴幼儿期颅压增高主要表现为骨缝裂开、前囟饱满、严重者头皮变薄和头皮静脉清晰可见,并有怒张;儿童期由于骨缝闭合,颅压高症状同颅内占位。

(二)神经系统发育障碍

脑积水严重者可引起神经系统功能损害,如:智力低下、语言障碍和发育异常。

(三)营养低于机体需要量

脑积水引起颅内压增高后,食欲缺乏、恶心、呕吐。

(四)自理能力缺陷

与年龄和疾病有关。

(五)家庭应对能力改变

与脑积水可能威胁生命,信息不足难以照顾会使家属产生罪恶感。

三、护理目标

(1)发现颅压高的症状及时抢救。

(2)提供合理营养膳食。

(3)保证患者生活需要得到满足。

(4)让家长了解脑积水对儿童生长发育的损害,提高应对能力。

四、护理措施

(一)观察疾病进展情况

(1)定时测量和记录头围(枕额径:沿眉毛上方、耳朵顶端到枕骨隆凸处)。

(2)观察及记录前囟门的大小及膨胀程度。

(3)观察颅压增高的症状(有无、恶心、呕吐、前囟门张力、意识、瞳孔和生命体征改变)。

(4)外观改变:头大小、额是否突出、落日眼、角弓反张姿势。

(二)及时处理颅压增高情况

(1)通知医师,备好抢救物品。

(2)抬高头部30°。

(3)保持呼吸道通畅,防止误吸、窒息。头偏向一侧。

(4)开放静脉,按医嘱给药,控制输液速度。

(5)给予心电监护,监测生命体征、瞳孔变化。

(6)保持病室安静,减少环境对患儿的不良刺激。

(三)给予适当营养

(1)少量多餐喂患儿,喂食前后减少活动,减少呕吐,若频繁呕吐应配合医师监测体液不足及电解质变化。

(2)抱着患儿成半坐位姿势,如患儿头很重,护士手臂应放在椅子把手上以支托头部,卧位时应抬高床头侧卧或头偏向一侧。

(3)喂食后抬高床头,防止呕吐后发生吸入性肺炎,给予充裕时间排气。

(4)记录出入量。

(四)保持皮肤完整性及功能位

(1)患儿置于柔软平整的床上,有条件可用气垫床。

(2)保持头皮和全身皮肤清洁干燥。

(3)定时翻身、翻身时注意头部与身体轴向旋转,保持良肢位。

(4)眼睑闭合不良的患儿,要保持眼睛潮湿,预防角膜溃疡及感染。

(五)给予患儿父母情感支持,促进应对能力

(1)提供正确的知识和相关解释。

(2)纠正错误观念减轻家属的焦虑与自责。

(3)评估若发现有严重的适应不良,由专业医师给予解答咨询与辅导。

(六)术后护理

(1)保持伤口完整性,防止患儿用手抓伤口,枕上应垫无菌巾,配合医师换药。患儿哭闹、

护理人员或家长要耐心护理,禁止使用镇静剂。

(2)术后有饮食差、加之呕吐频繁的患儿要及时补充各种营养,防止水电解质紊乱。

(3)观察患儿头部、腹部伤口有无渗出、感染。记录引流量、颜色和尿量尿色及尿比重。观察患儿腹部有无不耐管体征,如:腹痛、腹泻、呕吐等。观察感染指正:体温变化、伤口脓性分泌物、分流管路周围红肿及压痛、血象变化。

(4)观察有无颅内压增高症状:如情绪激动、囟门膨胀、嗜睡、呕吐和血压变化等。

(5)患儿应卧于健侧,避免头部伤口骨骼及硬脑膜受压,耳部应放棉垫保护。

(6)脑脊液分流术后,应观察记录囟门膨出或紧绷的情况,作为调整患儿姿势的依据。

(7)促进患儿形成正向的身体心像,较大患儿很在意术前剃发,术后头皮下导管,护士应与患儿沟通,让他们表达自己的害怕和担忧,建立自尊,鼓起面对现实的勇气。

第七章　手术室麻醉护理

第一节　麻醉护理工作制度

制度是要求大家共同遵守的办事规程或行动准则,是一系列的规范体系。要求所有护士共同遵守的、按一定程序办事的规程。

一、计费制度

(1)严格执行本省医疗服务项目价格标准。

(2)计费人员培训合格后上岗。

(3)在计费中不准出现重复计费、套用项目等乱收费现象。

(4)合理收费,实事求是。

(5)代码与项目要相符。

(6)计费单书写清晰明白。

(7)计费员每天如实电脑录入费用,双人互相交叉核查当日麻醉费用,杜绝错记、漏记,发现问题及时修改,如有错误及时更正。

(8)处方划价、计费员计费确认之前,再次检查患者姓名及住院号。

(9)统计当月各项收入,报护士长及财务处。

二、交接班制度

交接班制度包括手术间、恢复室、总务班、夜班交班柜、节假日值班的交班。

(一)手术间麻醉单元交接每月底交接

(1)麻醉车、输液泵、简易呼吸器、监护仪、麻醉机及仪器配线齐全、整洁。

(2)负责手术间实行月轮转制,分管护士每天填充麻醉车内物品、药品,同时逐一检点其有效期。

(3)保持麻醉车的整洁、有序,各类物品按标签放置,不可乱放,无菌物品和非无菌物品分开放置。

(4)月初与接班护士交接,如接班护士发现有不符合要求时可拒接,令交班人改正,否则与考核挂钩。

(二)总务班交接

药品为专人管理,交接时查对麻醉药品和精神药品基数、空安瓿数量,以杜绝药品丢失,交接包括日常药品柜和夜班交班柜在内所有药品、物品的数量,有效期的交接。

(三)交班柜药品、物品交接

护士与夜班医生按柜内基数交接,双方签字。次日晨夜班医生与总务护士交接,双方签字。

（四）节假日值班护士

清点交班柜，填充交班柜内物品数量，下班前与值班医生交接，双方签字。

三、药品管理制度

在护士长的领导下，具有护士执照的护士按照相关规定实施双人管理药品。

（一）贵重药品

（1）发药前清点贵重药品数量，麻醉医师凭领药条领取贵重药品，护士根据处方核对药品数量，确保剩余药品如数交回。

（2）逐台手术核对医生所开处方中药品的数量，如有错误及时修改。

（3）从药房领回的贵重药品清点数量，检查有效期，按有效期先后顺序放入药柜内。

（二）普通药品

（1）麻醉车内有普通药品基数，按基数每天补充。

（2）督促医师及时开具所用普通药品的处方。

（3）领回的普通药品清点数量，检查有效期，按有效期先后顺序放入药柜内。

（三）麻醉药品和第一类精神药品

双人双锁、基数固定、专柜（保险柜）保存、专用账册、专用处方、专用登记本。

（1）麻醉、精神药品（下简称麻、精药品）按照相关管理条例管理，领回的麻、精药品核对数量后登记入账。

（2）麻、精药品杜绝丢失、短缺，按处方和批号回收安瓿并妥善保管。

（3）如遇安瓿丢失，应及时寻找，确认丢失时麻醉科护士与麻醉医生当面核对并登记丢失安瓿的名称、数量、地点、日期、时间、安瓿批号，双方签字确认，并上报科主任及药房。

（4）下班前清点麻、精药品总基数，并登记签字。

（5）做好麻、精剩余药品使用和废弃量登记，医护双方签字。

（6）麻、精药品保险柜内保存，一人保管钥匙，一人管理密码，两人同时在场打开保险柜。

（7）发药前清点麻、精药品数量，麻醉医师凭领药条领取麻精药品，护士根据处方核销药品数量，剩余药品和空安瓿如数收回。第二类精神类药品管理同麻精药品，不要求回收安瓿。

（8）每天统计核对麻、精药品基数，空安瓿数量与处方药品数量相对应。

（9）将处方和相应数量的空安瓿交药房，双方确认签字，按处方领药。

（10）专用账册登记麻、精药品出入数量，按有效期先后顺序放入保险柜内。

（11）专用处方：麻醉药品用"麻醉"处方，第一类精神药品开"精一"处方，第二类精神药品开"精二"处方。

（12）专用登记本登记：患者重要信息，使用药品剂量、剩余剂量和处理方式，医护双方签字。要求可以根据登记追溯到患者、医生、护士本人。

（四）高危药品

高危药品是指药理作用显著且迅速、易危害人体的药品。包括高浓度电解质制剂、肌肉松弛剂及细胞毒化药品等。

(1)高危药品单独专柜存放,不可与其他药品混放,并贴有"高危药品"标志。

(2)手术间高危药品有基数,并贴有高危药品标志,用后及时补充。

(3)领回的高危药品清点数量,检查有效期,按有效期先后顺序放入柜内。

(4)肌松剂、酚妥拉明和巴曲酶粉剂等专用冰箱保存,每天进行温湿度监测,如停电导致冰箱断电,应将冰块置于冰箱最底层,保持冰箱内温度。

(五)夜班交班柜内药品管理

(1)夜班交班柜内药品供夜班医师麻醉使用,基数固定,护士与医师当面清点,双人签字。夜班所用麻、精药品要登记,签名。

(2)柜内药品标志清楚,便于取放,定期检查药品有效期。

(3)清点核对处方与药品数量,如有丢失,立即追回。

(4)夜班预留的麻、精药品存放于夜班专用保险柜内,需要冷藏保存的药品存放于夜班专用冰箱内。

(六)私自外借

麻醉药品属违法行为,特殊情况下需有科主任批示,违者上报护理部,按照相关规定处罚。

四、无菌室工作制度

(1)在科主任、护士长领导下工作。

(2)存放一次性用物,灭菌后无菌物品。

(3)做好出入库物品登记,建立台账,高值耗材单独存放,专账管理。

(4)一次性麻醉耗材的贮存:领回物品检查外包装、有效期,登记入库,按日期先后顺序、无菌程度要求自上而下顺序置于柜内,如接触血液的用物如三通,穿刺针等物品放置最高层,接触口腔的用物如气管导管、牙垫等放置位置靠下。要求离地 20cm,离墙 5cm,离天花板 50cm。

(5)每月统计一次性耗材使用情况,做出入库小结。

(6)双人管理,月底清点数量向设备处上报进货计划。

(7)根据麻醉需要准备特殊麻醉用物。

(8)保持无菌室的卫生清洁。

五、药品室工作制度

(1)在科主任、护士长领导下工作。

(2)早交班后发放贵重药品,记录,麻醉结束后清点核对。

(3)清点、补充夜班交班柜内药品,如有短缺及时追回。

(4)统计处方数量、领药,药品按有效日期先后顺序放置,避免过期。

(5)每月清点一次药品数量并汇报,每月检查药品有效期时间。

(6)麻醉药品(指具有中枢抑制作用,使用后能产生欣快感,连续使用极易成瘾的药物)的管理:实行专人、专账、专用处方、专用登记本,专柜加锁,做到逐方统计,逐日消耗。一次处方限量,严格掌握麻醉药品的处方权限,除权限规定的医生外,任何人不得擅自麻醉药品处方。交班柜内特别交接麻醉药品,医师护士双方签字。

(7)按照特殊麻醉要求准备相应的麻醉药品(附部分和特殊麻醉用药目录)。

嗜铬细胞瘤切除术麻醉:准备血管活性药物(酚妥拉明、多巴胺、硝普钠、去甲肾上腺素等)、抗心律失常等药物。

经鼻腔气管插管:1%丁卡因作鼻腔喷雾表面麻醉,1%麻黄碱滴鼻收缩黏膜毛细血管。

清醒气管插管:1%丁卡因或2%利多卡因环甲膜穿刺,做气管内表面麻醉。

控制性降压:需准备硝普钠、硝酸甘油或吸入麻醉药等。

(8)为不同麻醉方式做好药品的准备(附部分麻醉方式药品准备)

全身麻醉。①静脉麻醉药:丙泊酚、依托咪酯、氯胺酮、羟基丁酸钠、巴比妥类药物。②肌肉松弛药:非去极化肌松药,如维库溴铵、阿曲库铵、泮库溴铵、罗库溴铵等;去极化肌松药:氯化琥珀胆碱。③镇静镇痛药:苯二氮䓬类(咪达唑仑、地西泮)、阿片类药物(哌替啶、芬太尼、瑞芬太尼、阿芬太尼、舒芬太尼等)。④抗胆碱能药物:长托宁、东莨菪碱、阿托品。⑤吸入麻醉药:七氟醚、异氟烷、恩氟醚、地氟醚等。⑥代血浆:聚明胶肽、羟乙基淀粉等。

椎管内麻醉药物。①硬膜外阻滞药物:2%利多卡因、丁卡因、碳酸利多卡因、罗哌卡因、肾上腺素、阿托品、麻黄碱等。②蛛网膜下隙阻滞药物:普鲁卡因、2%利多卡因、丁卡因、丁哌卡因、10%葡萄糖、芬太尼、肾上腺素、阿托品、麻黄碱等。

神经阻滞药物:2%利多卡因、丁卡因、罗哌卡因、肾上腺素、阿托品、麻黄碱等。

六、值班制度

周末不安排择期手术,值班医生负责急诊手术麻醉和急救的任务,护士可轮流值班。负责周末的药品、一次性耗材的管理,值班药柜内物品药品的补充,计费及处理处方等工作,建立节假日值班制度,工作时间可根据本科室工作特点具体制定。

(1)工作时间8~12时。

(2)周末由所有护士轮转值班。

(3)早8时与夜班医师当面核对交班柜内物品、药品,确认后签字,补充药品和物品。

(4)处方划价记账、计费。

(5)检查急救箱内物品,喉镜的亮度,及时更换消毒,如有短缺及时追回。

(6)巡视每个手术间,整理麻醉单元,检查气源、电源,麻醉车上锁。

(7)配合急诊麻醉,配制镇痛泵。

(8)下班前与值班医师当面交接并签字。

(9)3 d以上小长假原则上最后1 d由总务护士值班,以便与第2 d正常工作衔接。

(10)收回使用后的镇痛泵主机并进行消毒处理。

(11)检点冰箱温湿度和高危药品基数,并登记签名。

(12)清点麻醉、精神药品基数,喉镜总数。

七、休假、请假制度

(1)执行国家事业单位职工带薪休假制度,职工累计工作已满1年不满10年的,年休假5 d;已满10年不满20年的,年休假10 d;已满20年的,年休假15 d。原则上不跨年,干休假可由本人提出申请,提前报护士长,在工作允许情况下安排休假,补休原则上不累加,护士长根据情况安排补休。

(2)病假需开具诊断建议书,三天内报护士长批准,三天以上报护理部,填写"护士请假表"。

(3)产假护士产后 98 d 时需开具节育证明可延休至 2 个月。

(4)婚假晚婚假 1 个月,人流假 2 周,丧假和探亲假按事假对待。

(5)除特殊情况外,不得电话请假。

(6)提前一天向护士长提出申请,护士长根据工作情况具体安排。

(7)上班期间外出必须告知护士长,外出时间不得超过 30 min。

八、通讯员管理制度

(1)热爱宣传工作,积极参加宣传科室组织的活动。

(2)宣传麻醉科护理人员好人好事,最新动态。

(3)定期组织向院刊、护理刊物投稿。

(4)加强政治学习,提高思想素质。

(5)积极参加通讯员业务学习和学术会议。

(6)随时报道麻醉科开展的新技术、新业务。

九、抢救车管理制度

抢救车备用于患者发生紧急情况危及生命时,故抢救车的管理十分重要,要求急救物品配置全面,物品药品合理分布,定点放置,外贴药品分布图,各抽屉外贴明显的物品标签,以便寻找。及时补充所用物品药品,专人管理,有物品药品使用登记本和定期检查记录本。

(1)在护士长的指导下,抢救车由双人管理。

(2)严格执行"六固定"。即定专区放置、定专人负责、定车内药品物品数量和种类、定期清洁消毒灭菌、定期检查维修。

(3)车内药品数量、物品功能务必随时处于急救备用状态;非抢救时不得随意取用抢救车内的物品和药品。

(4)实行封条管理,使用单封条,封条内容填写完整,包括封存日期、有效期、双人签字。封条一次性使用,不允许重复使用。

(5)抢救车要放在明显易取,靠近手术间的位置。

(6)车内药品、液体:分开放置,并注明药品的名称、剂量、有效期,高危药品要有明显标志。

(7)车内物品:分层放置,包括输液用物、气管插管用物、吸氧用物、电源插座、约束带、手电筒等。

(8)抢救车旁挂定期检查登记本(注明最先失效物品名称和失效日期)、药品物品基数一览表、剪刀、医疗废物容器桶。

(9)封条到期由专人清点,检查,如有到期或短缺及时补充,并再次贴封条。

(10)护士长定期培训护士的抢救配合能力,确保每个人都能熟练使用抢救车。

十、耗材管理制度

(1)耗材管理工作由专人负责,并在科主任及护士长的双重领导下开展工作。

(2)耗材计划实行周报或月报制,每月末制订下个月的耗材预定计划,与设备科相互协调,保证日常工作中的耗材供应。

(3)接收耗材时查看耗材包装是否严密,灭菌有效期,进口耗材是否有对应的中文标志,按照制订的计划清点数量。

(4)耗材入库前,去除外包装至最小包装,按照感染管理办法放至相应的位置。

(5)每天根据领药单发放耗材,并有出入库登记本。

(6)定期清点库房,核查出入库的数量及记录。

(7)建立专柜保存近三个月失效的物品。

十一、查对制度

(1)患者入手术室后,首先与手术室护士、外科医生共同查看腕带和病历,核对患者姓名、住院号、诊断、手术间号,手术部位标志等信息。

(2)麻醉药物按照三查七对的原则进行准备,双人共同进行,互相查对。

三查:操作前、操作中、操作后。

七对:床号、姓名、药名、浓度、剂量、时间、用法。

(3)麻醉诱导、维持期间用药,因麻醉科用药特殊性,目前仍按照口头医嘱执行办法实施,医生下达口头医嘱,护士复述一遍,确认无误后,方可实施并记录,并随时报告用药情况。

(4)诱导期间所有药品抽药后,保留安瓿,以便术毕查对。

(5)术中失血过多时,遵照医嘱取血,输血前与手术室护士共同进行输血查对,即三查八对:

三查:血的质量,血的有效期,输血设备;

八对:姓名、床号、住院号、血型、交叉配血试验结果、采血时间、储血号、血的类型及剂量。

(6)配制术后镇痛泵根据麻醉医生的书面医嘱,按照具体配方配制后签全名,连接镇痛泵之前再次核对患者姓名、住院号,并予以计费。

(7)麻醉恢复室交接患者时,与手术室护士当面交接并查对患者身份,携带物品、管道、术口情况,情况属实后签全名。

(8)根据领药单核查患者使用的药物,如有漏开处方的药品及时通知麻醉医生补开处方。

(9)双人互相核查计费单,确保计费正确。

第二节　围麻醉期的护理

一、麻醉前访视

为使患者及家属更全面地了解麻醉,减轻患者术前焦虑,促进麻醉的顺利实施,减少术后并发症,麻醉科护士应进行术前麻醉护理访视。与麻醉医生的术前访视不同的是,麻醉医生的术前访视注重对患者各系统功能状态、对麻醉的耐受能力进行评估,介绍术中可能发生的麻醉意外并进行麻醉同意书的签字;而麻醉科护士更注重除此之外的健康宣教和指导,帮助患者和家属了解麻醉,关注患者及家属精神心理的变化,从心理和各方面做好充分的麻醉前准备,了解术中的麻醉配合及术后麻醉恢复和镇痛的注意事项等,帮助患者更顺利地度过围麻醉期。

(一)全身麻醉术前访视

1.核查身份

(1)询问患者姓名,做简单的自我介绍。

(2)查看腕带、病历,核对手术信息,说明来意。

2.说明访视目的

(1)让患者了解麻醉相关知识和麻醉配合要点及要求,做好麻醉前准备,以减少术后麻醉并发症。

(2)减轻恐惧、焦虑情绪,增强战胜疾病的信心,以良好的心态接受手术。

(3)增加患者及家属对麻醉的了解。

(4)做好术后镇痛宣教。

3.麻醉介绍

(1)全身麻醉:从呼吸道吸入或静脉注射麻醉药物,出现可逆性意识丧失、痛觉消失的状态。

(2)进入手术室后,工作人员对患者的身份、手术部位、术前用药、禁饮食情况进行再次确认。

(3)身份确定后,患者平躺于手术床上,重症患者由工作人员协助转移至手术床上。麻醉科护士对患者进行持续生命体征监护,连接血压计、脉氧饱和度探头和心电监护导连线。麻醉医生根据监测结果再次判断患者是否可以进行麻醉。手术护士会选择患者一侧肢体进行静脉输液。根据手术的需要留置尿管,告知患者尿管刺激的不适感,以免术后因尿管不适引发躁动,造成伤口裂开及出血。

(4)麻醉医生通过静脉或呼吸面罩进行麻醉,因药物刺激,输液肢体或有短暂的疼痛。

(5)保持放松、深呼吸,麻醉医生会将呼吸面罩放在患者口鼻处,让患者吸氧。

(6)如有不适可与麻醉医生沟通。

(7)逐渐感觉头晕,进入睡眠,即麻醉状态。

(8)麻醉医生经口或鼻部置入气管导管,帮助患者呼吸。

(9)手术结束后,患者会听到呼唤而醒来,并感觉咽部不适,麻醉医生会根据情况,尽早拔除气管导管,患者应听从指令,切不可乱动。

(10)拔除气管导管后,尽量深呼吸,并及时排出口、鼻、咽部的分泌物。

(11)为判断麻醉恢复情况,患者需按照麻醉医生指令活动。

(12)特殊患者为安全起见,需在麻醉之前先置入气管导管,麻醉医生会采取一些预先处理措施,以减轻不适感,患者要积极配合麻醉医生的操作。

(13)鼻腔手术后,鼻孔堵塞,患者需多练习张口呼吸,以减轻术后不适。

4.体格检查

(1)测量基础生命体征,身高、体重。

(2)检查两侧上肢血供情况,保证测量无创血压的一侧肢体血运良好。

(3)合并脑血管疾病的患者,注意观察双侧肢体活动及肌力状况。

(4)全麻患者检查张口度、头颈部活动度、颏甲间距等,判断有无困难气道。

(5)椎管内麻醉患者检查穿刺部位皮肤。

(6)询问四史:现病史、个人史、既往史、过敏史。

(7)判断患者精神、心理状况。

5.术前指导

(1)术前应戒烟2周,至少入院后即戒烟,利于术后呼吸功能恢复。

(2)成人术前禁食6～8 h,禁水4 h,小儿可根据年龄适当缩短时间,并告知患者及家属不服从禁饮食时间的危害。

(3)女性患者术前勿化妆,涂指甲油,以免妨碍术中观察病情。

(4)告知术晨清洁口腔,排空膀胱。

(5)义齿、活动牙齿请取出,如无法取出,一定告知麻醉医生,以免术中跌落。

(6)术前用药:有并发症的患者,进入手术室时随身携带平时服用的药物,如哮喘患者需备特效气雾剂;糖尿病患者备胰岛素;高血压患者术晨服用降压药等。

心血管系统用药患者术日晨遵医嘱服药,仅用一口水(约10mL)服下药物(6:30以前)。

禁食患者术日晨禁服降糖药。

紧张或失眠者可遵医嘱服用安定镇静药。

抗凝药物需遵医嘱执行停药时间。

(7)指导患者练习深呼吸、咳嗽活动,在咳嗽时,保护术口,减轻疼痛。

(8)术前灌肠患者晚间注意防止因频繁如厕导致感冒。

(9)小儿手术患者,访视时与患儿做好沟通,尽量避免麻醉前抵触,减少因哭闹诱发气道痉挛,胃内积气诱发恶心呕吐,避免留下不良刺激的记忆。

(10)嘱患者提供身份证号,以便于术中使用麻醉性镇痛药物。

(11)术后待患者神志清楚,生命体征平稳、无术后并发症,麻醉医生允许后,方可护送返回病房。

(12)术前根据手术大小,可能带来的疼痛程度,麻醉医生会建议患者使用术后镇痛泵减轻伤口疼痛,减少术后并发症,需要家属自愿同意并签字。护士应讲解术后镇痛的优缺点。

(二)椎管内麻醉术前访视

1.麻醉介绍

(1)椎管内麻醉:将局麻药物注入椎管内某一腔隙,可逆性阻断脊神经传导功能或减弱其兴奋性的一种麻醉方法。包括:蛛网膜下隙阻滞(又称腰麻)和硬脊膜外腔阻滞(又称硬膜外麻醉）。

（2）进入手术室后，工作人员再次确认患者身份，协助除去衣物，平躺于手术床上。

（3）麻醉科护士监护患者，测量术前生命体征，手术室护士输液，开通液路，根据医嘱留置尿管。

（4）摆放麻醉体位：患者改平卧为侧卧，背靠手术床一侧边缘。

后背与床的边缘呈垂直状态，禁向后靠，防止坠床。

双下肢尽可能贴近腹部，双臂抱膝，头低。

禁止随意改变体位，如有不适，及时与麻醉医生沟通。

（5）麻醉医生根据手术需要，在患者背部选择穿刺点，并进行定位。

（6）以穿刺点为中心，进行消毒，铺无菌单，消毒液温度低，对皮肤有一定刺激。

（7）消毒区域为无菌区，严禁患者触摸。

（8）为减轻麻醉过程中的疼痛，麻醉医生会注射适量的局麻药，有轻度痛感，请勿闪躲。

（9）麻醉过程中保持全身放松，避免体动或及时告知麻醉医生。

（10）穿刺过程中背部有憋胀感，属于正常感觉，不需要紧张。

（11）穿刺结束后，穿刺点敷无菌贴，恢复体位时，保持背部悬空，避免与床面发生摩擦，防止导管或贴膜脱落。

（12）背部注射局麻药时，会有凉意或臀部有发热感。

（13）配合医生进行麻醉平面的测试，正确区分有感觉与疼痛两种不同的感受，正确表述这种感觉，以便于为医生继续使用麻醉药物提供依据。

（14）麻醉实施后，双下肢会暂时失去知觉，属于正常现象。

（15）平卧后，口鼻面部或头旁侧会有麻醉面罩，供患者吸入氧气。

（16）术中发生恶心或呕吐时，应头偏向一侧，避免误吸，做深呼吸运动。

（17）术中如有眩晕、胸闷、心慌或呼吸困难等不适症状，即刻告知麻醉医生或护士。

2.体格检查

（1）测量基础生命体征，身高、体重。

（2）检查两侧上肢血供情况，保证测无创血压的一侧肢体血运良好。

（3）注意观察双侧肢体感觉、活动及肌力状况。

（4）检查脊椎有无畸形、评估穿刺周围皮肤的完整性，有无感染病灶。

（5）询问四史：现病史、个人史、既往史、过敏史。

（6）判断患者精神、心理状况，确认患者能否配合指令。

3.术前指导

（1）指导患者在病床上练习椎管内麻醉穿刺体位。

（2）术前应戒烟2周，至少入院后即戒烟。

（3）成人术前禁食6～8 h，禁水4 h，小儿可根据年龄适当缩短时间，并告知患者及家属不服从禁饮食时间的危害。

(4)女性患者术前勿化妆,涂指甲油,以免妨碍术中观察病情。

(5)入手术室之前,在保暖的前提下,尽量减少衣物的穿着。

(6)术前需练习床上大小便,以缓解术后床上大小便的不适感。

(7)其他同全身麻醉术前访视。

(三)神经阻滞术前访视

1.麻醉介绍

(1)经阻滞麻醉:将局麻药注射至神经干、神经丛或神经节旁,暂时地阻断该神经的传导功能,使受该神经支配的区域产生麻醉作用。

(2)入手术室后,再次确认患者身份,平躺于手术床上,输液。

(3)监护患者时避免血压袖带与输液、血氧探头在同一肢体,如不可避免,及时调整测压间隔时间,以免影响补液和血氧监测。

(4)再次核查禁饮食情况。

(5)摆放麻醉体位。①颈丛神经阻滞体位:去枕仰卧,头偏向对侧,双上肢紧贴身体两侧,听从医生指令做抬头动作,以利于确定穿刺点。②臂丛神经阻滞:肌间沟入路体位,去枕仰卧,头偏向对侧,手臂紧贴身体,手尽量下垂,根据医生指令做抬头动作。腋路体位,头偏向对侧,患肢外展90°,屈肘90°,前臂外旋,手背贴床,呈"敬礼"状。锁骨上入路体位,患者平卧,肩下垫一薄枕,头偏向对侧,患侧上肢靠胸。

(6)以穿刺点为中心,进行消毒,铺无菌单,消毒液温度低,对皮肤有一定刺激。

(7)消毒区域为无菌区,严禁触摸,患者如有不适,及时告知麻醉医生。

(8)麻醉医生可能在神经刺激仪或超声引导下进行定位。

(9)局部穿刺后,局部会有憋胀感或轻度痛感。

(10)穿刺针触及神经干(丛)周围时有异感,及时说出异感放射的部位。

(11)操作完毕,配合医务人员下达的指令活动,正确表达麻与不麻的感觉。

(12)麻醉注药过程中严禁活动,如有眩晕、口周麻木、胸闷、心慌或呼吸困难等不适症状即刻告知医务人员。

(13)麻醉实施过后,局部感觉暂时丧失。

(14)根据具体情况有可能更改麻醉方式,做好全身麻醉的一切准备工作。

2.体格检查

(1)测量基础生命体征,身高、体重。

(2)检查两侧上肢血供情况,保证测无创血压的一侧肢体血运良好。

(3)外伤的患者注意检查是否存在骨折及关节脱位。

(4)检查穿刺点周围有无感染灶、肿瘤或畸形。

(5)其他同椎管内麻醉术前访视。

(四)麻醉前饮食限制告知

(1)确认患者,做简单的自我介绍,说明来意。

(2)目的:让患者尤其是患儿家属了解禁饮食的意义和未按规定时间禁饮食的危害。

(3)麻醉过程中,有诸多诱发恶心呕吐的因素,有发生恶心呕吐的风险。

(4)严格禁饮食,保持手术当天空腹状态,防止胃内容物误入呼吸道,损伤呼吸道黏膜,引起呼吸衰竭或窒息。

(5)询问患者年龄,了解有无胃肠功能问题。

(6)成人麻醉前禁食固体食物6～8 h,禁饮 4 h。

(7)食用肉类、油煎制品等脂肪较高的食物,术前禁食 8 h,含脂肪较少的饮食,术前禁食 6 h。

(8)小儿禁食禁奶 4～8 h,禁水 2～3 h。

(9)6 个月内的新生儿术前禁固体食物(包括奶)4 h,禁水 2 h。

(10)6～36 个月的婴儿术前禁固体食物(包括奶)6 h,禁水 2 h。

(11)3 岁以上儿童术前禁固体食物(包括奶)8 h,禁水 2 h。

(12)有活动性反流和胃肠道手术的患者,更需严格限制。

(五)麻醉恢复室告知

(1)目的:让患者了解在麻醉恢复室内观察的重要性,为患者提供专人护理,降低并发症的发生率,保证恢复期安全。

(2)患者清醒后告知手术已经结束,在麻醉恢复室,专人监护。

(3)为患者提供专人护理,在最大限度上满足患者需求。

(4)全麻术后部分患者会有轻度口唇干燥、咽部不适,饮食正常后,不适症状会逐渐恢复。

(5)麻醉未清醒的患者,去枕,平卧,头偏一侧。

(6)完全清醒者,可根据具体病情和患者的需求适当改变体位。

(7)患者如合并颈椎疾病,经麻醉医生同意,可适当垫薄枕。

(8)胃肠功能未恢复之前禁止饮水,可以漱口,或用湿纱布/黄瓜片外敷口唇。

(9)鼻内镜手术患者术后鼻孔堵塞,可经口呼吸。

(10)患者有任何不适要及时告诉护士,不可随意活动,防止坠床,配合工作人员的安排。

(11)护士会做好患者和家属的沟通,请患者安心恢复。

(12)告知门外等待的家属,患者在恢复室继续观察,病情稳定,如有病情变化,会及时告知家属,请耐心等待。

(13)患者符合出室指征后,经麻醉医生同意,可由麻醉科护士送回病房。

二、麻醉期的护理常规

为更好地服务患者,满足临床麻醉需要,提高麻醉护理服务质量,麻醉科护士不仅要掌握不同麻醉方法的护理,还要了解各种手术、不同患者的麻醉特点,从而总结出相应的麻醉护理常规,有助于临床麻醉护理工作的开展。

(一)吸入麻醉护理常规

1.定义

吸入麻醉是麻醉药经呼吸道吸入,产生中枢神经系统抑制,使患者意识消失而致不感到周身疼痛,称为吸入麻醉。

2.麻醉特点

(1)麻醉深浅与大脑组织中药物分压有关。

(2)药物主要经肺部排泄。

(3)不留后遗症。

3.麻醉前护理要点

(1)呼吸指标:呼吸音、呼吸频率、呼吸次数、潮气量、肺功能、气体交换功能等。

(2)呼吸系统疾病史:呼吸道有无感染、哮喘等。

(3)生命体征。

(4)生化检查。

(5)麻醉方法指导。

(6)心理指导。

4.麻醉前准备

(1)药物准备:吸入药、急救药品。

(2)仪器准备:麻醉机、挥发罐、呼吸回路、CO_2吸收器、氧气、负压吸引器、抢救设备、插管用物。

(3)患者准备:手术核查患者;麻醉前准备的落实。

5.麻醉期间护理措施

(1)检查挥发罐内药量,关闭挥发罐,倒入足量药物。

(2)确保呼吸回路严密,防止吸入药物外泄。

(3)遵医嘱用药,控制呼吸,监测生命体征。

(4)重点观察呼吸和循环系统变化。

(5)正确迅速插入气管导管,控制呼吸。

(6)血气分析。

(7)录入麻醉记录单。

(8)拔管前遵医嘱关闭挥发罐,适量过度通气,纯氧冲洗呼吸回路。

(9)正确吸痰,遵医嘱拔除气管导管。

(10)送麻醉恢复室,继续观察患者各项指标,直至达出恢复室标准。

6.健康指导

(1)戒烟。

(2)指导呼吸运动,便于有效吸入麻醉药。

(3)术中吸入麻醉药气味,吸入方法。

(4)心理指导。

7.护理结局评价

(1)了解吸入麻醉知识。

(2)配合吸入麻醉的过程。

(3)心理焦虑减轻。

(4)针对个体采取的麻醉护理措施有效。

(二)静脉全身麻醉护理常规

1.定义

静脉全身麻醉是指将静脉全麻药注入静脉,通过血液循环作用于中枢神经系统而产生全身麻醉作用的方法。

2.麻醉特点

(1)起效快、效能强。

(2)患者依从性好。

(3)麻醉实施相对简单。

(4)药物种类齐全。

(5)无手术室污染和燃烧爆炸的潜在危险。

(6)麻醉效应可以逆转。

(7)可控性差。

3.麻醉前准备

(1)了解静脉麻醉药相互作用和配伍禁忌。

(2)药物准备:静脉全麻药、肌肉松弛药、镇痛镇静药,急救药。

(3)仪器准备:麻醉机、监护仪、微量输注泵、氧气装置、负压吸引装置、抢救设备、气管插管用物、四头带(非气管插管麻醉使用)。

(4)患者准备:落实患者麻醉前准备是否到位;麻醉前再次核查患者身份;选择较粗静脉输液,防止因药液刺激引起静脉穿刺局部疼痛。

4.麻醉期间护理措施

(1)核对患者,再次确定麻醉机,监护仪,环路紧密。

(2)遵医嘱用药,管理呼吸道;如需行气管插管,行控制气道护理。

(3)严密观察生命体征变化,尤其循环和呼吸系统的观察。

(4)保护肢体勿受损伤,按需协助调节体位。

(5)监测麻醉药物输注速度,各管路整齐,观察麻醉深浅度。

(6)术中血气分析,以调整呼吸参数。

(7)做好肌松监测。

(8)电脑录入麻醉记录单。

(9)正确吸痰,遵医嘱拔除气管导管。

5.健康指导

(1)利用图片或宣传资料向患者及其家属介绍静脉全身麻醉相关知识、流程、注意事项。

(2)对手术、麻醉要有正确认识,相信医生。

(3)向患者介绍麻醉前禁饮食的重要性,须严格遵守。

(4)掌握患者身体状况和心理状况,给予一定的心理指导。

(5)执行医生交代的麻醉前特殊医嘱,如服用某些药物等。

(6)药物对静脉可能会有轻度刺激,可能造成术后不适的因素应交代清楚。

(7)呼吸功能训练:指导术后保护伤口咳嗽排痰方法、戒烟。

(8)术后镇痛护理,如镇痛目的、方法、原理、重点观察项目。

(9)有并发症的患者,进入手术室时随身携带平时服用的特效药:如哮喘患者需备特效气雾剂;糖尿病患者备胰岛素。

(10)合并心血管系统疾病患者,术日晨遵医嘱服药,仅用一口水(约 10mL)服下药物(6:30以前)。

(11)禁食患者术日晨禁服降糖药。

(12)女性患者术前勿化妆,勿涂指甲油,以免妨碍术中监测。

(13)询问女性患者是否在月经期。

6.护理结局评价

(1)麻醉效果满意。

(2)患者配合顺利,能理解术后不适。

(3)患者及时与护士沟通,焦虑缓解。

(4)苏醒满意。

(三)椎管内麻醉护理常规

1.定义

椎管内麻醉是将药物(局麻药、阿片类)注入椎管内某一腔隙,可逆性阻断脊神经传导功能或减弱其兴奋性的一种麻醉方法。包括:蛛网膜下隙阻滞(又称腰麻)、硬脊膜外腔阻滞(又称硬膜外麻醉)和腰麻联合硬膜外麻醉。

2.麻醉特点

(1)节段性麻醉,时间可控性强。

(2)患者术中清醒,便于术后护理。

(3)达到足够镇痛,肌松完善。

(4)全身应激反应小。

(5)对全身各系统干扰小。

(6)经济,对麻醉用物及设备要求不高。

3.麻醉前准备

(1)药物准备:局麻药、镇静镇痛药、血浆代用品、急救药品、10%葡萄糖。

(2)仪器准备:麻醉机、监护仪、微量输注泵、氧气装置、负压吸引装置、抢救设备、气管插管用物。

(3)患者准备:落实患者麻醉前准备是否到位;麻醉前再次核查患者身份;选择较粗静脉输液,防止因药液刺激引起静脉穿刺局部疼痛。

4.麻醉期间护理措施

(1)准备麻醉机和插管用物,以备不时之需。

（2）指导患者摆椎管内穿刺麻醉体位，并协助固定。

（3）穿刺过程中随时告知患者将要发生的自身感受与配合要求。

（4）固定硬膜外导管，恢复平卧位，测试麻醉平面，遵医嘱用药。

（5）严密观察生命体征变化，尤其循环和呼吸系统的观察，吸氧。

（6）发生恶小呕吐时指导患者头偏向一侧，及时吸尽呕吐物，避免误吸。

（7）观察患者有无头晕、胸闷或呼吸困难等症状。

（8）录入麻醉记录单，遵医嘱用药，椎管内用药前先回抽。

（9）出室前再次测试麻醉平面并记录。

（10）搬动患者时慢抬轻放，防止麻醉平面波动，推车缓慢拐弯，以防患者不适。

5.健康指导

（1）利用图片或宣传资料向患者及其家属介绍椎管内麻醉相关知识、流程、注意事项。

（2）训练患者麻醉体位的摆放，指导配合麻醉平面测试。

（3）术后 4～6 h 下肢逐渐恢复知觉，如有不适向医生反映。

（4）术后镇痛护理，如镇痛目的、方法、原理、重点观察呼吸、神志、疼痛评分等。

（5）排空膀胱，避免术中损伤。

（6）检查穿刺部位的皮肤有无感染损伤。

（7）向患者介绍麻醉前禁饮食的重要性，须严格遵守。

（8）其余健康指导参考"静脉全身麻醉的护理"。

6.护理结局评价

（1）麻醉用物准备齐全。

（2）麻醉操作时间缩短。

（3）监测效果满意。

（4）平稳送返病房。

（5）患者恢复良好。

（四）全身麻醉并发症护理常规

1.分类

（1）呼吸道梗阻：舌后坠；分泌物或呕吐物阻塞气道；反流误吸；插管位置异常或管腔堵塞；气管受压；喉头水肿或气道痉挛。

（2）呼吸抑制：中枢性呼吸抑制；外周性呼吸抑制。

（3）体温变化：体温升高或降低。

（4）血压变化：高血压或低血压。

（5）术中知晓。

（6）苏醒延迟。

（7）恶心呕吐。

（8）躁动。

2.麻醉前准备

(1)药物准备:除麻醉必需用药外,备足急救药品。

(2)仪器准备:任何麻醉均需准备全套的麻醉抢救设备和全麻用具。

(3)患者准备:落实患者麻醉前准备是否到位;麻醉前告知程序到位。

3.专科护理特点

(1)严密观察生命体征和患者情况,进入 PACU 后行恢复室护理常规。

(2)观察呼吸:及时清除呼吸道分泌物;观察气管导管位置;发生呼吸道梗阻及时畅通气道(托下颌扣面罩、放置口咽通气道或气管插管),保持有效供氧,遵医嘱用药。

(3)术中监测体温:调整室内温度;输入常温库血;使用加温毯;高热时使用冰袋降温。

(4)血压变化:调节液体入量,遵医嘱用药,严密监测,及时发现术后并发症。

(5)术中知晓:遵医嘱控制麻醉药用量;观察有无呼吸抑制和术中严重并发症,避免患者术中长期低血压和低体温。

(6)苏醒延迟者及时告知麻醉医师,共同分析原因,必要时做动脉血气分析。

(7)恶心呕吐:核查患者术前禁饮食的时间;及时预防术中低血压;发生恶心时立即吸氧、升压;发生呕吐时,头偏向一侧,吸引口腔内呕吐物,防止误吸并使用止吐药。

(8)躁动患者及时固定,防止坠床,遵医嘱给药,吸氧,加强监测。

4.健康指导

(1)利用图片或宣传资料向患者及其家属介绍全身麻醉相关知识、流程、注意事项。

(2)所有可能发生的并发症和不适均向患者清楚告知。

(3)术前严格禁饮食可防止部分术中恶心呕吐的发生。

5.护理结局评价

(1)患者获得相关麻醉常识。

(2)并发症发生后护理及时有效。

(3)麻醉前健康指导有效。

(五)椎管内麻醉并发症护理常规

1.分类

(1)全脊髓麻醉。

(2)血压下降。

(3)硬膜外间隙出血、血肿和截瘫。

(4)恶心呕吐。

(5)穿刺针或导管误入血管。

(6)硬膜外腔感染、脓肿。

(7)头痛。

(8)尿潴留。

2.麻醉前准备

(1)药物准备:除麻醉必需用药外,备足急救药品。

(2)仪器准备:任何麻醉均需准备全套的麻醉抢救设备和全麻用具。

(3)患者准备:患者麻醉穿刺部位皮肤检查。

3.专科护理特点

(1)严密观察生命体征。

(2)全脊髓麻醉:最严重并发症,需行气管插管、加快输液、严密观察呼吸和循环、积极配合抢救。

(3)血压下降:交感神经受抑制,需加快补液,遵医嘱使用升压药。

(4)每次椎管内注药时需反复回抽,防止药物入血,面罩辅助呼吸,保持呼吸循环稳定,压迫止血。

(5)恶心呕吐:因麻醉平面高或血压偏低导致,发生后嘱患者头偏向一侧,吸引口腔内呕吐物、吸氧。

(6)硬膜外间隙出血、血肿和截瘫:观察术后患者下肢活动情况,如有异常情况提醒医生做 CT。

(7)硬膜外感染、脓肿:术后观察患者体温、局部皮温、血象等感染指征。

4.健康指导

(1)利用图片或宣传资料向患者及其家属介绍椎管内麻醉相关知识、流程、注意事项。

(2)所有可能发生的并发症均向患者告知清楚。

(3)术前严格禁饮食,控制好麻醉平面可防止部分术中恶心呕吐的发生。

5.护理结局评价

(1)患者获得相关麻醉常识。

(2)术前准备充足。

(3)术前宣教到位。

(4)并发症发生后护理及时有效。

(六)支气管麻醉护理常规

1.专科护理特点

(1)气管插管后导管位置不易确定,需反复听诊。

(2)术中分泌物和血性渗液多,位置较深,充分吸痰。

(3)根据手术需要进行双、单侧肺通气形式更换。

(4)单肺通气时遵医嘱调节麻醉机的相关参数。

2.麻醉前护理要点

(1)明确风险因素:患者年龄、吸烟史、体态和手术方式等。

(2)呼吸系统疾病史:感染、哮喘、阻塞性肺疾病等,有无气胸或肺大疱等。

(3)查看有无肺功能检查及术前血气分析结果。

(4)双腔气管导管较粗,注意评估口腔及气道状况。

(5)其他见全麻护理要点。

3.麻醉前准备

(1)药物准备:抗胆碱药、其他同全身麻醉准备。

(2)仪器用物:准备选择开口、型号适合的双腔导管,充分润滑,和与之相配的吸痰管,夹管钳、听诊器、纤维支气管镜、其余同全身麻醉准备。

(3)患者准备:查患者腕带及携带物品、麻醉前准备情况,如禁烟,服用降压药等。

4.麻醉期间护理措施

(1)调高氧流量,控制通气时气道压不可过高,注意调节潮气量和呼吸频率。

(2)必要时协助麻醉医生在纤维支气管镜下定位导管位置。

(3)插管后辅助调节导管位置,反复听诊双肺和单侧肺的呼吸音。

(4)协助摆放体位,保护管路,改变体位后再次听诊,确定导管的位置和深度。

(5)及时监测麻醉深度,保证开胸时麻醉深度足够。

(6)术中遵医嘱及时夹闭一侧支气管,行单肺通气。

(7)单肺通气后遵医嘱调节麻醉机参数,潮气量适当减小,频率增加。

(8)及时清理口腔、主气道、支气管的分泌物,保证呼吸通畅。

(9)术中散热多,注意体温监测,如有条件可使用保温设备。

(10)根据动脉血气分析结果调整麻醉机参数,潮气量适当减小,频率加快。

(11)术后双肺通气,呼吸机改为手控模式,适当延长吸气时间防止术后肺不张。

(12)一侧肺叶切除后,注意调节输液的速度,以防发生肺水肿。

(13)合并肺大疱患者气道压不可过高,防止加重原发病。

(14)对术后患者做好术后镇痛和疼痛评分,遵医嘱用药,确保足够的镇痛。

(15)尽量避免躁动,防止胸腔闭式引流管脱落。

(16)搬运过程中注意胸腔闭式引流护理,其他同全麻护理。

5.健康指导

(1)严格戒烟,降低高气道反应,减少分泌物产生。

(2)低浓度吸氧,增加机体氧储备。

(3)指导患者双手保护胸部切口,深呼吸,防止发生术后肺不张。

(4)术后保持呼吸道通畅,指导正确排痰:双手固定伤口周围的组织,用力咳嗽,排出深部分泌物。

(5)心理指导:负面情绪会加重病情。

(6)明确告知术后必须保持安静,防止引流导管脱出。

(7)清醒后可以改为半坐卧位,利于排痰和呼吸恢复。

6.护理结局评价

(1)患者明白禁烟的重要性,严格遵守护理人员的指导。

(2)麻醉用物准备合适。

(3)双腔导管固定良好,改变体位后深度未改变,呼吸道通畅。

(4)患者情绪良好,积极配合护理,呼吸恢复快。

(5)术中术后患者体温波动不大。

(6)术后患者学会正确排痰,深呼吸,清理呼吸道有效。

(七)心血管手术麻醉护理常规

1.专科护理特点

(1)生命体征变化快,监测即时数据,行动脉和中心静脉穿刺置管,监测有创动脉压。

(2)患者身体状态欠佳,有不同程度心功能不全。

(3)用药复杂,心血管药物和麻醉药物要分开放置、标记清楚。

(4)液体管路繁多,注意理顺,固定,标记。

(5)人工肺代替麻醉机供氧,注意血氧监测和血气监测。

(6)根据中心静脉压、有创动脉压和尿量评估患者体内的有效血容量。

(7)协助测量心输出量和肺毛细血管楔压。

(8)采集动脉血,及时监测凝血时间、血常规、各种离子浓度,防止出现内环境紊乱。

(9)遵医嘱大量输血、补液,注意尿量。

(10)监测体温,注意末梢循环,应用保温措施。

(11)人为干预导致凝血时间紊乱,需反复监测凝血时间。

(12)维护转运用呼吸机和监护仪,使其时刻处于备用状态。

2.麻醉前护理要点

(1)明确患者目前的心功能,ASA 分级。

(2)了解患者及家属的心理状态,患者情绪是否平静。

(3)查看术前心脏特殊检查结果是否完善和机体其他并发症。

(4)注意患者目前的生命体征,有无呼吸道炎症或体温升高。

(5)由于麻醉的要求很高,术中会用到很多精密的仪器,并告知患者家属。

(6)术前测量患者体重以便根据体重配制血管活性药。

(7)其他同全麻。

3.麻醉前准备

(1)药物准备。麻醉药:抗胆碱药,激素,麻醉药及止血药等,尽量选择对心脏作用温和的药物。心血管药:利多卡因,多巴胺,多巴酚丁胺,硝酸甘油,硝普钠,艾司洛尔,异丙肾上腺素,去甲肾上腺素等。

(2)仪器准备。物品:压力传感器、动脉穿刺针、中心静脉套件、加压袋、利多卡因、安尔碘、棉棒、传感器支架、垫枕、贴膜、纱布、宽胶布条、避光注射器、避光延长管、插管用物、喉头喷雾器或气管内喷雾器,其余同全麻护理常规。

仪器:多功能监测仪器(有创压、呼气末 CO_2 分压、体温、肌松监测、脑电监测)、多普勒超声仪、心输出量监测仪、除颤仪、多通道输液泵、麻醉机、转运呼吸机和监护仪等。

(3)患者准备:良好的心态、术前药物、清晨测生命体征未见异常等。

4.麻醉期间护理措施

(1)保证室温,防止术中低体温,开启控温毯。

(2)心功能不全者,协助平卧,吸氧,连接监护,心电图选择五导联,监测 S-T 段变化。

(3)根据医嘱准备药物,心血管药物和普通全麻药分开放置,并明确标记名称、剂量或浓度,硝普钠等需用避光装置。

(4)500mL 生理盐水中注入 2500U 肝素,置于加压袋中悬挂,加压袋的压力调至300mmHg,连接压力传感器,排气。

(5)将压力传感器固定于支架,高度与右心房平齐,分别调零;灵活运用三通,将传感器与

281

大气相通,按调零键,至有创压数字均为 0,连通患者端与传感器端。

(6)选择搏动良好的一侧桡动脉或者足背动脉、股动脉行动脉穿刺置管术,临床一般选择桡动脉。

(7)桡动脉置管之前要做 Allen 实验,Allen 实验阴性(小于 10 秒手掌转红)表示尺动脉和桡动脉间存在良好的侧支循环,如果为阳性不建议在该侧行动脉穿刺置管。

(8)动脉穿刺置管:放置托手架,将患者穿刺侧上肢外展,手心向上,固定手的位置,腕部垫棉垫充分暴露穿刺部位。

(9)两次消毒,麻醉医师戴无菌手套行局麻、动脉穿刺,注意患者的反应,保证其情绪平稳,穿刺成功后接动脉压力传感器,再次排气,用透明贴膜固定穿刺针,胶布叠瓦状固定导管,查看动脉波形是否规律,延长管沿手臂走向固定,三通下垫纱布,防止局部皮肤损伤,小儿患者,一般先麻醉,后进行穿刺。

(10)保持传感器管路通畅,及时排尽管内气泡,改变位置后及时调零。

(11)麻醉医师诱导期间所有急救药品都放在手边,护士严密监测患者生命体征的变化,如需紧急抽药,动作应迅速,并严格执行三查七对。

(12)气管导管插入时尽量轻柔,避免引起循环剧烈波动(其他同全麻)。

(13)颈内静脉穿刺置管:患者头偏向左侧,头低足高位,右肩下垫小沙枕,充分暴露穿刺部位,打开中心静脉穿刺套件,倒入消毒液和抗凝液,如用超声引导,待麻醉医师定位后协助固定,以便穿刺准确。

(14)整理输液管路,并在管路上标记清楚,注意输液速度,及时观察出入量,根据医嘱补钾补钙,高危药品明确标记。

(15)协助手术医师摆放体位,垫高肩背,充分暴露术野。

(16)置入鼻咽温度探头,监测鼻咽(接近核心)温度。

(17)劈胸骨前遵医嘱用药加深麻醉,劈胸时遵医嘱停止运行麻醉机,以防伤及双肺。

(18)从三通处采动脉血行血气分析时,防止所抽血液被稀释,影响结果,及时汇报凝血时间和各离子浓度。

(19)体外循环开始后遵医嘱停止麻醉机,及时追加麻醉药,监测麻醉深度是否足够。

(20)严密监测患者生命体征及末梢循环,术中如有需要遵医嘱手控麻醉机。

(21)与手术室护士共同执行输血查对制度,并遵医嘱输入。

(22)辅助测量心输出量和肺毛细血管楔压,及时汇报测量数据。

(23)体外循环结束,心脏复跳,重新开启并运转麻醉机,严密监护循环系统数据。

(24)注意心电图变化,如发生心律失常,及时配合抢救。

(25)术后与 ICU 联系,备好床位、呼吸机、电梯,经专用通道,用转运呼吸机和转运监护仪送患者返回,尽量缩短路途时间。

5.健康指导

(1)与家属一起协助安抚患者情绪,解除患者心中的疑虑。

(2)患者入室时尽量避免剧烈活动。

（3）术前严格戒烟。

（4）术前练习深呼吸和排痰,术后患者持续带气管导管进行呼吸支持,利于自主呼吸的早日恢复。

6.护理结局评价

（1）患者做好充足准备,麻醉期间心态良好,配合积极。

（2）控温毯温度合适,末梢循环良好。

（3）患者清醒后深呼吸及时排痰,呼吸道通畅。

（4）各种药品标记清楚,管理清晰。

（5）用物准备齐全。

(八)神经外科手术麻醉护理常规

1.专科护理特点

（1）手术部位特殊,术中牵拉易引起呼吸、循环的突然改变,术中需加强监测。

（2）术中呼吸管道管理:导管宜选加强型,防止打折影响呼吸,固定防止脱落。

（3）面部被手术单遮挡,应加强术中监测。

（4）控制液体速度不可过快。

（5）手术时间长,注意及时追加药品和补液。

（6）昏迷患者,注意患者安全。

（7）颅骨缺如者插管期间动作轻柔。

（8）术中可运用低体温降颅压。

（9）遵医嘱合理控制血压。

2.麻醉前护理要点

（1）评估患者目前并发症及所用药物。

（2）明确患者术前的生命体征、瞳孔、四肢肌力等。

（3）评估有无困难气道及颅骨是否完整。

（4）检查患者是否有偏瘫或感觉障碍,四肢肌力是否正常,两侧瞳孔是否对称。

（5）尽量选择较轻的螺纹管和弹簧导管。

（6）术前适当镇静,消除紧张。

（7）病情严重者,遵医嘱准备用物。

3.麻醉前准备

（1）物品准备:加强型导管,导管固定器,PETCO$_2$监测,有创压监测者见心脏麻醉护理。

（2）药品准备:根据医嘱选择合适的药物,备急救药:阿托品、麻黄碱等。

（3）患者准备:术前继续服用降压药,血压平稳,心理准备充分,情绪平稳,昏迷患者注意核对腕带。

4.麻醉期间护理措施

（1）无创血压监测时袖带下垫纱布,防止时间过长产生压痕,如有条件可监测有创压。

（2）术中长时间因手术单遮盖无法吸痰,监测气管导管气囊压力,防止口腔内分泌物流入下呼吸道。

(3)导管固定牢靠,检查螺纹管各接口处,连接紧密。

(4)及时行动脉血气分析,监测酸碱平衡及水电解质变化。

(5)遵医嘱调节麻醉机参数,适当过度通气,降低颅内压。

(6)根据医嘱合理控制血压,尽量使术野清晰,利于手术进行。

(7)开颅前应控制补液速度(甘露醇除外)。

(8)术中严密监测,如发现 HR 突然下降,暂停手术,待生命体征平稳后再继续手术。

(9)监测麻醉深度及时追加药物,防止麻醉变浅出现呛咳。

(10)术后严格遵医嘱拔管,减少刺激,防止颅内出血。

(11)避免躁动,使用床挡、约束带保护患者安全。

(12)患者生命体征平稳后,在心电监护下送 ICU 或神外监护室。

5.健康指导

(1)保持心态平和。

(2)规律服用降压药,术日不停药。

(3)术前向患者介绍躁动的危害,尽量配合,如有不适可直接表达。

(4)昏迷患者及时清理呼吸道分泌物。

(5)注意保暖,保证末梢循环血运,及时避免寒战。

6.护理结局评价

(1)术前焦虑减轻,按时服用降压药,血压平稳。

(2)护患及时沟通,未出现躁动,能积极配合。

(3)术中测血压,肢体未出现皮下出血。

(4)其他同全麻。

参考文献

［1］崔海燕.临床常见病护理新进展［M］.上海：上海交通大学出版社，2019.

［2］崔西美.新编常见病护理技术［M］.上海：上海交通大学出版社，2018.

［3］梁红，王小明，任素恩.临床各科常见病护理精要［M］.兰州：甘肃文化出版社，2017.

［4］刘莉.临床常见病诊疗策略与护理［M］.天津：天津科学技术出版社，2019.

［5］韩爱玲.外科常见病护理技能［M］.天津：天津科学技术出版社，2018.

［6］娄玉萍，郝英双，刘静.临床常见病护理指导［M］.北京：人民卫生出版社，2018.

［7］闫平平，叶凤清，杨春梅.新编常见病诊治与临床护理规范［M］.北京：中国原子能出版社，2017.

［8］谢颂丽.现代常见病临床护理［M］.长春：吉林科学技术出版社，2017.

［9］李永娟.外科常见病护理临床实践［M］.汕头：汕头大学出版社，2019.

［10］石会乔，魏静.外科疾病观察与护理技能［M］.北京：中国医药科技出版社，2019.

［11］刘继荣.临床常见病与护理实践［M］.西安：西安交通大学出版社，2017.

［12］胡雪.实用临床内科护理实践［M］.天津：天津科学技术出版社，2018.

［13］谢芳.妇产科常见病诊疗与护理［M］.昆明：云南科技出版社，2014.

［14］李孝芹.现代临床常见病与多发病护理精要［M］.北京：科学技术文献出版社，2018.

［15］栾燕，易小青，田芳.临床常见病护理实践［M］.北京：科学技术文献出版社，2018.

［16］张焕新.精编常见病护理理论与实践［M］.哈尔滨：黑龙江科学技术出版社，2019.

［17］杨雪梨，贾志珍，年萍.临床常见病护理实用技能［M］.哈尔滨：黑龙江科学技术出版社，2017.

［18］王梅.妇产科常见病护理［M］.长春：吉林科学技术出版社，2019.

［19］张智博.神经系统常见疾病最新诊治指南解读［M］.长沙：中南大学出版社，2018.

［20］陈晓凤，等.现代常见病临床护理精要［M］.上海：上海交通大学出版社，2018.

［21］邢翠玲，孙燕，刘风琴.临床常见病诊治与护理实践［M］.北京：科学技术文献出版社，2017.

［22］齐焕，藏伟，孟令荣.临床常见病护理技术及并发症的预防［M］.北京：科学技术文献出版社，2019.

［23］刘广芬.临床常见病护理［M］.天津：天津科学技术出版社，2018.

［24］王雪梅.精编现代常见病临床护理［M］.哈尔滨：黑龙江科学技术出版社，2019.